Wolfgang Wöller ■ Astrid Lampe
Helga Mattheß ■ Julia Schellong
Falk Leichsenring ■ Johannes Kruse

Psychodynamische Therapie der komplexen posttraumatischen Belastungsstörung

Die digitalen Zusatzmaterialien zu diesem Buch haben wir Ihnen zum Download auf www.klett-cotta.de bereitgestellt. Geben Sie im Suchfeld auf unserer Homepage den folgenden Such-Code ein: **OM40039**

Wolfgang Wöller ■ Astrid Lampe
Helga Mattheß ■ Julia Schellong
Falk Leichsenring ■ Johannes Kruse

Psychodynamische Therapie der komplexen posttraumatischen Belastungsstörung

Ein Manual zur Behandlung nach Kindheitstrauma

Unter Mitarbeit von
Alexa Negele

Schattauer

Priv.-Doz. Dr. med. Wolfgang Wöller
E-Mail: wolfgang.woeller@gmx.de

Ao. Univ.-Prof. Dr. med. Astrid Lampe
E-Mail: astrid.lampe@tirol-kliniken.at

Dr. med. Helga Mattheß
E-Mail: helga.matthess@t-online.de

Dr. med. Julia Schellong
E-Mail: Julia.Schellong@uniklinikum-dresden.de

Prof. Dr. rer. nat. Falk Leichsenring
E-Mail: falk.leichsenring@psycho.med.uni-giessen.de

Prof. Dr. med. Johannes Kruse
E-Mail: johannes.kruse@psycho.med.uni-giessen.de

Dr. phil. Alexa Negele
E-Mail: alexa.negele@gmail.com

Bibliografische Information der Deutschen Nationalbibliothek
Die Deutsche Nationalbibliothek verzeichnet diese Publikation in der Deutschen Nationalbibliografie; detaillierte bibliografische Daten sind im Internet über http://dnb.d-nb.de abrufbar.

Besonderer Hinweis
Die Medizin unterliegt einem fortwährenden Entwicklungsprozess, sodass alle Angaben, insbesondere zu diagnostischen und therapeutischen Verfahren, immer nur dem Wissensstand zum Zeitpunkt der Drucklegung des Buches entsprechen können. Hinsichtlich der angegebenen Empfehlungen zur Therapie und der Auswahl sowie Dosierung von Medikamenten wurde die größtmögliche Sorgfalt beachtet. Gleichwohl werden die Benutzer aufgefordert, die Beipackzettel und Fachinformationen der Hersteller zur Kontrolle heranzuziehen und im Zweifelsfall einen Spezialisten zu konsultieren. Fragliche Unstimmigkeiten sollten bitte im allgemeinen Interesse dem Verlag mitgeteilt werden. Der Benutzer selbst bleibt verantwortlich für jede diagnostische oder therapeutische Applikation, Medikation und Dosierung.
In diesem Buch sind eingetragene Warenzeichen (geschützte Warennamen) nicht besonders kenntlich gemacht. Es kann also aus dem Fehlen eines entsprechenden Hinweises nicht geschlossen werden, dass es sich um einen freien Warennamen handelt.

Schattauer
www.schattauer.de
J. G. Cotta'sche Buchhandlung Nachfolger GmbH
Rotebühlstraße 77, 70178 Stuttgart
Fragen zur Produktsicherheit: produktsicherheit@klett-cotta.de

Cover: Jutta Herden, Stuttgart
unter Verwendung eines Fotos von © Robert Wnuk on Unsplash
Gesetzt von Eberl & Koesel Studio, Kempten
Gedruckt und gebunden von CPI – Clausen & Bosse, Leck
Lektorat: Dr. Stephanie Born
ISBN 978-3-608-40039-7
2. Nachdruck, 2025

MIX
Papier | Fördert gute Waldnutzung
FSC® C083411
FSC
www.fsc.org

Auch als E-Book erhältlich

Vorwort

Das vorliegende Manual zur psychodynamischen Behandlung der komplexen posttraumatischen Belastungsstörung beschreibt ein fokussiertes störungsorientiertes therapeutisches Vorgehen, das sich an den Prinzipien strukturbezogener psychodynamischer Psychotherapie orientiert und in besonderem Maße ressourcenaktivierende Interventionen nutzt. Inhaltlich sind zwei Aufgaben zu bewältigen: Zum einen muss es darum gehen, den betroffenen Patienten* die unter beziehungstraumatischen Lebensumständen unzureichend ausgebildeten Ich-Funktionen der Selbst- und Beziehungsregulation verfügbar zu machen. Zum zweiten sollen die mit hoher Stressbelastung einhergehenden abgespaltenen traumatischen Erinnerungsfragmente so modifiziert werden, dass sie zu abgeschlossenen Erinnerungen werden, die der Vergangenheit angehören und nicht mehr die Gegenwart vergiften.

In einen psychodynamischen Behandlungskontext eingebundene ressourcenaktivierende Interventionen können dabei wesentlich zur Restitution der traumatisch geschädigten inneren Repräsentanzenwelt beitragen. Sie spielen in mehrfacher Hinsicht eine wichtige Rolle: bei der Reaktivierung einmal vorhandener, jedoch unzugänglich gewordener Ich-Funktionen, und im Rahmen der Traumabearbeitung durch Stärkung der Selbstrepräsentanz mit ihren erwachsenen und kindlichen Anteilen.

Auch und gerade bei der fokussierten Arbeit an Ich-Funktionen und traumatischen Erinnerungsfragmenten ist psychodynamisches Behandeln in erster Linie ein Arbeiten in und mit Beziehungen. Erhalten bleiben die zentralen Wesensmerkmale psychodynamischer Therapie: die auf subjektive Bedeutungen und zentrale Beziehungsbedürfnisse hin orientierte therapeutische Haltung und die Annahme, dass bei allen Geschehnissen in der Therapie unbewusste Prozesse sowohl auf Seiten der Patientin wie auch auf Seiten der Therapeutin eine wesentliche Rolle spielen.

So wichtig Expertenwissen ist, so bedeutsam ist auch die Bereitschaft, die Grenzen unseres eigenen Wissens nicht nur hinsichtlich der Besonderheiten des Patienten, sondern auch im Hinblick auf unsere unbewusste Motivierung anzuerkennen. Dazu gehört die Überzeugung, dass wir zur Korrektur unseres eigenen Unbewussten und der ihm geschuldeten Wahrnehmungsverzerrungen den fortgesetzten Dialog mit unseren Patienten suchen müssen und ihre Rückmeldungen

---

* Um im Umgang mit der zunehmend komplexer werdenden Frage einer ausgewogenen Berücksichtigung der Geschlechter von Patienten und Therapeuten die Lesbarkeit dieses Manuals nicht einzuschränken, wurden, wenn beide Geschlechter in gleicher Weise gemeint sind, in diesem Text die Singularformen »die Patientin« und »die Therapeutin« und die Pluralformen »die Patienten« und »die Therapeuten« gewählt. Sollte ausnahmsweise nur ein Geschlecht gemeint sein, wird dies gesondert vermerkt.

auf verbaler und nonverbaler Ebene brauchen. Wir benötigen ihre Rückmeldung, um Hinweise zu erhalten, ob das, was wir vermitteln wollten, auch tatsächlich als hilfreich erlebt wird. Das bedeutet nicht, dass wir das Wirken unbewusster Prozesse ausschalten können, aber es lehrt uns Bescheidenheit und kann uns im Extremfall vor dem vermessenen Glauben bewahren, wir wüssten schon, was für die Patienten gut sei.

So wollen wir nicht nur das vorzustellende Therapiekonzept, sondern speziell auch den Vorschlag verstanden wissen, die Patienten im Sinne des Durcharbeitens und der Vertiefung des bereits erarbeiteten Verständnisses zu »Sitzungsverbindenden Reflexionen und Übungen« anzuregen. Diese sollen nicht nur der Tatsache Rechnung tragen, dass die Modifikation neuronaler Strukturen auf ein umfangreiches »Durcharbeiten« durch Wiederholen und Üben angewiesen ist, sondern den Patienten auch eine zusätzliche Möglichkeit der Reflexion und Kommunikation schaffen. Keinesfalls sollen damit Inhalte aus der Therapiebeziehung ausgelagert werden; im Gegenteil, sie sollen die therapeutische Beziehung stabilisieren und bereichern, indem sie für die Patienten, objektbeziehungstheoretisch betrachtet, die Rolle von Übergangsobjekten einnehmen, durch die der Therapeut auch außerhalb der Therapiesitzungen symbolisch verfügbar bleibt. Sie sind – ebenso wie Arbeitsblätter zu einzelnen Techniken und Übungen – als Downloadmaterialien zu diesem Buch unter www.klett-cotta.de verfügbar und können so mühelos den behandelten Patienten zugänglich gemacht werden. Einige Beispiele für »Sitzungsverbindende Reflexionen und Übungen« sind darüber hinaus auch im Anhang dieses Buches ab S. 185 enthalten.

Das vorliegende Manual wurde im Rahmen einer multizentrischen Therapiestudie entwickelt, bei der die Wirksamkeit psychodynamischer Therapie bei der komplexen posttraumatischen Belastungsstörung nach Kindheitstrauma untersucht wird. Es beansprucht nicht, die gesamte Breite der Problembereiche von Patienten mit komplexen Traumafolgestörungen abzubilden. In vielerlei Hinsicht sind herkömmliche psychodynamische Behandlungstechniken sehr wohl geeignet, um die zahlreichen konflikthaften und strukturellen Aspekte der betroffenen Patienten angemessen zu bearbeiten. Doch kann, wenn die Symptomatik der posttraumatischen Belastungsstörung und die mit ihr verbundene Störung der Erinnerungsverarbeitung im Vordergrund stehen, das gewohnte psychodynamische Instrumentarium an Grenzen gelangen. In diesen Fällen mag die Therapeutin dieses Manual zur Grundlage ihrer Therapiekonzeption machen – oder sie kann, wenn die Symptomatik einer posttraumatischen Belastungsstörung erst im Laufe einer schon fortgeschrittenen Therapie auftritt, das in ihm beschriebene Angebot an Interventionen mit modifizierter Behandlungstechnik der laufenden Therapie hinzufügen, um die Besonderheiten dieses Störungsbilds angemessen zu berücksichtigen.

Die Autoren

Inhalt

IM DOWNLOAD ENTHALTENE ZUSATZMATERIALIEN:

(bereitgestellt unter www.klett-cotta.de)

TEIL I Einleitung und theoretischer Hintergrund

1 Einleitung

Traumatisierungen in Form physischer, sexueller oder emotionaler Gewalt in Kindheit und Jugend bilden den Hintergrund zahlreicher psychischer und psychosomatischer Störungsbilder, darunter auch die posttraumatische Belastungsstörung (PTBS). Misshandlungen und Missbrauch können von Erwachsenen, aber auch von Peers ausgehen. Eine repräsentative Stichprobe der deutschen Bevölkerung nimmt eine *Prävalenz* von 12 % der Allgemeinbevölkerung für physische Gewalt, von 12,5 % für sexuellen Missbrauch und von 14,9 % für emotionalen Missbrauch an (Häuser et al. 2011).

Das Charakteristikum der posttraumatischen Belastungsstörung (PTBS) ist das Vorhandensein *symbolisch nicht repräsentierter Erinnerungsfragmente* traumatischer Erfahrungen, die so bedrohlich und überwältigend waren, dass sie die Fähigkeit der Psyche, die sensorischen Eindrücke in kohärente Erinnerungen zu transformieren, überfordert haben. Anstelle von Erinnerungen an ein Geschehen, das in höchstem Maße bedrohlich, verletzend, schmerzhaft und demütigend war, aber doch abgeschlossen ist und der Vergangenheit angehört, verfügen die Patienten lediglich über Erinnerungsfragmente – Bilder, Geräusche, Gerüche, Körperwahrnehmungen, Affektzustände und Handlungsmuster –, die sich durch eine hohe Intensität und das Empfinden von *Gegenwärtigkeit* auszeichnen: als würde das damalige Ereignis in der Gegenwart immer wieder erneut geschehen. Zentral ist der Verlust eines Grundgefühls von Sicherheit (Sandler 1960), das in einem generalisierten Bedrohungserleben zum Ausdruck kommt. Das *Selbst- und Weltverständnis* der Betroffenen ist dahingehend gestört, als das – zwar irrationale, für Menschen ohne traumatische Vorgeschichte aber dennoch selbstverständliche – Gefühl, in einer sicheren und einschätzbaren Welt zu leben, verlorengegangen und an seine Stelle das Grundgefühl einer unsicheren und unkalkulierbaren Welt getreten ist. Die Folge ist eine andauernde Habachtstellung, verbunden mit dem Gefühl, jederzeit wieder einer traumatischen Erfahrung ausgeliefert sein zu können.

Bei einer Vorgeschichte von Kindheitstraumatisierungen weist das Störungsbild der posttraumatischen Belastungsstörung zahlreiche Besonderheiten auf. Anders als bei einer PTBS, die nach akuten Ereignissen im Erwachsenenalter auftritt, geschehen die Misshandlungs- und Missbrauchstraumen in der Kindheit und Jugend in aller Regel in einem familiären Umfeld *emotionaler Vernachlässigung*. Diese Umstände sind den Patienten weniger als einzelne, abgrenzbare traumatische Ereignisse, sondern durch eine Atmosphäre allgemeiner Bedrohung, emotionalen Alleingelassenseins und fehlenden Geborgenseins präsent.

In den meisten Fällen sind die Patienten schon in der präverbalen Lebensphase einem Klima emotionaler Vernachlässigung ausgesetzt gewesen. Diese Erfahrungen, die naturgemäß im deklarativen Gedächtnis nicht als konkrete Erinnerungen repräsentiert sein können, schädigen nicht nur die Entwicklung der kindlichen Beziehungsfähigkeit, sondern verändern in gravierender Weise auch basale Ich-Funktionen ebenso wie die Repräsentanzen des Selbst und die der wichtigsten Bezugspersonen (Stoltenborgh et al. 2013).

Zu diesen hier als Bindungs- und Beziehungstraumatisierungen bezeichneten Einflüssen kommen nicht nur die Schädigungen durch die sog. »realen« Traumatisierungen in Form sexueller Übergriffe oder physischer Gewaltanwendung hinzu, sondern auch Schädigungen durch *emotionale Gewalt* und den *Verrat* durch wichtige Bezugspersonen, die bei den Übergriffen wegschauten oder sie leugneten. Zu den Formen der emotionalen Gewalt zählt das Ängstigen, Terrorisieren, Demütigen, Einsperren von Kindern. Eine weitere Form der Traumatisierung stellt das Alleinlassen dar; verlassen oder alleingelassen zu werden ist für Kinder ein existenzielles Trauma, das zentral die Bindungsbedürfnisse berührt und mit einer umfassenden Hilflosigkeitserfahrung verknüpft ist (Amos et al. 2011; Teicher et al. 2006).

Die frühen und auch späteren traumatischen Beziehungserfahrungen schlagen sich in der Entwicklung der *Selbstrepräsentanz* des Kindes als eines von den wichtigsten Bezugspersonen für unwert befundenen Kindes nieder, das ohne Anspruch auf Liebe ausschließlich ihrer Bedürfnisbefriedigung zu dienen hat und dem ein Recht auf die Befriedigung eigener Bedürfnisse abgesprochen wurde, und das auf der anderen Seite ohnmächtig, hilflos, voller Scham und zum Überleben auf ihre Gunst und Zuwendung angewiesen ist. Korrespondierend dazu bilden sich *Objektrepräsentanzen* aus, vor deren Hintergrund andere Menschen – und namentlich wichtige Bezugspersonen – als potenziell mächtige und unberechenbare Schädiger oder als mächtige omnipotente Retter aus der Not erlebt werden.

Die Auswirkungen einer solchermaßen veränderten Repräsentanzenwelt auf die zwischenmenschlichen Beziehungen manifestieren sich in der *Unfähigkeit, eigene Bedürfnisse wahrzunehmen,* der Neigung der Patientin zu *Selbstentwertung und Selbstbeschuldigung*, und in der *Überzeugung, eine gute Behandlung nicht verdient zu haben*. Darüber hinaus haben sich aus der Notwendigkeit, mit dem missbrauchenden Täter leben und ihn sogar versorgen zu müssen, auf diese Bedingungen abgestimmte *unsichere und oft auch desorganisierte Bindungsmuster* entwickelt, die sich im Alltagsleben als hoch dysfunktional erweisen (Lyons-Ruth et al. 2006). Für diese schädigenden Einflüsse auf die Entwicklung des kindlichen Bindungssystems wurden Begriffe wie »Entwicklungstrauma« (van der Kolk 2009), »Bindungstrauma« (Buchheim et al. 2008; Fonagy 2008; Schore 2005) oder »Bindungs- und Beziehungstraumatisierung« (Wöller 2013) vorgeschlagen.

Nach Traumatisierungen in der Kindheit ist daher mit einer weitaus komplexeren Pathogenese und Breite der Symptomatik zu rechnen als nach Traumatisierungen im Erwachsenenalter. Klinisch bedeutsam sind neben der Symptomatik der PTBS vor allem die für komplexe Traumatisierungen charakteristischen Persönlichkeitsveränderungen im Bereich der *Selbst- und Fremdwahrnehmung*, die schweren Störungen der *Selbstwertregulation* mit chronischen *Schuld- und Schamgefühlen*, Veränderungen der persönlichen *Glaubens- und Wertvorstellungen* und die Neigung zu Traumawiederholung und *Reviktimisierung*. Weiterhin schlägt sich die Komplexität auch in einer breiten Komorbidität nieder. Sie umfasst depressive, somatoforme, dissoziative und Angststörungen, weiterhin Substanzabhängigkeit, Essstörungen und Persönlichkeitsstörungen, die bei der Behandlungsplanung zu berücksichtigen sind (Egle et al. 2015; Mattheß & Schüepp 2013; Reddemann & Wöller 2017; Sack 2004; Sack et al. 2013b; Schellong et al. 2018; Wöller 2005; Wöller 2006; Wöller 2013; Wöller & Mattheß 2018).

Um das Symptombild, das charakteristischerweise nach Kindheitstraumatisierungen auftritt, diagnostisch zu fassen, wurde von Herman (1992) der Begriff der »*komplexen posttraumatischen Belastungsstörung*« eingeführt. Er wurde in letzter Zeit wieder aufgegriffen, um im Hinblick auf die ICD-11 eine neue Diagnosekategorie zu schaffen, die neben der Kernsymptomatik der »klassischen« PTBS auch Störungen der Regulation des Selbst und der interpersonellen Beziehungen beschreibt (Maercker et al. 2013; Reed et al. 2018). Die neue diagnostische Kategorie der komplexen posttraumatischen Belastungsstörung gestattet eine bisher nicht erreichte Präzisierung der Diagnosekriterien, die wir als großen Vorteil und Fortschritt gegenüber allen bisherigen Versuchen der diagnostischen Annäherung betrachten. Er wurde daher diesem Manual zugrunde gelegt (► Kap. 4.2).

Jedoch muss auch auf eine wichtige Einschränkung hingewiesen werden: Durch die Festlegung, dass als eines der Kriterien der neuen Diagnose einer komplexen posttraumatischen Belastungsstörung auch die Symptomatik der »klassischen« PTBS vorliegen muss, kann der von der ICD-11 verwendete Begriff naturgemäß nicht alle im Gefolge von Kindheitstraumatisierungen zu beobachtenden Symptom- und Phänomenbereiche umfassen. Verschiedene Störungsbilder – wie dissoziative Störungen, Persönlichkeitsstörungen oder Essstörungen –, die ebenfalls im Gefolge von Kindheitstraumatisierungen auftreten und insofern auch als komplexe Traumafolgestörungen aufgefasst werden können, sind in ihm nicht enthalten. Sie müssen deshalb als komorbide Störungen kodiert werden. So werden sie auch in diesem Manual behandelt. Ungeachtet der Tatsache, dass diese Störungsbilder auch dann, wenn ihnen eine Traumagenese zugrunde liegt, immer auch eigene therapeutische Konzepte erfordern, wird der Praktiker diesem Manual vermutlich dennoch wertvolle Anregungen für ihre Behandlung entnehmen können.

2 Psychodynamische Modellvorstellungen zu komplexen Traumafolgestörungen nach Kindheitstraumatisierungen

2.1 Sigmund Freud und die Renaissance seines Antipoden Pierre Janet

Historisch betrachtet, stand die Beschäftigung mit psychischen Traumatisierungen am Beginn der psychoanalytischen Bewegung (Freud & Breuer 1895; Freud 1920). Freud und Breuer haben, angeregt durch die wichtigen Arbeiten von Pierre Janet (1889) in Frankreich, Vorstellungen zur *Traumagenese der Hysterie* formuliert, die unter dem Blickwinkel moderner Psychotraumatologie bahnbrechend waren. In einer Serie von Fallberichten beschrieben sie bei Patienten mit hysterischen Symptomen »Verführungen« durch Erwachsene, die aus heutiger Sicht als sexuelle Übergriffe verstanden werden müssen. Auch hatten Freud und Breuer (1895), ähnlich wie Janet, bei hysterischen Patienten veränderte Bewusstseinszustände nach psychischen Traumatisierungen beschrieben und grundlegende Erkenntnisse zur Entstehung der traumatischen Dissoziation formuliert. Der auf sie zurückgehende Gedanke einer kathartischen Abfuhr »eingeklemmter« Affekte kommt dem Prinzip der Desensibilisierung in neueren Traumatherapien bereits sehr nahe (Wöller 2015b).

Durch die folgenschwere Entscheidung Freuds, seine Verführungstheorie der Neurosen – zumindest in ihrer bisherigen Reichweite – zu widerrufen und sich vor allem der Erforschung unbewusster Konflikte und ihrer Abwehr durch Verdrängung zuzuwenden, gerieten die wichtigen Arbeiten von Janet (1889), aber auch seine eigenen, zusammen mit Breuer verfassten Schriften zunehmend in *Vergessenheit.* Im Mainstream der psychoanalytischen Theoriediskussion spielten dissoziative Phänomene über lange Zeit kaum noch eine Rolle. Erst in den letzten Jahrzehnten wurden mit der *Wiederbelebung* der Forschung zu dissoziativen Phänomenen und unter dem Einfluss der modernen Gedächtnisforschung (Tulving 1972) die Beiträge Janets – und damit auch die der frühen Schriften Freuds – für ein psychodynamisches Verständnis der Traumapathologien wiederentdeckt. Auf Janet geht der Gedanke einer Schwäche der integrativen Kapazität der Persönlichkeit zurück, die genetisch verankert ist und durch traumatische Einflüsse manifest wird (van der Hart 2016; Nijenhuis & van der Hart 2011).

Bemerkenswert ist, dass Freud (1920) sich in seinen späten Schriften wieder der Traumapathologie, die mit seinem Konfliktverständnis nur schwer in Einklang zu bringen war, unter dem Blickwinkel ihrer psychoökonomischen Aspekte zuwandte. Im Gegensatz zur Angstentwicklung im Rahmen von Konfliktpathologien wird die unkontrolliert überflutende Angst von Opfern traumatischer

Gewalt als Resultat einer *durchbrochenen Reizschranke* verstanden, bei der die traumatische Energiemenge die Verarbeitungskapazität der individuellen Psyche überschreitet.

Auch die Überlegungen zum *Wiederholungscharakter* traumatischer Erfahrungen gehen auf die späteren Schriften Freuds (Freud 1920) zurück; er hatte die Tendenz zur Traumawiederholung als den Versuch einer nachträglichen Bewältigung der traumatischen Erfahrung verstanden: Eine Person sucht eine der traumatischen Situation ähnliche Situation aktiv wieder auf, um sie nun – in einer Wendung vom Passiven zum Aktiven – kontrollieren und beeinflussen zu können.

2.2 Sándor Ferenczi und die strukturbildende Wirkung verinnerlichter traumatischer Beziehungsmuster

Von großer Bedeutung sind nach wie vor die Beiträge von Sándor Ferenczi (Ferenczi 1933/1972) zur *Introjektionsdynamik* von Opfern von Kindesmisshandlung und Kindesmissbrauch. Um die Bindungsbeziehung zu den wichtigsten Bezugspersonen zu erhalten, definiert sich das traumatisierte Kind als unwertes, egoistisches oder »böses« Kind. Durch seine Überzeugung von der eigenen Schlechtigkeit und moralischen Minderwertigkeit kann das Bild der guten Eltern erhalten bleiben. Mit der Übernahme der Schuld für die Misshandlung kann ein *Versöhnungsversprechen* verbunden sein: Sobald das Kind sich wieder den Erwartungen der Eltern entsprechend verhält, werden sie wieder liebevoll mit ihm umgehen (Ehlert & Lorke 1988; Gleiser 2003). Die verminderte Fähigkeit zur Selbstfürsorge, das schlechte Selbstwertgefühl und die negativen Überzeugungen komplex traumatisierter Patienten – die Überzeugungen, dass sie als Menschen unfähig, unwert oder moralisch schlecht sind und wertschätzende oder respektvolle Behandlung nicht verdient haben – können als Folge der Verinnerlichung traumatischer Beziehungsmuster verstanden werden.

Zu den Schamgefühlen als Folge der Degradierung zum reinen Objekt der Bedürfnisbefriedigung der erwachsenen Person und den Schuldgefühlen aufgrund des Empfindens, »ein schlechtes Kind« zu sein, kommen zudem von den Tätern *implantierte Scham- und Schuldgefühle:* Nicht wenige Opfer traumatischer Gewalt mussten erleben, wie sie zum Sündenbock für alles Schlechte in der Familie gemacht wurden, wie ihnen die Schuld an der Misshandlung oder dem Missbrauch zugeschoben wurde oder wie ihnen vorgeworfen wurde, sie hätten die Täter verführt oder den an ihnen vollzogenen sexuellen Handlungen bereitwillig zugestimmt. Aus dieser Familiendynamik resultieren umfassende Gefühle von Ohnmacht und Ausgeliefertsein, existenzielle Ängste vor dem Verlassenwerden, eine massive Störung des Selbstwertgefühls und die tief verwurzelte Überzeugung auf Seiten des Opfers, kein Recht auf eigene Gefühle und Wünsche zu haben. Oft werden die von traumatischen Introjekten ausgehenden Gefühle von Selbsthass und die daraus hervorgehenden selbstzerstörerischen Tendenzen als nicht zur eigenen Person gehörig und wie *Fremdkörper im Selbst* empfunden (Ferenczi 2013; Hirsch 1994; Hirsch 1996; Hirsch 1995).

Die *Tendenz zur Wiederholung traumatischer Erfahrungen* kann ebenfalls als Folge der Introjektion negativer Beziehungserfahrungen verstanden werden. Die Überzeugung, als Person wertlos, moralisch schlecht und schuldig zu sein, erhöht die Wahrscheinlichkeit einer Reviktimisierung, wenn gleichzeitig die Überzeugung vorherrscht, Misshandlung als gerechte Strafe verdient zu haben oder als Normalität hinnehmen zu müssen. Der Druck traumatischer Introjekte kann so hoch sein und sich derartig in Stimmungen verzweifelter Lähmung niederschlagen, dass traumatisierte Patienten unbewusst oder bewusst Situationen aufsuchen, die ihnen Entlastung verschaffen können, selbst wenn sie mit Gefahren oder sogar mit Gewaltandrohung verbunden sind. Masochistisch anmutende Verhaltensweisen traumatisierter Patienten können ihren Ursprung in derartigen unerträglichen emotionalen Zuständen haben (Hirsch 1996).

Aber auch andere Aspekte können zur *Reviktimisierung* beitragen. So kann das Bedürfnis, aus der Kindheit Vertrautes in aktuellen Beziehungen wiederzufinden, Betroffene veranlassen, Kontakt zu gewaltsamen oder grenzüberschreitenden Menschen zu suchen. Es kann auch vorkommen, dass Patienten unbewusst Trigger-Situationen aufsuchen in der Hoffnung, dadurch das Trauma »*meistern*« zu können (Freud 1920). Schließlich kann die bei komplex traumatisierten Patienten häufig anzutreffende *Schwierigkeit, Bedrohliches zu antizipieren*, und die daraus resultierende *Unfähigkeit, sich zu schützen oder sich von unangemessenen Ansprüchen anderer abzugrenzen*, zur Reviktimisierung führen (Bockers et al. 2014; Wöller 2005).

Neben der traumatischen Introjektbildung sind auch Prozesse der *Identifikation* für ein Verständnis der Persönlichkeitsentwicklung von Opfern traumatischer Gewalt von Bedeutung (Ferenczi 1933/1972). Nach Anna Freud kann einem traumatisierten Kind mithilfe des Abwehrmechanismus der »Identifizierung mit dem Aggressor« (Freud 1936/2012) nicht nur eine Anpassungsleistung im Dienst des Überlebens unter widrigen Lebensumständen gelingen, die es vor Gefühlen überwältigender Ohnmacht und Hilflosigkeit schützt; es kann auch die dringend benötigte Bindungsbeziehung und Nähe zum Täter aufrechterhalten. Die aus der unbewussten Identifizierung mit misshandelnden Bezugspersonen entstehenden *aggressiven Persönlichkeitsanteile* sind für eine Vielzahl dysfunktionaler Verhaltensmuster verantwortlich. Ihr Einfluss wird spürbar, wenn misshandelte Kinder sich selbst verletzen, wenn sie jüngere Geschwisterkinder misshandeln, wenn Opfer von Kindesmissbrauch eigene Kinder traumatisieren oder wenn sich therapeutische Situationen konstellieren, bei der die Therapeutin zum Opfer der Patientin wird.

2.3 Objektbeziehungstheoretische Modelle

Vertreter der psychoanalytischen Objektbeziehungstheorie haben wichtige Beiträge zu einem neuartigen therapeutischen Zugang bei Opfern traumatischer Gewalt geleistet. So hat, im Anschluss an Ferenczi, Michael Balint (1956; Balint 1969; Balint 1968) auf die Bedeutung einer heilsamen therapeutischen Beziehung hingewiesen (Norcross & Lambert 2011). Patienten, bei denen er eine »Grundstörung« – im Gegensatz zur ödipal-neurotischen Störung – annahm, profitieren nach seiner Auffassung mehr von der Wirkung einer *positiven Beziehungserfahrung* als von der Einsicht in unbewusste Zusammenhänge.

Auch die Gedanken von Winnicott (1960/2006; Winnicott 1955/1983) haben sich für den Umgang mit komplex traumatisierten Patienten als äußerst fruchtbar erwiesen. Ihm verdanken wir wichtige Beiträge zur »mütterlichen« Funktion des »*Haltens*« (holding), zur entwicklungsfördernden Wirkung einer unaufdringlichen therapeutischen Beziehung und zur Rolle des Therapeuten in seiner Funktion der »Objektverwendung«. Auch wenn das therapeutische Prinzip der Regressionsförderung für die Behandlung komplex traumatisierter Patienten in dem hier vorgestellten Therapiekonzept nicht befürwortet und stattdessen der Selbstfürsorge auf der inneren Bühne der Vorzug gegeben wird, bleibt aufgrund der Bedeutung des zutiefst erschütterten Vertrauens und der schwerwiegenden Bindungs- und Beziehungsstörungen die herausragende Rolle einer heilsamen therapeutischen Beziehung ein Grundpfeiler psychodynamischer Traumabehandlung.

Spätere objektbeziehungstheoretische Beiträge haben entscheidend zu einem Verständnis der Psychodynamik der traumatischen Situation bei Opfern von Vergewaltigung und sexuellen Übergriffen beigetragen. Ehlert-Balzer (1996) hat dargestellt, wie unter dem absoluten Macht-Ohnmacht-Gefälle einer *Vergewaltigungssituation* und unter den Bedingungen völligen Ausgeliefertseins und einer tiefen Verachtung und Demütigung des Opfers eine *Ich-Regression* einsetzt, in deren Folge die Person des Täters als eine strenge, aber im Grunde liebende Elternfigur fantasiert wird, die sich nach vollzogener Strafe wieder versöhnlich zeigen wird. Im Zuge dieser Regression wird die eigene Person zu einem unwerten und schuldigen Kind, das die schlechte Behandlung verdient hat. Die gleichzeitig einsetzende Erkenntnis, dass der Täter im Gegenteil rücksichtslos schädigt, wird dann zum eigentlichen und existenziell erlebten Trauma, bei dem frühkindliche Ängste vor völligem Alleingelassenwerden aktiviert werden.

2.4 Ich-psychologische Modelle und strukturbezogenes Vorgehen

Ich-psychologische Modelle haben sich als zweckmäßig erwiesen, um die regelmäßig bei komplex traumatisierten Patienten auftretenden Störungen basaler Ich-Funktionen zu konzeptualisieren. Diese betreffen vor allem die Störung der *Emotionsregulierung* sowie Veränderungen der *Selbstwahrnehmung* und die daraus resultierenden *interpersonellen Kompetenzdefizite.*

Bei Patienten, die unter den Auswirkungen physischer, sexueller oder emotionaler Gewalt leiden, liegen andere Ich-strukturelle Voraussetzungen vor als bei Patienten, die einer auf eine spezielle Entwicklungsphase beschränkten beziehungstraumatischen Erfahrung ausgesetzt waren, jedoch in einem insgesamt fürsorglichen und vertrauensvollen familiären Umfeld aufgewachsen sind. Während bei Letzteren – bedingt durch eine relative Ich-Stärke und die Fähigkeit zur

Verdrängung konfliktbehafteter Wünsche – eine neurotische Entwicklung einsetzen konnte, erklären sich die Ich-strukturellen Einschränkungen bei Patienten mit umfassenden Bindungs- und Beziehungstraumatisierungen durch eine schwerwiegende *Schädigung der emotionsregulierenden kortikalen und limbischen Strukturen* des Gehirns (Bokanowski 2005; Hopper et al. 2007).

Die Störung der Emotionsregulierung manifestiert sich in *undifferenziert negativen Affektzuständen*, die vor allem durch Gefühle von *Ohnmacht und Hilflosigkeit*, oft auch durch Gefühle von *Scham und Schuld* dominiert werden und, vor allem bei männlichen Betroffenen, auch in impulsiven Gewalthandlungen zum Ausdruck kommen können. Die Zustände werden durch Alltagsstimuli ausgelöst, die in assoziativer Verbindung zu kindheitstraumatischem Erleben stehen. Charakteristisch für die Pathologie psychischer Traumatisierungen ist das *Verschwimmen der Grenze zwischen Gegenwart und Vergangenheit*. Nicht selten werden auch *körpernahe Spannungszustände* erlebt, die ähnlich unerträglich sind wie die undifferenzierten Affektzustände.

Andere, eher komplexe Ich-Funktionsdefizite wie die *verminderte Fähigkeit und Bereitschaft, eigene Bedürfnisse wahrzunehmen* und zum Ausdruck zu bringen, oder die *Unfähigkeit, für sich zu sorgen und sich zu schützen*, erklären sich psychodynamisch durch die in Misshandlungsfamilien regelmäßig zu beobachtende Parentifizierung des Kindes, das für die Bedürfnisse seiner Eltern sorgen und für sie Verantwortung übernehmen musste.

Ich-strukturelle Defizite oder basale Kompetenzen können auf unterschiedlichem Wege zustande kommen:

- Zum einen ist davon auszugehen, dass sich die für die Ausübung wichtiger Ich-Funktionen unverzichtbaren *neuronalen Strukturen* in den sensiblen Phasen der Entwicklung durch die beziehungstraumatischen Einflüsse nicht ausreichend entwickeln konnten, sodass die dafür notwendigen kortikalen und limbischen Schaltkreise unterfunktional angelegt sind (Schore 2007).
- Zum anderen besteht die Möglichkeit, dass entscheidende Kompetenzen zwar vorhanden sind, aber der *Zugang* zu ihnen durch die Auswirkungen aktivierter negativer Selbstrepräsentanzen traumatischen Ursprungs *blockiert* ist. In diesem Fall ergibt sich ein wichtiges Anwendungsfeld für ressourcenaktivierende Interventionen im Rahmen strukturbezogener psychodynamischer Psychotherapie (▸ Kap. 8.1).

Als eine wichtige Ich-Funktion hat die *Mentalisierungsfähigkeit* in den letzten Jahren eine besondere Aufmerksamkeit erfahren. In dem entwicklungspsychologischen Modell zur Entstehung der Mentalisierungsfunktion von Fonagy et al. (2011), das psychoanalytische Theoriebildungen zur »Symbolisierung« oder »Symbolbildung« (Segal 1957) mit Befunden der Bindungsforschung und der Theory-of-Mind-Forschung (Premack & Woodruff 1978) verbindet, wird Mentalisierung als die Fähigkeit einer Person verstanden, eigene oder fremde Verhaltensweisen als bedeutungsvoll auf der Basis von Absichten, Wünschen, Bedürfnissen, Gefühlen und Gedanken zu interpretieren. Kerngedanke dieser Theorie ist die Annahme, dass sich die Mentalisierungsfunktion in einer sicheren Bindungsbeziehung entwickelt; durch bindungstraumatische Erfahrungen kann sie nachhaltig beeinträchtigt werden. Eine eingeschränkte Mentalisierungsfunktion kann erhebliche Implikationen für die Gestaltung des therapeutischen Prozesses haben.

2.5 Bindungstraumatische Erfahrungen und nicht integrierte Selbstzustände

Die Frühzeit der Psychoanalyse kannte bereits Theorien, die eine *Vielfalt von Selbstzuständen* beschrieben und ihre Integration mit einer gelingenden Entwicklung in Zusammenhang gebracht haben. Dazu zählen die »Theorie der Ich-Kerne« (Glover 1932) und die »Theorie der Ich-Zustände« (Federn 1958). Watkins und Watkins (2012) haben in ihrer einflussreichen Theorie der Ego-States explizit auf diese frühen Theorien Bezug genommen.

Spaltungsmechanismen spielen in der Theoriebildung objektbeziehungstheoretisch orientierter Autoren wie Fairbairn (1952), aber auch bei Kernberg (2010) eine wichtige Rolle. Wurmser (2008) hat traumatische Persönlichkeitsspaltungen mit *massiven und globalen intrasystemischen Konflikten* und miteinander unvereinbaren Geboten, Normen und Ich-Ideal-Forderungen beschrieben: Nicht selten kommt es vor, dass eine Person sich aus Loyalität gegenüber einer nahen Bezugsperson zu einer Handlung verpflichtet fühlt, deren sie sich zutiefst schämt, oder eine Handlung ausführt, wegen der sie sich schuldig fühlen muss, um einem abgrundtiefen Schamgefühl zu entgehen. Bezogen auf die von Wurmser (2008) erwähnte Über-Ich-Pathologie gilt: Je schwerer die Traumatisierung ist, desto schroffer sind auch die Über-Ich-Konflikte, bei denen unvereinbare normgebende Instanzen unerbittlichen Gehorsam fordern.

Mit dem theoretischen Hintergrund der relationalen Psychoanalyse hat Bromberg (2001) in seiner Theorie des Selbst den Gedanken einer *Multiplizität von Selbst-Objekt-Konfigurationen* weitergeführt und ausdrücklich auf moderne Dissoziationstheorien Bezug genommen. Unter dieser Perspektive lassen sich auch die von Kernberg (2010) beschriebenen Wechsel zwischen Idealisierung und Entwertung und die raschen Änderungen der Stimmungslage von Patienten mit Borderline-Störungen durch den Wechsel dissoziativer Selbstzustände erklären (Howell 2005; Meares 2012).

Aus entwicklungspsychologischer Sicht kann die Persistenz getrennter Selbstzustände als eine Folge frühkindlicher Traumatisierungen und Deprivationserfahrungen im Bindungskontext angesehen werden (Siegel 1999). Ein Überleben unter bindungstraumatischen Lebensumständen setzt voraus, dass widersprüchliche Selbstzustände, die aus den traumatischen Beziehungserfahrungen resultieren, mithilfe *dissoziativer Mechanismen* voneinander getrennt gehalten werden. Der Preis dafür ist eine pathologisch verzerrte innere Repräsentanzenwelt und eine beeinträchtigte Fähigkeit der Patienten, sich selbst als kontinuierlich und vorhersagbar zu erleben. Auch inkohärente Narrative komplex traumatisierter Patienten, deren Schilderungen von Beziehungsepisoden Brüche aufweisen und eine logisch nachvollziehbare Abfolge des Geschilderten vermissen lassen, finden so eine Erklärung (Howell 2005).

Die genannten Modelle zu multiplen Selbstzuständen bilden trotz ihrer unterschiedlichen theoretischen Herkunft die Grundlage, um psychodynamisch mit regressiven Persönlichkeitszuständen schwer traumatisierter Patienten zu arbeiten. Vor allem werden Identifikationen mit kindlichen Persönlichkeitsanteilen so verständlich: Durch die *Identifikation mit kleinkindlichen Seiten* der eigenen Person hatte die Patientin in ihrem früheren beziehungstraumatischen Umfeld die Möglichkeit, in der Rolle des kleinen, unwissenden und hilflosen Kindes die Bindungsbeziehung zu den primären Bezugspersonen zu erhalten. Besondere praktisch-klinische Bedeutung gewinnt daher die häufige Neigung komplex traumatisierter Patienten, sich mit kindlichen Persönlichkeitsanteilen zu identifizieren und regressive Wünsche an die Therapeutin heranzutragen (► Kap. 6.9).

Neben kindlichen können auch Persönlichkeitsanteile in den Vordergrund treten, die zu gegebener Zeit einmal überlebensnotwendig waren, sich in der aktuellen Realität jedoch schädigend auf die Gestaltung von Beziehungen auswirken. Nicht wenige komplex traumatisierte Patienten verfügen auch über durchsetzungsstarke und bisweilen aggressive Seiten ihrer Persönlichkeit, die sie unter schwersten Bedingungen vor überwältigenden Gefühlen von Hilflosigkeit und Ohnmacht bewahrt haben. In Ermangelung besserer Vorbilder konnten sich diese Seiten ihrer Persönlichkeit vielfach nur in *grenzüberschreitenden, destruktiven oder manipulativen Verhaltensweisen* einen Ausdruck verschaffen. So konnte ein traumatisiertes Kind durch die Identifikation mit aggressiven Aspekten misshandelnder Bezugspersonen nicht nur die dringend benötigte Bindungsbeziehung und Nähe zu ihnen erhalten, sondern sich durch die Aufladung mit aggressiver Energie auch vor vernichtender Scham und Gefühlen der Wertlosigkeit schützen. Als Beispiel sei die in der Kindheit traumatisierte Mutter angeführt, die ihr eigenes Kind willkürlich misshandelt, oder das provokative Verhaltensmuster einer komplex traumatisierten Patientin im Behandlungskontext, die ohne konsequente Begrenzung die Therapeutin schädigt und die Therapie wirkungslos macht.

2.6 Veränderte Erinnerungsverarbeitung und Kontroversen um das Traumagedächtnis

Unter dem Einfluss der modernen Gedächtnistheorien wurde auf die *veränderte Erinnerungsverarbeitung* nach traumatischen Einflüssen hingewiesen. Vor allem bedurfte die Beobachtung, dass sich Spuren von Traumaerinnerungen ausschließlich in stereotypen Verhaltensweisen, wiederkehrenden Träumen, Flashbacks oder in sich zwanghaft aufdrängenden Gedanken mitteilten, einer theoretischen Erklärung (Blank 1985; van der Kolk 2000). Bei Kindern im ersten Lebensjahr wurde beobachtet, dass sie trotz ihrer nicht ausgebildeten Fähigkeit zur Symbolisierung traumatische Erfahrungen über das Spiel mitteilen können (Coates 2018; Gaensbauer 2014). Anders als es von einigen psychoanalytischen Autoren (z. B.

Botella & Botella 2005) angenommen wurde, sind auch traumatische Erfahrungen repräsentiert, wenngleich nicht semantisch und nicht symbolisiert; ihre Fähigkeit, Erlebtes zu repräsentieren, ist nicht aufgehoben, aber eingeschränkt und verändert (Küchenhoff 2020).

Die Theorie eines besonderen *Traumagedächtnisses* besagt, dass unter der Einwirkung traumatischer Einflüsse und mithilfe dissoziativer Mechanismen Erfahrungen nicht im expliziten Gedächtnis abgespeichert werden und somit dem Alltagsbewusstsein nicht als Erinnerung zur Verfügung stehen. Auf diese Weise wird die betroffene Person, die den Alltag bewältigen muss, vor einer Überflutung durch unerträgliche und widersprüchliche Affekte geschützt. Stattdessen erfolgt die Speicherung als *nicht symbolisierte Erinnerungsspur* im impliziten Gedächtnis. Die Erinnerungsspur kann durch aktives Erinnern nicht abgerufen, jedoch unter bestimmten Auslösebedingungen, die mit der ursprünglichen traumatischen Erfahrung assoziativ verknüpft sind, aktiviert werden und in Flashbacks, Alpträumen oder Verhaltensinszenierungen zum Ausdruck kommen (van der Kolk 2000). Somit können, äußerlich betrachtet, *geringfügige Ereignisse des Alltagslebens* durch unbewusste assoziative Verknüpfung mit traumatischen Erfahrungen der Kindheit einen hohen subjektiven Belastungsgrad annehmen. Entsprechend reagieren die Patienten auf diese Alltagssituationen mit heftigen emotionalen Reaktionen, insbesondere mit Gefühlen der Ohnmacht, der Hilflosigkeit oder des verzweifelten Alleingelassenseins, deren Intensität derjenigen der ursprünglichen traumatischen Erfahrung nahekommt. Wir sprechen von Triggersituationen des Alltags.

Unter psychoanalytischen Autoren wurde die Theorie des besonderen *Traumagedächtnisses kontrovers* diskutiert. Kritisch aufgenommen wurde vor allem die aus ihr abgeleitete Folgerung, dass in Verhaltensinszenierungen und traumatischen Träumen die ursprünglichen traumatischen Ereignisse im Wesentlichen unverändert abgespeichert seien. Während verschiedene in der Behandlung traumatisierter Patienten erfahrene Psychoanalytiker (Davies & Frawley 1994; Kluft 1991; Reddemann 2017; Sachsse 2004) die Besonderheit der traumatischen Informationsverarbeitung betonten, wiesen eher »klassisch« orientierte psychoanalytische Autoren darauf hin, dass traumatische Erfahrungen wie alle anderen Erfahrungen der inneren *Verarbeitung durch Abwehrvorgänge und Fantasiebildungen* unterliegen. Sie verwiesen darauf, dass traumatische Alpträume ebenfalls einer Traumarbeit unterliegen (Lansky 1995), dass »traumatisch« imponierende Ängste im Dienste der Abwehr von Scham und Schuldgefühlen stehen können (Oliner 1996) und dass in Momenten völliger Hilflosigkeit, wie sie zum Beispiel in einer Vergewaltigungssituation auftreten, archaische Ängste und Fantasien aktiviert werden, die sich mit den traumatischen Erinnerungen überlagern (Ehlert-Balzer 1996). Des Weiteren nehmen sie Bezug auf Freuds (Freud 1918) Konzept der *Nachträglichkeit*, demzufolge frühere Erfahrungen zu einem späteren Zeitpunkt aufgrund neuer Erfahrungen umgearbeitet werden und ein neuen Sinn erhalten können – was in Bezug auf traumatische Erfahrungen bedeutet, dass diese nicht durch das Ereignis selbst, sondern immer erst im Kontext ihrer späteren Bearbeitung ihre spezifisch traumatische Qualität erhalten.

Vermutlich enthalten beide Positionen Zutreffendes und lassen sich leichter vereinbaren, als es die teilweise polemisch geführten Diskussionen nahelegten.

Zwar unterliegen traumatische Erfahrungen einer andersartigen Verarbeitung als unbewusste motivationale Konflikte, die mithilfe »neurotischer« Abwehrmechanismen verarbeitet werden, und oft genug werden sie in einen anderen Bewusstseinszustand abgespalten. Diese Abspaltung schließt sie dennoch nicht gänzlich aus dem Fluss des seelischen Geschehens aus. Vor allem sagt der *Hinweis auf ihre Überformung durch bewusste oder unbewusste Fantasien* nichts über die Realität der Traumatisierungen aus. So berechtigt es ist, auf die Gefahr hinzuweisen, die in einer Überschätzung von Fantasien und einer Unterschätzung der Realität traumatischer Einwirkungen liegen kann, so wenig dürfen beide Aspekte vermischt werden. Die Rolle von Fantasien anzuerkennen, heißt nicht zwangsläufig, die *Realität traumatischer Einwirkungen* zu unterschätzen; ebenso wenig folgt aus dem Hinweis, dass eine traumatische Erinnerungsspur der Überformung durch Fantasien unterliegt, dass dadurch die Tatsache der Traumatisierung pauschal in den Fantasieraum verwiesen würde. Es ist zweifellos richtig, dass ein personales Trauma nie allein durch ein äußeres Ereignis, sondern stets durch einen komplexen Prozess der Interaktion zwischen einem Ereignis und seiner psychischen Verarbeitung und subjektiven Sinngebung auf dem Boden einer konflikthaften Persönlichkeitsentwicklung konstituiert wird – und dennoch hat auch die äußere Realität des Traumas einen wesentlichen Einfluss auf diesen Prozess (Coates 2018)[1].

Zusammenfassend lässt sich sagen, dass die Theorie des Traumagedächtnisses nicht ihre Gültigkeit verliert, wenn man von der Auffassung abrückt, dass ihre Verhaltensmanifestationen getreue Abbildungen der traumatischen Realität sind, und wenn man den Einfluss von Abwehr und Fantasiebildung anerkennt (Bohleber 2000) und die Ergebnisse der modernen Gedächtnisforschung berücksichtigt, denen zufolge *Erinnerungen immer mit neuen Erfahrungen assoziativ überlagert werden* (Freyd 1996).

2.7 Psychodynamische Konzeptualisierung der veränderten Erinnerungsspeicherung bei der komplexen posttraumatischen Belastungsstörung

Die Diskussionen offenbaren einen erheblichen Mangel an theoretischen Modellvorstellungen innerhalb der psychoanalytischen Theorieentwicklung zur veränderten Erinnerungsspeicherung bei dem Teil der Traumafolgestörungen, die diagnostisch der posttraumatischen Belastungsstörung oder der komplexen posttraumatischen Belastungsstörung zugerechnet werden. Vor allem mangelt es an Modellen, die mit der modernen Gedächtnisforschung gut kompatibel sind. Zwar werden seit Längerem traumatherapeutische Methoden unterschiedlicher Herkunft in psychodynamischen Therapien praktiziert, eine befriedigende theoretische Integration konnte bisher jedoch nicht erreicht werden (Wöller 2016a).

Ein theoretisches Modell der veränderten Erinnerungsspeicherung bei der PTBS, das auf die Arbeiten von Pierre Janet (1889) und die frühen Arbeiten der Psychoanalyse von Freud und Breuer (1895) Bezug nimmt und gleichzeitig die Erkenntnisse der modernen Gedächtnisforschung (Brewin 2005) berücksichtigt, geht von den folgenden Theorieannahmen aus (Wöller 2016a):

1. Im *Normalfall* verfügt eine Person über die Möglichkeit, psychische Inhalte, die aus emotional hochbelastenden bzw. bedrohlichen (Objekt-)Beziehungserfahrungen stammen – das können Sinneseindrücke, Körperwahrnehmungen oder Kognitionen sein –, mit den Repräsentanzen der Gedanken-, Gefühls- und Beziehungswelt des Alltagslebens zu *assoziieren*. Dazu kommt es zum Beispiel, wenn eine Person die Gelegenheit hat, über einen sehr schmerzhaften Verlust oder über eine überstandene lebensbedrohliche Situation mit einer einfühlsamen Bezugsperson zu sprechen. Dann wird sich die Repräsentanz der Erfahrung, einen schmerzhaften Verlust erlitten oder eine lebensbedrohliche Situation überstanden zu haben, mit der Repräsentanz der Erfahrung von Unterstützung und Verständnis in einer Beziehung der Gegenwart verbinden; an die Stelle eines bedrohlichen Gefühls und des Empfindens von überwältigendem Stress wird das entlastende und positive Grundgefühl treten, verstanden und getröstet worden zu sein. Das Bedrohliche und überwältigend Belastende wird als ein abgeschlossenes Geschehen und nicht mehr als etwas unmittelbar Hochbelastendes oder Bedrohliches erlebt. Es wird als etwas repräsentiert, das in der Vergangenheit hoch belastend und bedrohlich war und möglicherweise auch jetzt noch mit Gefühlen der Traurigkeit, des Bedauerns und des Schmerzes verbunden ist. Es wird aber nicht mehr als gegenwärtig bedrohlich erlebt. Die Repräsentanz des schmerzhaften Verlusterlebens oder der überstandenen Lebensbedrohung wird dann mehr und mehr zu einem Teil der umfassenderen Repräsentanz der positiven Beziehungserfahrung.
2. Wenn jedoch die Umstände, unter denen die emotional hoch belastenden oder bedrohlichen Erfahrungen einwirken, so beschaffen sind, dass Unterstützung und Verständnis nicht ausreichend zur Verfügung stehen – das ist in einem *beziehungstraumatischen Umfeld* der Fall – werden die Repräsentanzen der belastenden und bedrohlichen Beziehungserfahrungen sehr stark und die Repräsentanzen positiver Beziehungserfahrungen des Alltagslebens im Vergleich dazu nur schwach ausgebildet sein. Ein solches Missverhältnis kann die Alltagsbewältigung nachhaltig beeinträchtigen. Um diese zu erhalten, wäre der oben beschriebene Prozess mit der Möglichkeit, psychische Inhalte aus emotional hochbelastenden bzw. bedrohlichen (Objekt-)Beziehungserfahrungen mit den Repräsentanzen der Gedanken-, Gefühls- und Beziehungswelt des Alltagslebens zu assoziieren, geradezu schädlich, da durch ihn eine Überflutung der Alltagswelt mit traumatischen Inhalten drohen würde. Vielmehr ist es, um die Alltagsbewältigung zu erhalten und um die für die Bewältigung des Alltagslebens unentbehrliche hinreichend gute Repräsentanzenwelt vor einer möglichen Desintegration zu schützen, *sicherer, die bedrohlichen Inhalte zu dissoziieren*, d. h. in einen anderen Bewusstseinszustand abzuspalten. Nur

so kann dem Selbst die Vorstellung eines sicheren, vorhersagbaren und geordneten Lebens erhalten bleiben. Die abgespaltenen Inhalte bleiben fortan außerhalb der Repräsentanzenwelt des Alltagslebens bestehen und können unter bestimmten auslösenden Bedingungen in Form von hoch stressbelasteten Erinnerungsfragmenten, Körperempfindungen, Gefühlen und Kognitionen wieder in das Alltagsbewusstsein einbrechen.

3. Die *Behandlung* der posttraumatischen Belastungsstörung verfolgt das Ziel, die von abgespaltenen Erinnerungsfragmenten, Körperempfindungen, Gefühlen und Kognitionen ausgehende Stressbelastung zu reduzieren. Damit der Prozess der Abspaltung dieser Inhalte rückgängig gemacht und die *Inhalte wieder mit der Repräsentanzenwelt des Alltagslebens assoziiert* werden können, müssen sie dem Alltagsbewusstsein in einer Form zugänglich gemacht werden, die sicherstellt, dass es nicht zu einer Überflutung durch bedrohliche und hochbelastende Inhalte kommt. Um dies zu erreichen, kann sich die therapeutische Arbeit den aus der modernen Gedächtnisforschung bekannten Sachverhalt zunutze machen, dass *Erinnerungen bei jedem Aufrufen labilisiert und formbar* gemacht werden (Dudai & Eisenberg 2004). Für den therapeutischen Kontext bedeutet dies, dass beim Aufrufen der Erinnerung die positiven Informationen einer sicheren und wohlwollenden Beziehung in die noch formbare Erinnerung einfließen können, bis diese mit den neuen Inhalten rekonsolidiert wird.

   Entscheidend ist bei einem derartigen Prozess der Modifikation traumatischer Erinnerungsfragmente, dass diese *wohl dosiert* mit einer starken und maximal aktivierten positiven Repräsentanzenwelt in Kontakt gebracht werden. Zwar kann eine Modifizierung der inneren Repräsentanzenwelt auch durch die Verinnerlichung einer korrigierenden therapeutischen Beziehungserfahrung erreicht werden und die Reassoziation der abgespaltenen Inhalte möglich machen. Doch ist dieser Weg über die korrigierende Beziehungserfahrung in der Therapie beschwerlich, da die innere Umstrukturierung Zeit braucht und mit einer schnellen Modifikation der Selbstrepräsentanz nicht gerechnet werden kann. Ferner kann sich ein empathisches Beziehungsangebot nur dann im Sinne einer positiven Beziehungserfahrung auswirken, wenn die Patientin das Wohlwollende und Empathische des therapeutischen Angebots auch so erleben und so annehmen kann. Dies ist nicht immer der Fall, vor allem, wenn *negative Übertragungen* aktiv sind. Zudem setzt ein solches Vorgehen eine gewisse Regression der Patientin in der therapeutischen Beziehung voraus.

   Die *Reassoziation der abgespaltenen Inhalte* kann aber auch dann gelingen – und darin kommt die Wirkung des ressourcenaktivierenden Vorgehens zum Ausdruck –, wenn eine hinreichende *Aktivierung der im eigenen Inneren verankerten, positiven Repräsentanzenwelt* erreicht wird. Dabei wird der in der neueren Gedächtnisforschung eindrucksvoll belegte Sachverhalt, dass *alte Erinnerungen fortgesetzt mit neuen – auch fantasierten – Vorstellungen assoziativ überlagert werden* (Dudai & Eisenberg 2004), therapeutisch genutzt. Ein solches Vorgehen schließt die Erzeugung von *Fantasien* ein, die geeignet sind, den Selbst- und Objektrepräsentanzen in relevanter Weise positive Elemente hinzuzufügen. Dazu können positive Erinnerungsbilder ebenso beitragen wie ressourcenaktivierende imaginative Techniken oder aktivierte Fantasien gelingender und heilsamer Beziehungen. Der Vorzug dieses Ansatzes besteht darin, dass die aktivierte Repräsentanz der Erfahrung von Unterstützung und Verständnis in einer Beziehung der Gegenwart nicht nur aus der therapeutischen Beziehung, sondern auch aus dem eigenen Inneren der Patientin, aus ihren eigenen Kraftquellen stammt. Er erfordert jedoch die Bereitschaft zur Aktivierung der eigenen positiven Repräsentanzenwelt oder der eigenen Ressourcenbestände.

Obwohl das Prinzip der *Ressourcenorientierung* heute zu den Kernelementen jeder erfolgreichen Psychotherapie zählt und hinreichend belegt ist, dass es sich positiv auf den Therapieverlauf auswirkt, wenn die individuellen Fähigkeiten, Stärken, Bedürfnisse und Ziele der Patientin bei der Therapieplanung berücksichtigt werden (Flückiger et al. 2008; Grawe 1998; Grawe 2004), wurde Ressourcenaktivierung im Rahmen psychodynamischer Theoriebildung bisher kaum konzeptualisiert (Wöller 2015a). Im Sinne der psychodynamischen Objektbeziehungstheorie (Kernberg 2010) kann sie als eine *gezielte Aktivierung positiver verinnerlichter Selbst- und Objektrepräsentanzen* aufgefasst werden. Unter dem Blickwinkel der psychodynamischen Ich-Psychologie bewirkt die Aktivierung interner Ressourcen eine Verbesserung der Verfügbarkeit über die Ich-Funktionen (Bellak et al. 1973). Im Hinblick auf die Behandlung der PTBS-Symptomatik unterstreicht der inzwischen ausreichend replizierte Befund, dass eine signifikante *Reduktion der PTBS-Symptomatik durch ein beziehungs- und ressourcenorientiertes Therapieangebot* möglich ist, den hohen Stellenwert des Prinzips der Ressourcenaktivierung für die Behandlung der PTBS (Eichfeld et al. 2019; Kruse et al. 2009; Lampe et al. 2008; Steinert et al. 2016).

3 Therapeutische Möglichkeiten

3.1 Störungsspezifische Besonderheiten und Herausforderungen bei der komplexen posttraumatischen Belastungsstörung

Wegen der umfangreichen Veränderungen im Bereich der Repräsentanzen, der Ich-Funktionen und der Bindungs- und Beziehungsfähigkeit sind andersartige therapeutische Ansätze notwendig als bei PTBS-Symptomen nach Traumatisierungen im Erwachsenenalter (Cloitre 2009). Ohne Berücksichtigung dieser Störungsbereiche ist eine Vorgeschichte von Kindheitstraumatisierungen in der Behandlung der posttraumatischen Belastungsstörung ein Prädiktor für einen weniger günstigen Therapieverlauf (Ford & Kidd 1998).

Vor allem wegen dieser Aspekte sehen wir ein weites Anwendungsfeld für psychodynamische Ansätze (Schottenbauer et al. 2008):

- Die Störungen der *interpersonellen Beziehungsmuster* erfassen typischerweise auch die therapeutische Beziehung. Unterschiedliche Übertragungsmuster können die Herstellung eines therapeutischen Arbeitsbündnisses erschweren und belastende Emotionen in der Gegenübertragung der Therapeutinnen hervorrufen (Bohleber 2000; Wöller 2015b). Behandlungstechniken zum Umgang mit Phänomenen der *Übertragung und Gegenübertragung*, die zum Kernbestand psychodynamischer Therapie zählen, sind besonders geeignet, um die Auswirkungen der traumabedingten Bindungsstörungen auf die therapeutische Allianz abzumildern (Dalenberg 2000; Gabbard 1995; Wilson & Lindy 1994).
- Bindungsstörungen und Defizite im Bereich der *Mentalisierung* können erfolgreich mit psychodynamischen Ansätzen behandelt werden (Bateman & Fonagy 2004; Solomon et al. 1998).
- Therapieansätze auf der Basis der psychoanalytischen Ich-Psychologie (Hartmann 1939/1958) stellen ein breites Spektrum von Interventionen bereit, um komplex traumatisierte Patienten mit *defizitären Ich Funktionen,* insbesondere mit einer eingeschränkten Emotionsregulierung und einer problematischen interpersonellen Regulation, zu behandeln (Bellak et al. 1973; Blanck & Blanck 1980; Leichsenring et al. 2010; Rudolf 2013; Streeck & Leichsenring 2011).

Obwohl sich die psychodynamische Psychotherapie bei einer Vielzahl von Erkrankungen als wirksam erwiesen hat (Leichsenring 2001; Leichsenring 2009; Leichsenring & Rabung 2008; Leichsenring et al. 2004; Shedler 2010; Leichsenring & Steinert 2018), mangelt es noch immer an *Nachweisen der Wirksamkeit psychodynamischer Psychotherapie bei PTBS* auf der Ebene randomisiert kontrollierter Studien (Bradley et al. 2005; Cloitre 2009; Ponniah & Hollon 2009). Gleichwohl wird psychodynamische Therapie bei Patienten mit komplexer PTBS nach Kindheitstrauma in breitem Umfang praktiziert (Schottenbauer et al. 2006).

Allerdings entwickelte sich unter den Praktikern psychodynamischer Therapie bei Traumafolgestörungen ein zunehmender Konsens, dass ein »traditioneller« Behandlungsansatz tiefenpsychologisch fundierter oder analytischer Prägung (Greenson 1981; Luborsky 1999) der Problematik dieser Patientengruppe nicht ausreichend gerecht wird. Hinzu kommt, dass die verfügbaren PTSD-spezifischen Kurzzeit-Psychotherapiemodelle von Lindy (1993), Horowitz (1997) und Krupnick (2002) vor allem für hochfunktionelle Patienten gedacht waren, die einem einzigen traumatischen Ereignis ausgesetzt gewesen sind. Somit ergab sich ein erheblicher *Bedarf an neuen Konzeptionen*, die auch die psychobiologische Natur der veränderten Informationsverarbeitung bei PTBS ausreichend berücksichtigen.

3.2 Traumaorientierte psychodynamische Konzepte

Vor diesem Hintergrund wurden in den letzten 20 Jahren verschiedene psychodynamische Therapiekonzepte zur Behandlung komplex traumatisierter Patienten entwickelt, die Befunde der affektiven Neurowissenschaften, der Psychotraumatologie und der Resilienzforschung integrieren. Dazu zählen die *Psychodynamisch-imaginative Traumatherapie (PITT),* die sich auf hypnotherapeutische und lösungsorientierte psychotherapeutische Ansätze stützt (Reddemann 2017), und diesem Ansatz verwandte Konzeptionen, teilweise mit störungsspezifischer Ausrichtung für Patienten mit dissoziativen Störungen und traumaassoziierten Persönlichkeitsstörungen (Boon et al. 2013; Gast & Wabnitz 2017; Huber 2011; Kluft 1991; Putnam 1989; Reddemann et al. 2011; Reddemann & Wöller 2017; Sachsse 2004; Wöller 2013; Wöller 2014; Wöller 2020).

Die Konzepte berücksichtigen die hohe *Komorbidität* und die oft ausgeprägten Störungen im Bereich der *Selbst- und Beziehungsregulation*, die typischerweise bei PTBS nach Kindheitstraumatisierungen auftreten. Besondere Beachtung finden darin Patienten mit traumabedingten dissoziativen Störungen. Heute sind diese Ansätze im deutschsprachigen Raum weit verbreitet. Es gibt jedoch *drei kontrollierte Studien*, die die Wirksamkeit dieses psychodynamischen Ansatzes belegen (Kruse et al. 2009; Lampe et al. 2008; Sachsse et al. 2006). Außerdem wurde kürzlich eine *randomisiert-kontrollierte Studie* zu einer psychodynamisch-kurztherapeutischen Intervention bei komplex traumatisierten Patienten in Kambodscha veröffentlicht, die zeigen konnte, dass eine signifikante Reduktion der PTBS-Symptomatik durch ein beziehungs- und ressourcenorientiertes Therapieangebot ohne Konfrontation mit traumatischen Erinnerungen möglich ist (Steinert et al. 2016)[2]. Die Möglichkeit der Modifikation tiefenpsychologisch fundierter Psychotherapie mit dem Ziel der Integration traumatherapeutischer Interventionen wird neuerdings von den deutschen *Psychotherapie-Richtlinien* ausdrücklich eingeräumt (Dieckmann et al. 2018; Jungclaussen 2018).

3.3 Behandlungstechnische Aspekte

Das vorgestellte Konzept, das in seinen Grundzügen bereits veröffentlicht wurde (Wöller et al. 2012), versteht sich als eine störungsorientierte Modifikation *strukturbezogener Psychotherapie* (Arbeitskreis OPD 2014; Rudolf 2013), die ergänzt wird durch ressourcenaktivierende Aspekte und durch im engeren Sinne auf traumatische Erinnerungen und Erinnerungsfragmente bezogene Interventionen. Dem Grundsatz strukturbezogener Psychotherapie folgend, sind auftretende Problem- oder Symptommuster nicht primär unter dem Gesichtspunkt der Klärung ihrer unbewusst konflikthaften Motivierung, sondern unter der Perspektive unzureichend verfügbarer Ich-Funktionen zu betrachten – wobei die Einschränkung der *Ich-Funktionen* sowohl konflikthaften wie auch traumatischen Ursprungs sein kann. Strukturbezogenes Arbeiten ist immer auch mit der Vermittlung einer *positiven Beziehungserfahrung* verbunden, die auf dem Wege der Introjektion Teil der verinnerlichten Objektwelt werden kann.

Mit der Entscheidung für ein strukturbezogenes Vorgehen ist eine deutlich *aktivere therapeutische Haltung* verbunden, die – über die »klassischen« einsichtsfördernden Interventionen der Klarifizierung, Konfrontation und Deutung hinaus – ein breites Spektrum bestätigender, entlastender, ermutigender und erklärender Interventionen und auch konkrete Erläuterungen, Anleitungen und Vorschläge einschließt. Das Konzept geht davon aus, dass der in Kap. 6.1 genannten Beziehungsorientierung eine strukturierte Anleitung zum therapeutischen Vorgehen an die Seite gestellt werden sollte. In aller Regel besteht bei Patienten mit komplexen Traumafolgestörungen ein dringendes Bedürfnis nach einem besseren Verständnis der eigenen Reaktionsmuster und nach konkreter Unterstützung bei der Emotionsregulierung und der Kontrolle dissoziativer Symptome.

In einem spezifischen Sinne folgt die hier vorgestellte Konzeption einem Therapieverständnis, bei dem die in den Psychotherapie-Richtlinienverfahren verankerte *tiefenpsychologisch fundierte Psychotherapie als ein ressourcenbasiertes psychodynamisches Verfahren* aufgefasst wird (Wöller 2015a; Wöller & Kruse 2018; Wöller & Kruse 2020). Bei dieser Variante psychodynamischer Therapie wird – anders als in der analytischen Behandlung – *keine regressive Übertragungsbeziehung* hergestellt; vielmehr verbindet sich das psychodynamische Beziehungsverständnis mit den Prinzipien der Regressionsbegrenzung und der Ressourcenaktivierung. Es gestattet ausdrücklich den Einbezug *therapeutischer Elemente mit Herkunft aus anderen Therapieschulen*, solange diese vor dem Hintergrund von Übertragung, Gegenübertragung und Widerstand reflektiert werden. Im Rahmen der Ressourcenorientierung erhalten imaginative Techniken einen zentralen Stellenwert, um positive Ressourcenzustände zu aktivieren (Flückiger et al. 2009; Gassmann & Grawe 2006; Grawe 1998). Ihre therapeutische Nutzung gestattet es den Patienten, positive Beziehungserfahrungen nicht nur im realen Kontakt mit der Therapeutin, sondern auch im eigenen Innen lebendig werden zu lassen (Reddemann 2019).

Die wichtigsten Grundsätze bei der psychodynamischen Behandlung der komplexen posttraumatischen Belastungsstörung sind die folgenden:

- Die in dem vorliegenden Manual empfohlene Behandlungsplanung folgt dem »*Consensus Model of Phase-Oriented Trauma Therapy*« (Courtois 1999; Herman 1992; Reddemann 2017). Dieses umfasst idealtypisch die drei Phasen der Stabilisierung, Traumabearbeitung und Reintegration. Dem zentralen Gedanken dieses Modells, dass eine hinreichende Verbesserung der Selbstregulation gegeben sein muss, bevor die konfrontative Bearbeitung traumatischer Erinnerungsfragmente beginnen kann, ist auch das in diesem Manual vorgestellte Konzept verpflichtet. Allerdings will die hier präsentierte *Phasengliederung als Orientierung* für das therapeutische Handeln verstanden werden und keinesfalls ein rigides Abarbeiten der Phasen nahelegen. Nur selten wird ein geradliniges Durchlaufen der Phasen möglich sein; häufiger werden die Phasen in Abhängigkeit von der klinischen Bedarfslage *zyklisch* durchlaufen werden. So wird es nicht selten vorkommen, dass eine Patientin, die bereits in einer fortgeschrittenen Phase der Therapie angekommen ist, durch eine Krise auf Inhalte einer früheren Phase zurückgreifen muss, um sich von dort erneut der nächsten Phase zuzuwenden.
- Die bevorzugten *einsichtsorientierten Interventionen* sind Klärung und Konfrontation, während die Deutung von unbewusstem Material zumindest während der ersten Phasen der Therapie nur ausnahmsweise verwendet wird. Die Therapeutin unterstützt die Patientin bei der Klärung der gestörten Ich-Funktionen und in ihrem Umgang mit maladaptiven Verhaltens- und Beziehungsmustern, konfrontiert sie mit der Irrationalität der ihnen zugrundeliegenden negativen Überzeugungen über die eigene Person und erklärt ihre Funktion im früheren Bindungskontext. Mithilfe einsichtsfördernder Interventionen lassen sich auch Verbindungen zwischen dem Auftreten von Symptomen und dem Geschehen im Hier und Jetzt aufzeigen, wenn beispielsweise ein dissoziatives »Wegtreten« unmittelbar nach einer Äußerung der Therapeutin auftritt.
- Nicht die Rekonstruktion des Vergangenen (Rangell 1986) wird als therapeutisch wirksam angesehen, sondern die *Modifikation der Muster des impliziten Beziehungswissens* (Fonagy 2008). Anders als in der analytischen Behandlungstechnik, bei der die impliziten negativen Beziehungsmuster in der Übertragungsbeziehung aktiviert und durch die positive Beziehungsneuerfahrung modifiziert werden, werden in der hier präsentierten Konzeption positive Muster des impliziten Beziehungswissens aktiv in der Gegenwart generiert. Auf diese Weise sollen sich Repräsentanzen positiver verinnerlichter Beziehungserfahrungen bilden, mit denen die traumatischen Erinnerungsfragmente der PTBS assoziiert werden können.

> Indem eine Patientin, die sich für wertlos hält, mithilfe der Therapeutin beginnt, selbstfürsorglich mit sich umzugehen, wird sie sich zunehmend als eine Person wahrnehmen, die es wert ist, selbstfürsorglich behandelt zu werden. Indem die Patientin bemerkt, dass das, was sie sagt und denkt, als gültig und nachvollziehbar betrachtet und ernstgenommen wird, wird sie ihr eigenes Denken und ihre eigenen Schlussfolgerungen mehr schätzen lernen.

- Dies schließt nicht aus, dass sich Muster impliziten Beziehungswissens in der therapeutischen Beziehung im Sinne von *Handlungsdialogen und Verhaltensinszenierungen* manifestieren, die auf traumatische Beziehungserfahrungen zurückgehen und bei denen sich der Fluss der vertrauten Kommunikation in ungewohnter Weise ändert. Auch wenn die Deutung unbewusster Zusammenhänge eher eine untergeordnete Rolle spielt, ist die Wahrnehmung unbewusster Prozesse für die Therapeutin von großer Bedeutung, besonders wenn diese sich handlungsdialogisch mitteilen und auf ein nicht bewusst zugängliches *implizites Beziehungswissen* hinweisen. Im Gegensatz zu den Inhalten des dynamisch Unbewussten, die aus dem Bewusstsein verdrängt oder auf andere Weise ins Unbewusste verschoben wurden, sind dies solche psychischen Inhalte, die nie ins Bewusstsein eintreten konnten. Dazu kann zum Beispiel das in präverbalen Lebensperioden erworbene implizite Wissen gehören, dass es gefährlich ist, sich auf die Nähe einer anderen Person einzulassen, oder das Wissen, dass es vor allem darauf ankommt, sich vor anderen Menschen zu schützen. Oder es besteht eine implizite Überzeugung, dass es zwingend notwendig ist, sich den Wünschen einer Bezugsperson bedingungslos anzupassen, um ein Minimum an Zuwendung zu erhalten. Schließlich kann ein implizites Wissen darüber bestehen, dass es sicherer ist, keine Wünsche zu äußern oder am besten gar keine Wünsche zu haben. Wenn es der Therapeutin gelingt, diese Muster in der therapeutischen Situation zu erkennen und ins Verbale zu »übersetzen«, kann dies ein bedeutsamer Schritt sein, um eine positive Beziehungserfahrung zu vermitteln (▶ Kap. 6.10).

Ab einem bestimmten Zeitpunkt in der Therapie kam ein Patient fortgesetzt erheblich zu spät in die Therapiesitzung. Der Therapeut reagierte verärgert und verspürte den Wunsch, die Therapie zu beenden. Es ließ sich klären, dass der Patient in der Sitzung, bevor das Muster einsetzte, den Therapeuten als »zu nah« erlebt hatte. Er war außer Stande gewesen, dies anzusprechen, und hatte unbewusst versucht, die Distanz zu ihm zu vergrößern, indem er nicht nur die Sitzungsdauer verkürzte, sondern bei ihm auch den Impuls auslöste, die Therapie zu beenden.

- Bei der Konfrontation mit traumatischem Material wird strikt darauf geachtet, dass *genügend positive Repräsentanzen* aktiviert worden sind, um die traumatischen Erinnerungsfragmente damit zu assoziieren. Eine ausschließliche Konfrontation mit traumatischen Erinnerungen ohne vorherige Aktivierung positiver Repräsentanzen ist nicht Bestandteil des Konzepts. Eine Entscheidung, in welchem Maße positive Repräsentanzen zu aktivieren sind, bevor eine Konfrontation mit traumatischen Erinnerungen einsetzen kann, sollte prozessorientiert erfolgen und von Entscheidungskriterien abhängig gemacht werden, die in Kap. 11.6 spezifiziert sind.

Während der Erfassung der lebensgeschichtlichen Ereignisse versagten einer Patientin die Worte bei der Benennung einer speziellen traumatischen Erfahrung. Erleichterung trat ein, als die Therapeutin nicht insistierte, sondern ausführte, dass es manchmal Unaussprechliches, Unbenennbares gibt, mitunter auch innere oder äußere Hemmungen durch Schamgefühle oder die innere Verpflichtung, sich dem Täter gegenüber loyal zu verhalten. Im Laufe der weiteren Therapie, die zunächst stärker auf positive Erlebnisse und bewältigte Krisen fokussierte, entstand so viel Vertrauen, dass die Patientin über ein durch den Täter verhängtes Schweigegebot berichten konnte.

3.4 Verwendung eines Therapiemanuals und Vertiefung des Durcharbeitens mithilfe Sitzungsverbindender Reflexionen und Übungen

Einige mögliche Missverständnisse bei der Verwendung eines Therapiemanuals im Rahmen einer psychodynamischen Therapie sollen angesprochen werden. So kann der Sinn eines Therapiemanuals nach psychodynamischer Auffassung nicht darin bestehen, die Art und Reihenfolge der Interventionen starr festlegen zu wollen. Er wird ebenfalls nicht darin bestehen können, ohne Berücksichtigung der patienteneigenen Ziele und Beziehungsbedürfnisse und ohne Prüfung der individuellen Voraussetzungen eine vollständige Abarbeitung der vorgeschlagenen Interventionen anstreben zu wollen. Vielmehr wird die Therapeutin aus dem Fundus der vorgeschlagenen Interventionen und Methoden diejenigen *auswählen*, die ihr am ehesten zur aktuellen klinischen Situation und zu den explizit mitgeteilten oder implizit erkennbaren Beziehungsbedürfnissen der Patientin zu passen scheinen. Es ist weder sinnvoll noch erstrebenswert, alle vorgeschlagenen Interventionen zur Anwendung bringen zu wollen; wichtiger als die schiere Menge vermittelter Inhalte sind Hinweise, dass die Patientin sich mit den angebotenen therapeutischen Schritten *identifizieren* und sie an ihre persönlichen Gegebenheiten *anpassen* kann.

Die Praxis, Patienten zum vertieften Durcharbeiten der Inhalte einer Therapiesitzung während der Intervalle bis zur nächsten Sitzung mithilfe »*Sitzungsverbindender Reflexionen und Übungen*« aufzufordern, ist in psychodynamischen Therapien eher unüblich oder zumindest ungewöhnlich. Sie lässt sich jedoch unter einer objektbeziehungstheoretischen Perspektive als eine Beziehungsgestaltung zur Patientin konzipieren, bei der den einzelnen zum Reflektieren oder Üben anregenden Aufgaben die Rolle von »*Übergangsobjekten*« (Winnicott 1953) zufällt, d. h. von »Objekten«, mit deren Hilfe die Patientin die Repräsentanz der Therapeutin auch außerhalb der Therapiesitzungen symbolisch aufrechterhalten und gleichzeitig autonom am Ausbau der eigenen Kompetenzen arbeiten kann.

Zudem wird eine strukturbezogene psychodynamische Therapie, die sich an der neurobiologischen Befundlage zur Veränderung implizit abgespeicherter Prozeduren orientiert, davon ausgehen müssen, dass die ihnen zugrundeliegenden neuronalen Strukturen nur durch vielfältiges *Wiederholen und Üben* verändert werden können. Diese therapeutische Aktivität kann als eine Form des *Durcharbeitens* verstanden werden (Freud 1914). Darüber hinaus bietet sie neben der Möglichkeit, in der Therapiesitzung vermittelte Techniken allein zu Hause einzuüben, noch weitere Vorteile: Die Rückmeldungen nicht weniger Patienten ergaben, dass ihnen das Üben zu Hause allein leichter fiel als in Gegenwart anderer Menschen, da sie beim Üben in Gegenwart anderer viel Energie auf die Beobachtung der anderen und die Kontrolle ihrer eigenen Reaktionen aufwenden mussten.

Ein grobes *Missverständnis* der hier vertretenen Auffassung läge vor, wenn eine Therapeutin, um sich selbst von unerträglichem Erleben zu entlasten, eine Patientin auf eine Übung verweist und sie damit alleinlässt. Keinesfalls darf die Ermutigung zur Beschäftigung mit den sitzungsverbindenden Reflexionen und Übungen so verstanden werden, als solle ein wichtiger Aspekt der Behandlung aus der therapeutischen Beziehung herausverlagert werden. Das Gegenteil ist gemeint, denn indem die Patientin die Ergebnisse ihrer Beschäftigung mit einer Reflexions- oder Übungseinheit mit der Therapeutin bespricht, erhält diese wichtige *Rückmeldungen*, die nicht nur die gemeinsame Arbeit, sondern auch die therapeutische Beziehung betreffen: wie es der Patientin mit der Reflexions- oder Übungseinheit ergangen ist, wie weit sie die Beschäftigung mit dem Material als etwas für sie Bedeutsames und Hilfreiches erlebt hat und wie sie mit den dabei aufgetretenen Problemen umgegangen ist. All das ist, nicht zuletzt wegen der darin zum Ausdruck kommenden *Übertragungsaspekte*, von höchster Relevanz für ein Verständnis der therapeutischen Beziehung.

Die in diesem Manual aufgeführten Beispiele für sitzungsverbindende Reflexionen und Übungen sind als *Vorschläge* gemeint, die die Therapeutin aufgreifen oder durch andere zum Durcharbeiten der Stundenthematik geeignete Aufgaben ersetzen kann, die ihr angemessener erscheinen. Die für die psychodynamische Therapie der PTBS nach Kindheitstrauma notwendige Flexibilität erlaubt es nicht, Aufgaben oder Übungen nach einem festen Schema festzulegen. Vielmehr sollte die Therapeutin bei der Auswahl einer Reflexions- oder Übungseinheit berücksichtigen, ob ihr Schwierigkeitsgrad dem jeweiligen Stand der Stabilität und Emotionsregulierung der Patientin angemessen ist. Die Therapeutin ist daher frei, andere, zum Beispiel »leichtere« Übungen zu vereinbaren. Sie sollte jedoch nicht darauf verzichten, der Patientin die Beschäftigung mit einer Reflexions- oder Übungseinheit vorzuschlagen, da vieles dafür spricht, dass durch die Beschäftigung mit ihnen das Gefühl der Verpflichtung zur Mitwirkung an einer gemeinsamen Aufgabe, das für ein gelingendes Arbeitsbündnis notwendig ist, gestärkt wird (Bordin 1979). Nach unserer Erfahrung sind viele Patienten gerne bereit, auch außerhalb der Therapiesitzungen an den erarbeiteten Inhalten weiterzuarbeiten, wenn sie sich vom Nutzen dieser Form der Nachbearbeitung überzeugen konnten.

Aufgabe der Therapeutin ist es, der Patientin den Sinn und Nutzen der Reflexions- und Übungseinheiten zu *erklären* und bei auftretenden Schwierigkeiten unter Berücksichtigung möglicher übertragungsbedingter oder Ich-funktioneller Einschränkungen zu explorieren, worin die Schwierigkeit begründet ist. Dabei ist zu bedenken, dass die Reflexions- und Übungseinheiten im Einzelfall bei Patienten – je nach Übertragungshintergrund – Stress, Versagensängste, Bestrafungsängste, Ängste sich zu unterwerfen oder ausliefern zu müssen oder tiefgreifende Schamgefühle auslösen können. Ergeben sich Hinweise, dass die Patientin aus solchen Gründen die Beschäftigung mit den Materialien ablehnt, wird der Therapeutin empfohlen, die der vermeidenden Haltung zugrundeliegenden Ängste oder Schamgefühle nach den Regeln der psychodynamischen *Widerstandsanalyse* (Wöller & Kruse 2018) zu explorieren und zu bearbeiten (▶ Kap. 5.2).

Ein solches Vorgehen hat den großen Vorteil, dass auf diese Weise *zentrale Ängste* der Patientin berührt werden können, deren Bearbeitung – wie auch sonst in der psychodynamischen Therapie – ausgesprochen lohnend sein kann. Insgesamt glauben wir, dass es nicht gerechtfertigt ist, die Beschäftigung mit den Übungen nur deshalb für ungeeignet zu halten, weil diese mit psychodynamischem Arbeiten »prinzipiell« nicht vereinbar seien. Hierin käme ein dogmatischer Standpunkt zum Ausdruck, der dem Geist des Konzeptes widerspräche. Dieser gestattet die Integration unterschiedlicher Methoden, sofern ihre Implikationen für die wichtigsten Beziehungen, speziell auch im Hinblick auf die Aspekte der Übertragung und Gegenübertragung, reflektiert werden.

Statt die vorgeschlagenen Reflexions- und Übungseinheiten zu verwenden, kann die Therapeutin auch die Patientin bitten, sich eigenständig Gedanken zu machen, wie eine zur Durcharbeitung der aktuell behandelten Thematik passende Reflexions- oder Übungseinheit aussehen könnte. Die Patienten in dieser Weise einzubeziehen und ihre Überlegungen als wertvolle Beiträge zu nutzen, ist unter dem Aspekt der Ressourcenaktivierung und der Stärkung des Gefühls von Handlungsfähigkeit und Selbstwirksamkeit sehr empfehlenswert. Es betont die Autonomie der Patienten, die sich tendenziell als abhängig erleben und sich kaum vorstellen können, dass ihre Beiträge von Bedeutung sind. Dabei wird sich manch eine Patientin erst davon überzeugen müssen, dass ihre kreative Mitwirkung entgegen der Übertragungserwartung nicht bestraft, sondern wertgeschätzt wird.

> Durch die aktive Gestaltung der vorgeschlagenen Imaginationen in Form von Zeichnungen und Bildern konnte Frau K. ihr eigenes kreatives Potenzial entdecken und weiter ausbauen. Anhand der Veränderungen der Bilder konnte sie ihren eigenen therapeutischen Fortschritt für sich beobachtbar machen.

TEIL II Diagnostik, Behandlungsinformation und Therapieziele

4 Diagnostik

4.1 Psychodynamische Erstuntersuchung

Vor dem Beginn der eigentlichen Behandlung steht eine ausführliche deskriptive und psychodynamische Diagnostik, wobei sich die deskriptive Diagnostik an den Diagnosekriterien der künftigen ICD-11 (▸ Kap. 4.2) und die psychodynamische Diagnostik an den Empfehlungen zur tiefenpsychologischen Anamneseerhebung orientiert.

Der diagnostische Prozess beginnt mit einem ersten, weniger strukturierten Teil, auf den ein zweiter, stärker strukturierter Teil folgt.

Der *weniger strukturierte Teil* gestattet es der Therapeutin, die *Spontanangaben* der Patientin aufzunehmen, die Patientin in ihrem Erscheinungsbild und ihrer Präsentation ganzheitlich auf sich wirken zu lassen und den *»ersten Eindruck«* von ihr festzuhalten. Atmosphärische Aspekte haben hier Platz, szenische und situative Informationen können so gewonnen werden. Auf diese Weise kann die Therapeutin bereits vielfältige Informationen über die Qualität der *Beziehungsgestaltung*, das *Angst- und Anspannungsniveau*, das *nonverbale Ausdrucksverhalten* und nicht selten auch über *Reinszenierungen* traumatischer Verhaltens- und Erlebensmuster erhalten.

> Frau M. drückte sich verängstigt an die Wand, bevor sie das Zimmer der Therapeutin betrat, und gab ihr nur sehr kurz die feuchte Hand, die sie sofort wieder zurückzog. Später in der Therapie konnte Frau M. formulieren, dass sie sich für ein grauenhaftes Monster hielt, vor dem sich jeder ekeln müsse, weil alle sähen, »was für eine« sie sei.

Weiterhin wird die Therapeutin registrieren, ob sich die Patientin eher in einem *»erwachsenen« Modus* als Partnerin in einem gemeinsamen therapeutischen Arbeitsprozess oder in einem eher regressiven Modus präsentiert, in dem sie passiv Versorgung, Heilung oder auch Schädigung erwartet. Sie kann so erste Informationen über die Art der aktivierten Übertragung erhalten.

> Frau A. kam im durchsichtigen, viel zu kurzen Rock zum Erstgespräch. Sie nahm Platz, überschlug die Beine und lächelte die Therapeutin aufreizend an. Sie war in einem Kinderheim aufgewachsen und dort missbraucht worden, später prostituierte sie sich. Beziehung war für sie nur spürbar über das Erleben, ausgebeutet zu werden und sich verkaufen zu müssen. Später in der Therapie warf sie der Therapeutin vor, dass sie nur deshalb für sie da sei, weil sie Geld für die Therapie bekomme.

Schließlich wird die Therapeutin ihre Aufmerksamkeit auch auf die eigene *Gegenübertragung* richten, um diese diagnostisch auszuwerten und um frühzeitig möglichen eigenen kontraproduktiven Handlungsimpulsen – zum Beispiel einer Überidentifikation mit der Patientin oder einer unangemessenen Distanzierung von ihr – gegensteuern zu können (▸ Kap. 9.3).

> Frau D. versicherte sich im Vorhinein mehrmals ob des vereinbarten Termins. Zum Termin erschien sie pünktlich und blickte immer wieder mit großen Augen hilfesuchend zur Therapeutin. Was sie erlebt hatte, deutete sie nur an; ihre Antworten auf ressourcenorientierte Fragen blieben vage. In einer ersten Regung war die Therapeutin versucht, ihr zügig einen neuen Termin zu vergeben und ihr auch ihre Telefonnummer zur Verfügung zu stellen, andererseits fürchtete sie sich beim Gedanken, ihr eine Therapie anzubieten, vor der damit verbundenen Verantwortung. In der Supervision konnte sie ihre Neigung zu wechselnder Überidentifizierung und Distanzierung reflektieren. Im Verlauf weiterer Gespräche wurde deutlich, dass bereits seit Jahren ein umfangreiches und intensives Behandler- und Beratungsnetz bestand, das dann gut in die Therapie einbezogen werden konnte.

Im nachfolgenden *stärker strukturierten Teil* (▸ Kap. 4.2 bis 4.4) wird die Therapeutin durch gezielte Nachfragen die noch fehlenden Informationen zur *Anamnese* einholen. Des Weiteren stellt sie Fragen, um die *Symptomatik*, aktuelle *Belastungen*, interpersonelle *Problem- und Konfliktsituationen*, defizitäre *Ich-Funktionen*, dysfunktionale und schädigende Bewältigungsmuster, traumatische Erfahrungen und Ressourcenmomente präziser zu erfassen. Speziell achtet sie auf das Vorhandensein einer *dissoziativen Symptomatik* und auch darauf, ob sich aus der biografischen Anamnese indirekte Hinweise auf eine dissoziative Symptomatik ergeben, wenn beispielsweise keine oder nur unscharfe Erinnerungen an Jahre der Kindheit bestehen.

Im Unterschied zur »klassischen« Erstinterviewtechnik (Argelander 2014) ist zu bedenken, dass unstrukturierte Situationen auf Patienten mit Traumafolgestörungen in besonderem Maße verunsichernd und angstauslösend wirken können. Daher ist ein zurückhaltendes und ausschließlich abwartendes Therapeutenverhalten – wie es beispielsweise bei einem psychoanalytischen Erstinterview gefordert wird, um den Blick auf die szenische Darstellung der unbewussten Konfliktproblematik richten zu können – bei dieser Gruppe von Patienten nicht ratsam. Wir sprechen daher auch nicht von einem »unstrukturierten«, sondern von einem »weniger strukturierten« Teil der Diagnostik. Zwar sollte die Selbstpräsentation der Patientin nicht zu sehr durch direkte Fragen eingeengt werden, zu diesem Zeitpunkt der Begegnung kann es jedoch wichtiger sein, in einem Modus *emotionaler Resonanz* auf die Patientin einzugehen und ihr »Antwort« zu geben, um das ohnehin vorhandene Gefühl der Unsicherheit in der therapeutischen Beziehung nicht noch zu erhöhen und mögliche negative Übertragungsentwicklungen von Beginn an zu begrenzen.

Darüber hinaus erscheint es sinnvoll, für das weitere geplante Vorgehen das *Einverständnis* der Patientin einzuholen, um ihr schon zu diesem Zeitpunkt zu vermitteln, dass sie sich nicht passiv einer Prozedur – in diesem Fall einer Befragung – ausliefern soll, sondern eingeladen wird, aktiv bei der Gestaltung einer Arbeitsbeziehung mitzuwirken und zu einem vertieften gemeinsamen Verständnis ihrer Problematik beizutragen.

T: Frau M., ich habe bislang verstanden, dass im Augenblick … Ihr größtes Problem darstellt. Um jedoch mit Ihnen gemeinsam einen Behandlungsplan zu entwickeln, müsste ich Ihnen noch einige spezifische Fragen zu … stellen. Wäre das jetzt für Sie in Ordnung?

Schon während der diagnostischen Exploration ist die Therapeutin bemüht, der Patientin ein größtes Maß an *Sicherheit* in der therapeutischen Beziehung zukommen zu lassen (▸ Kap. 6.3). Ihr ist bewusst, dass die *Beziehungsgestaltung während der initialen diagnostischen Phase* nicht nur die Qualität der nachfolgenden Diagnostik beeinflusst, sondern auch schon über die Möglichkeit der Entstehung einer tragfähigen therapeutischen Arbeitsbeziehung entscheidet. Sie wird zu beachten haben, dass sich in der Behandlung komplex traumatisierter Patienten Diagnostik und Therapie nicht strikt voneinander trennen lassen. Eine sorgfältig und empathisch durchgeführte Diagnostik, die auch berücksichtigt, dass der Patientin als Folge von biografischen Lücken oder dissoziativen Erinnerungsaussetzern wichtige Informationen nicht zugänglich sein können, hat bereits einen erheblichen therapeutischen Wert. Umgekehrt kann eine wenig einfühlsam durchgeführte Diagnostik dazu führen, dass Informationen bewusst vorenthalten werden und die Herstellung der notwendigen therapeutischen Arbeitsbeziehung schwerwiegend beeinträchtigt wird.

Je deutlicher bei der Therapeutin der Eindruck entsteht, dass die Patientin sich in der therapeutischen Situation bedroht oder unwohl fühlt, desto mehr Wert wird sie auf aktive *Maßnahmen zur Verbesserung ihres Befindens* in der therapeutischen Situation legen. Umso behutsamer wird sie auch in ihrer diagnostischen Exploration voranschreiten und, insbesondere wenn es um die Erfassung von Kindheitstraumen geht, das Toleranzniveau der Patientin im Auge haben. Aber auch wenn die Patientin sich oberflächlich »robust« präsentiert, sollte die Therapeutin sich zu diesem Zeitpunkt nicht verleiten lassen, tief zu explorieren. Vielmehr sollte sie Patienten, die ungeschützt über Details ihrer Traumatisierung sprechen, nötigenfalls *»stoppen«* und auf »Überschrifteninformationen« verweisen, um eine Überflutung durch traumatisches Material zu verhindern (▸ Kap. 4.3).

CHECKLISTE 4-1 FÜR DIE THERAPEUTIN: ERSTER EINDRUCK

- Welchen ersten Eindruck habe ich von der Patientin erhalten?
- Wirkt die Patientin sehr belastet und/oder angespannt? Finden sich physiologische Merkmale einer posttraumatischen Belastungsstörung im Sinne einer Übererregung? Neigt die Patientin zu Schreckreaktionen?
- Neigt die Patientin zu dissoziativen Veränderungen des Bewusstseinszustandes, indem sie »wegdriftet« und aus dem Kontakt geht?
- Präsentiert sich die Patientin in einem eher »erwachsenen« oder in einem kindlichen oder auch andersartigen, z. B. misstrauischen Modus?
- Ist die Patientin in der Lage, die nachfolgenden Erläuterungen zum Therapiekonzept aufzunehmen, oder bedarf sie zunächst stabilisierender Maßnahmen?

4.2 Diagnostik der Symptomatik

Die deskriptive Diagnostik orientiert sich an den Kriterien der *Diagnose-Kategorie der »komplexen posttraumatischen Belastungsstörung«*, wie sie im Hinblick auf die *ICD-11*-Klassifikation vorgeschlagen wurde (Maercker et al. 2013; Reed et al. 2018). Nach dieser Definition ist eine »komplexe posttraumatische Belastungsstörung« »eine extensive Reaktion, die typischerweise nach schweren und langanhaltenden Stressfaktoren wie wiederholtem Kindesmissbrauch, schwerer häuslicher Gewalt, Folter oder Sklaverei entsteht«. Sie ist zu diagnostizieren, wenn

1. die Symptome der *posttraumatischen Belastungsstörung* nach den Kriterien der ICD-10 und ICD-11 (intrusives Wiedererleben, Vermeidung/Betäubung, Übererregung) vorhanden sind,
2. mindestens ein Symptom aus jedem der drei Bereiche der *Selbstorganisation* (a) *Affekt,* (b) *negatives Selbstkonzept* und (c) Probleme der *interpersonellen Beziehungsgestaltung* vorliegt,
3. diese Symptomatik im Zusammenhang mit anhaltender oder wiederholter Exposition gegenüber multiplen Formen der Traumatisierung aufgetreten ist (z. B. Kindesmisshandlung, häusliche Gewalt, Genozid, Folter).

Im Einzelnen wird dazu erläutert:

- Die Probleme des *affektiven Bereichs* umfassen Störungen der Emotionsregulierung, die mit erhöhter emotionaler Reaktivität, gewaltsamen Emotionsausbrüchen, rücksichtslosem oder selbstschädigendem Verhalten oder einer Tendenz zu längeren *dissoziativen Zuständen unter Stress* einhergehen können. Weiterhin können die Symptome einer emotionalen *Betäubung* oder einer *verminderten Fähigkeit, positive Emotionen zu erleben,* vorkommen.
- Das *negative Selbstkonzept* ist charakterisiert durch anhaltende *Überzeugungen,* als Person minderwertig, machtlos und wertlos zu sein. Sie können von andauernden Gefühlen der Schuld und Scham begleitet sein.
- *Interpersonelle Störungen* können auf unterschiedliche Weise auftreten. U. a. können sie Schwierigkeiten umfassen, Beziehungen über längere Zeit aufrecht zu erhalten oder in der Schwierigkeit bestehen, sich anderen nahe zu fühlen.

Mittlerweile gibt es zahlreiche *Fragebögen*, die speziell zur Diagnostik einer PTBS entwickelt wurden (Zusammenfassung bei Schellong et al. 2019). Die wichtigsten Verfahren zur Erfassung der Symptomatik einer PTBS liegen in deutscher Übersetzung vor. Die »Impact of Event Scale – Revised« (IES-R; dt. Maercker & Schützwohl 1998), die »Posttraumatic Diagnostic Scale« (PDS, dt. Ehlers et al. 1996) und die »PTSD Checklist for DSM-5« (PCL-5, dt. Krüger-Gottschalk et al. 2017) werden am häufigsten verwendet. Als ein an der DSM-5-Klassifikation orientiertes *klinisches Interview* steht das »Clinician Administered PTSD Scale for DSM-5« (CAPS) von Weathers et al. (2018) zur Verfügung, das auch in deutscher Übersetzung validiert ist (Müller-Engelmann et al. 2018). Ein neu entwickelter Fragebogen zur k-PTBS, der »International Trauma Questionaire« (ITQ), kombiniert Fragen zur PTBS und zu Affektdysregulation, negativem Selbstkonzept und Beziehungsstörungen (Cloitre et al. 2018).

Differenzialdiagnostisch abgrenzt wird die k-PTBS von der Borderline-Persönlichkeit-Störung (BPS) durch das Vorhandensein von Furcht vor dem Verlassenwerden, Wechsel der Identitäten und häufiges suizidales Verhalten, Symptome, die für die k-PTBS zwar vorhanden sein können, aber nicht im gleichen Ausmaß (Cloitre et al. 2014). Die Abgrenzung bleibt aber schwierig (Sack et al. 2013b).

Neben der Diagnostik der komplexen posttraumatischen Belastungsstörung umfasst die deskriptive Diagnostik immer auch die *Diagnostik der komorbiden Störungen*.

Im »National Comorbidity Survey« (Kessler et al. 1995) fanden sich bei 88 % der Männer und bei 79 % der Frauen mit einer PTBS komorbide Störungen im Sinne von depressiven Störungen, Substanzmissbrauch und Substanzabhängigkeit, Angsterkrankungen, Essstörungen und Persönlichkeitsstörungen, insbesondere die Borderline-Persönlichkeitsstörung. Das aktuell sicherlich am häufigsten eingesetzte strukturierte Interview ist das SKID, das »Strukturierte klinische Interview für DSM-IV« zur Erfassung und Diagnostik ausgewählter psychischer Störungen, wie sie im DSM-IV definiert werden. Die PTBS-Sektion erlaubt die Erfassung traumabezogener Störungen (Wittchen et al. 1997).

Eine besondere Bedeutung kommt der *Diagnostik dissoziativer Störungen* zu. Dissoziative Symptome können als »Tendenz zu längeren dissoziativen Zuständen unter Stress« als Symptome der Selbstorganisation im affektiven Bereich zu den Kriterien der soeben erwähnten ICD-11-Diagnose-Kategorie der »komplexen posttraumatischen Belastungsstörung« gehören, aber auch Ausdruck einer komorbiden dissoziativen Störung sein. Im Übrigen wurde kürzlich die Unterkategorie des »dissoziativen Subtyps der PTBS« beschrieben, bei der weniger intrusive und stärker dissoziative Symptome im Vordergrund des klinischen Bildes stehen (Lanius et al. 2012; Stein et al. 2013).

Die Therapeutin sollte berücksichtigen, dass dissoziative Symptome meist nicht spontan als Beschwerden genannt werden. Zwar sind sich viele komplex traumatisierte Patienten darüber im Klaren, dass bei ihnen gelegentlich Zeitlücken auftreten; da sie diese Symptome in der Regel schon seit frühester Kindheit haben, sind sie Ich-synton geworden und fallen den Betroffenen nicht als etwas Besonderes auf. Dies führt dazu, dass dissoziative Symptome *leicht übersehen* werden, wenn nicht explizit nach ihnen gefragt wird. Manche Patienten haben eine regelrechte »Amnesie für die Amnesie« und können sich gar nicht daran erinnern, eine Lücke im Strom ihres Bewusstseins gehabt zu haben. Es gibt auch Patienten, die dissoziative Symptome aus Schamgefühl oder aufgrund übertragungsbedingter Ängste *verschweigen*, weil ihnen in ihrer Kindheit und besonders in der Schule oft genug zum Vorwurf gemacht wurde, zu träumen anstatt aufzupassen (Gast et al. 2001; Gast & Wabnitz 2017; Kluft 1991). Häufig äußern Patienten *Ängste, für verrückt gehalten zu werden*, wenn sie ihren Therapeuten anvertrauen, dass sie unter dissoziativen Symptomen leiden. In der Gegenübertragung der Therapeutin kann sich die dissoziative Symptomatik der Patientin, die oft auch nur sehr diskret erscheinen kann, in Unkonzentriertheit, Abwandern der Gedanken oder in einem Gefühl des Benommenseins äußern.

Die wichtige *Frage nach amnestischen Lücken in der Kontinuität der Erinnerung* sollte immer gestellt werden, um einen Eindruck von einer dissoziativen Komorbidität zu erhalten. Die Therapeutin achtet während der diagnostischen Vorphase besonders auf dissoziative Symptome, die in der Interviewsituation auftreten. Ein Abwenden des Blicks oder ein momentaner Verlust der Aufmerksamkeit, ein Nicht-richtig-da-Sein, ein Tunnelblick und eine vorübergehende Abwesenheit können Hinweise geben (Reddemann & Sachsse 2000).

CHECKLISTE 4-2 FÜR DIE THERAPEUTIN: SYMPTOMDIAGNOSTIK

- Sind Kriterien der komplexen PTBS erfüllt oder teilerfüllt?
- Ist das Ausmaß von Affektregulationsstörungen bekannt?
- Wurde nach Selbstwertaspekten gefragt?
- Sind Bindungsprobleme ausreichend erfasst?
- Habe ich alle szenischen Informationen genutzt, um auch Aspekte von Bindungsstörungen zu erfassen, die verbal nicht kommunizierbar sind?
- Wurde der Umfang dissoziativer Amnesien erfragt?
- Wurde die Breite möglicher dissoziativer Symptome z. B. mithilfe einer Checkliste erfragt?
- Finden sich Hinweise auf ausgedehnte, u. U. mehrjährige Amnesien während der Zeit der Kindheit?
- Finden sich Hinweise auf das Vorliegen einer dissoziativen Identitätsstörung oder einer inkompletten dissoziativen Identitätsstörung?
- Welche anderen komorbiden Störungen liegen vor? Wurde eine für die Therapieplanung relevante komorbide Störung übersehen?

Auch der Einsatz von *Screening-Fragebögen zu dissoziativen Symptomen* kann hilfreich sein. Bewährt hat sich der »Fragebogen zu dissoziativen Symptomen« (FDS; Freyberger et al. 1999), die erweiterte deutsche Fassung der »Dissociative Experiences Scale« (DES; Bernstein & Putman 1986). Die »Cambridge Depersonalisation Scale« (CDS, Sierra & Berrios 2000) bietet zusätzlich ein Screening-Instrument mit 9 Items (CDS-9). Es sollte jedoch stets bedacht werden, dass der FDS und der CDS lediglich als Screening-Instrumente und nicht für eine endgültige Diagnostik eingesetzt werden können, da mit falsch positiven wie auch mit falsch negativen Ankreuzungen gerechnet werden muss. Günstig ist es hingegen, diesen Fragebogen *zusammen mit der Patientin* zu bearbeiten und bei höheren Scores gleich nach Beispielen zu fragen.

Als ein noch an der DSM-IV-Klassifikation orientiertes *klinisches Interview* steht das »Strukturierte Interview für Dissoziative Störungen« (SKID-D) von Steinberg (1994) zur Verfügung, das auch in deutscher Übersetzung vorliegt (Gast et al. 2000; Gast & Rodewald 2004) sowie das »Interview für Dissoziative Störungen und traumabezogene Symptome« (IDSTS, heute TADS-I), ein im klinischen Kontext durchführbares halb-strukturiertes Interview zur Feststellung dissoziativer und anderer traumaassoziierter Symptome (Boon & Mattheß 2019).

4.3 Ressourcen- und Traumadiagnostik

Um Traumatisierungen zu identifizieren, ist es notwendig, dass diese benannt werden. Da besonders bei einer bestehenden posttraumatischen Belastungsstörung die Exploration der Traumen mit hoher Belastung und der Gefahr einer emotionalen Überflutung verbunden ist, wird die Therapeutin, dem Grundsatz einer ressourcenbasierten psychodynamischen Therapie folgend, vor einer Exploration der traumatischen Erfahrungen die immer auch vorhandenen *positiven Aspekte ihrer Selbstrepräsentanz* explorieren, die sich für die einzelnen Lebensphasen der Patientin jeweils als »Ressourcenpotenziale« bestimmen lassen. Es sind die – möglicherweise auch seltenen – Momente, in denen sich die Patientin gerade nicht als passives Opfer von Geschehnissen, sondern mit dem Gefühl eigener Urheberschaft und Handlungsfähigkeit erlebt hat oder erlebt.

Eine andere Möglichkeit besteht darin, Ressourcen und Belastungen simultan zu erfassen. Bewährt hat sich hier zum Beispiel die Metapher, das Leben als Bergkette mit Höhen und Tiefen zu beschreiben.

Bei den *Ressourcenmomenten* kann es sich um Erfolge, Kompetenzen, aber auch um unterstützende menschliche Begegnungen oder um positiv berührende Kontakte mit Tieren handeln. Naturgemäß sind Ressourcen in den einzelnen Lebensphasen in unterschiedlichem Maße verfügbar gewesen, sodass es ressourcenreichere und ressourcenärmere Zeiten im Leben der Patientin gegeben hat. Die Therapeutin fordert die Patientin auf, in ihrem Leben ressourcenreiche Momente zu identifizieren, die sich – oft entgegen der Erwartung der Patientin – so gut wie immer finden lassen: häufig außerhalb der Kernfamilie, in der Schule, in der Natur oder in anderen Kontexten.

> Eine in der Ursprungsfamilie schwer traumatisierte Patientin konnte Momente des Verständnisses durch eine Lehrerin erinnern. Eine andere erinnerte, dass sie gut zeichnen konnte und dadurch Lob und Aufmerksamkeit erfuhr.

Es ist nicht notwendig, dass es sich dabei um außerordentlich positive Erfahrungen gehandelt hat; es genügt, dass die Erfahrungen *»ein wenig« hilfreich* waren. Bei der Exploration der Ressourcenmomente darf nicht der Eindruck entstehen, die traumatischen Erfahrungen bagatellisieren zu wollen. Die Therapeutin erläutert dies, um mögliche Missverständnisse zu vermeiden.

Bei der *Diagnostik der Traumatisierungen und Belastungen* sollte die Exploration neutral-deskriptiv und dennoch anteilnehmend und akzeptierend durchgeführt werden. Bei der *Erfassung der traumatischen Ereignisse* sind folgende Aspekte bedeutsam:

1. Die Therapeutin ist in der Diagnostik mit einem Dilemma konfrontiert, das nur mit einer der Situation angemessenen und empathischen Beziehungsgestaltung bewältigt werden kann: einerseits muss die Therapeutin wissen, welcher Art die Misshandlung oder der Missbrauch war und durch wen die traumatischen Umstände herbeigeführt wurden. Bei einem sexuellen Missbrauch ist es beispielsweise notwendig, zu erfahren, wer ihn verübt hat und, weiterhin, ob er einmalig, wiederholt oder anhaltend stattgefunden hat. Ande-

rerseits sollte die Therapeutin die Patienten *nicht zu einer detaillierten Beschreibung* der Praktiken und Umstände der Traumatisierungen ermutigen. Vielmehr werden die Patienten gebeten, die traumatischen Ereignisse möglichst distanziert zu benennen, ohne affektive Beteiligung, so als würden Tatsachen beschrieben. Es hat sich bewährt, die Traumatisierungen als sog. »*Überschriften*« ähnlich den Überschriften oder Schlagzeilen bei Zeitungsartikeln zu formulieren. Die Patientin kann auch über die Tatsache der Traumatisierungen in der dritten Person sprechen, als würden sie eine andere Person betreffen. Über Details von Traumatisierungen sollte, soweit dies überhaupt notwendig ist, erst in einer späteren Phase der Therapie, beispielsweise im Rahmen der Traumabearbeitung, gesprochen werden, wenn Containment-Techniken erlernt und die Selbstregulationsmöglichkeiten verbessert worden sind. Entscheidend ist, dass die Patientin zu jedem Zeitpunkt die Kontrolle behält. Keinesfalls darf die Therapeutin die Patientin drängen, über etwas zu sprechen, über das sie (noch) nicht sprechen möchte.

2. Ein Grundsatz der psychodynamischen Diagnostik von Traumatisierungen besagt, dass nie nur die Ebene des faktischen Geschehens, sondern immer auch die *Ebenen der sekundären Verarbeitung und der subjektiven Bedeutung* zu erfassen sind. Traumatische Erfahrungen werden stets eingewoben in einen persönlichen Bedeutungskontext und erhalten erst dadurch ihre eigentliche störungsrelevante Qualität. Welche Bedeutung eine traumatische Erfahrung für eine bestimmte Patientin hat, kann nur die persönliche Exploration ergeben (Freyd 1996).

> Für eine Patientin war das Erleben von Demütigung und Verrat noch verletzender und in einem subjektiven Sinne noch »traumatischer« als die »objektiv« leichter feststellbaren Misshandlungsereignisse.

3. Die Therapeutin sollte nicht versäumen, auch nach weiteren *Traumatisierungen im Erwachsenenalter* zu fragen. Wegen der traumabedingten Tendenz zur Reviktimisierung ist die Wahrscheinlichkeit, im späteren Leben erneut Opfer von Gewalt und/oder Misshandlungen zu werden, um ein Mehrfaches erhöht (Riedl et al. 2019; Wöller 2005). Wird der Fokus der Aufmerksamkeit zu sehr auf Kindheitstraumen gerichtet, können Traumen der jüngeren Vergangenheit mit ebenfalls hohem Leidensdruck leicht übersehen werden. Auch sollte bei dieser Gelegenheit gefragt werden, ob Gewalterfahrungen aktuell noch stattfinden.

> Frau M. war in ihrer Kindheit schwer vernachlässigt, missbraucht und emotional misshandelt worden. Von der Herkunftsfamilie getrennt lebend, hatte sie, wenn sich ihre Symptomatik verstärkte, zunehmend Telefonsex mit einem älteren Mann. Sie war unfähig, die Telefonate nicht anzunehmen oder zu beenden. In der Folge kam es immer wieder zu selbstschädigendem Verhalten, indem sie sich mit einem Messer verletzte oder ihre Medikamente nicht einnahm.

4. Des Weiteren wird die Therapeutin in Erfahrung bringen, wie die traumatischen Erfahrungen verarbeitet wurden, insbesondere ob eine *Informationsverarbeitung* mithilfe »neurotischer« Abwehrmechanismen vorliegt, oder ob die traumatischen Erfahrungen dissoziativ abgespalten wurden und nur noch als traumatische Erinnerungsfragmente präsent sind. Bei *neurotischer Verarbeitung* sind die Erinnerungen an das Trauma mit schmerzhaften Gefühlen, oft auch mit Angst und Verzweiflung verbunden; doch wird das Erleben eindeutig der Vergangenheit zugeordnet. Es herrscht das Gefühl vor, dass das Erlebte zwar schmerzhaft und unter Umständen extrem bedrohlich und ängstigend war, aber eben auch »vorbei« ist, d.h. der Vergangenheit angehört. Bei einer *dissoziativ-traumatischen Verarbeitung*, wie sie im Rahmen einer posttraumatischen Belastungsstörung vorkommt, finden sich dagegen fragmentierte Teilerinnerungen in Form von Bildern, Geräuschen, Gerüchen oder Gefühlsempfindungen, die mit dem Charakter von Gegenwärtigkeit auftreten, also so, als sei das Trauma nicht Teil einer abgeschlossenen Vergangenheit, sondern als geschehe es in der Gegenwart erneut. Vor allem, wenn das Sprechen über die Traumatisierungen zur Folge hat, dass unmittelbar nach der Sitzung oder einige Stunden später eine Verschlechterung des Befindens mit emotionaler Dysregulation und/oder intrusiven Symptomen auftritt, deutet dies darauf hin, dass die traumatischen Erfahrungen dissoziativ verarbeitet und implizit abgespeichert wurden. Bei ein und demselben Patienten können sowohl »neurotische« als auch »dissoziative« Formen der Verarbeitung vorkommen.

Ein Patient mit der Symptomatik einer PTBS bat den Therapeuten, über eine traumatische Begebenheit sprechen zu können, weil er glaubte, dies könne ihm Erleichterung bringen. Der Therapeut fragte ihn, ob sich die Erinnerung so anfühle, als geschehe das Trauma in der Gegenwart. Als der Patient dies bejahte, empfahl er ihm, dieses Anliegen zurückzustellen, bis ihm hinreichende Möglichkeiten der Regulation zur Verfügung stünden, um die Erinnerung mithilfe einer traumakonfrontativen Methode zu bearbeiten.

Bei einer anderen Patientin war das Gefühl des Gegenwartserlebens nicht in der gleichen Weise ausgeprägt. Hier erklärte sich die Therapeutin damit einverstanden, dass die Patientin es ausprobieren könne, für die Dauer von 15 Minuten über die traumatische Erfahrung zu sprechen, wobei das erste und letzte Drittel der Therapiesitzung der Ressourcenarbeit gewidmet sein sollte. In diesem Fall erlebte die Patientin eine Entlastung, und es traten im Anschluss an die Therapiesitzung keine Flashbacks auf.

5. Es ist von besonderem Interesse, ob die traumatischen Erinnerungen *klar oder diffus und verschwommen* geschildert werden. Diffuse oder verschwommene Erinnerungen, oft verbunden mit dem Gefühl der Unwirklichkeit, sprechen für eine dissoziative Verarbeitung. Die Therapeutin achtet auch darauf, ob die Erzählung der Patientin kohärent ist, oder ob es *Lücken und Brüche in der Erzählung* gibt, die ebenfalls auf eine dissoziative Verarbeitung hinweisen. Ebenso wichtig ist es festzustellen, ob die einzelnen traumatischen Ereignisse einen Anfang und ein Ende haben, oder ob es sich um anhaltende und kumulative traumatische Beziehungserfahrungen handelt, die die familiäre Atmo-

sphäre geprägt haben. Allerdings sollte, auch wenn die traumatischen Erinnerungen relativ genau sind, nicht vergessen werden, dass die exzessive Erregung des seelischen Organismus die Prozesse der Gedächtnisspeicherung verändert und die integrativen Funktionen der Psyche überfordert haben kann (Oliner 1996; Bohleber 2000). In jedem Fall ist es für die Entscheidung für oder gegen die konfrontative Durcharbeitung traumatischer Erinnerungsfragmente von Bedeutung, wie die Erinnerungen verarbeitet sind und ob sie sich auf abgegrenzte Ereignisse beziehen oder nicht (► Kap. 11.1).

6. Um zu beurteilen, wie weit das *Bindungssystem* in Mitleidenschaft gezogen und das Urvertrauen erschüttert wurde, ist es von herausragender Wichtigkeit, ob eine *intrafamiliäre Traumatisierung* vorliegt, oder ob die traumatische Erfahrung von einer Person außerhalb der Ursprungsfamilie ausging. Da vieles dafür spricht, dass ein belastendes Ereignis erst dann zu einer traumatischen Erfahrung wird, wenn keine beruhigende, mitfühlende und tröstende Person zur Verfügung steht (Allen 2001), sollte exploriert werden, auf welche Weise das *familiäre Umfeld* auf die Traumatisierung reagiert hat, ob beispielsweise eine Bezugsperson wie die Mutter weggeschaut und die Tatsache der Traumatisierung verleugnet hat, und ob damit das Gefühl entstanden ist, verraten und verkauft worden zu sein. Ressourcenorientiert kann die Frage nach haltgebenden Personen während oder nach der Traumatisierung an dieser Stelle wichtig sein. Die Therapeutin sollte daher stets danach fragen, mit wem die Patientin über die Misshandlungen oder den Missbrauch gesprochen hat und ob es Schweigegebote gegeben hat.
7. Der Therapeutin wird empfohlen, den *subjektiven Belastungsgrad* der wichtigsten traumatischen Ereignisse zu erfragen. Ihn gezielt zu erfragen, kann sich besonders dann, wenn die Patienten zu einer abwehrbedingt bagatellisierenden Form der Schilderung neigen, als sehr vorteilhaft erweisen. Dafür hat sich eine Skala (SUD-Skala) von 0 bis 10 bewährt, bei der 0 »überhaupt keine Belastung« und 10 die »maximal vorstellbare Belastung« bedeutet (Wolpe 1969). Es kann vorkommen, dass eine gravierende Traumatisierung wie zum Beispiel ein sexueller Missbrauch in der Kindheit mit einem unerwartet niedrigen subjektiven Belastungsgrad skaliert wird. Dies kann ein Hinweis darauf sein, dass der emotionale Zugang zu den Erinnerungen durch dissoziative Mechanismen abgeschwächt wurde. Bei Patienten mit sehr vielen und unterschiedlichen Traumatisierungen hat es sich bewährt, Traumatisierungen mit ähnlichem Muster in sog. »thematische Cluster« einzuordnen.
8. Die Therapeutin sollte bedenken, dass auch vordergründig »harmlose« Alltagsstressoren durch assoziative Verbindung mit Kindheitstraumen eine *traumawertige Stressbelastung* annehmen können. Die Verbindung mit den Traumatisierungen der Kindheit ist nicht immer auf den ersten Blick zu erkennen. Es empfiehlt sich daher in allgemeiner Form nach Stressbelastungen des Alltags zu fragen und deren subjektiven Belastungsgrad zu erfassen, da mit hoher Wahrscheinlich davon auszugehen ist, dass die hohe Stressbelastung durch die *assoziative Nähe zu traumatischen Erfahrungen* bedingt ist. Nicht selten werden die Alltagsbelastungen auch handlungsdialogisch ausgedrückt, wenn

beispielsweise Patienten potenzielle Triggersituationen vermeiden, ohne dass ihnen deren Triggercharakter klar ist, und sich so selbst Schaden zufügen.

Ein Patient vermied es, wichtige soziale Kontakte wahrzunehmen, ohne sagen zu können, warum er dies tat. Erst mithilfe der Therapeutin konnte er verstehen, dass er auf diese Weise Triggersituationen vermied.

Erst als eine Patientin eher beiläufig darüber sprach, dass sie, um zur Therapie zu kommen, einen mehrstündigen Umweg von ihrer Wohnung zur Praxis und wieder zurück in Kauf nahm, wurde deutlich, dass sie seit Jahren den Stadtteil vermied, in dem sie aufgewachsen war.

CHECKLISTE 4-3 FÜR DIE THERAPEUTIN: RESSOURCEN- UND TRAUMADIAGNOSTIK

- Welche Ressourcen hat die Patientin?
- War die Patientin in der Lage, distanziert die wichtigsten Traumatisierungen zu benennen?
- Waren die Erinnerungen an die Traumatisierungen der Kindheit klar oder verschwommen?
- Gibt es relevante Lücken in der Erinnerung der Patientin?
- Welche Bewältigungsmuster hat die Patientin entwickelt?
- Wurden auch Traumatisierungen der jüngeren Vergangenheit und aktuelle traumabezogene Stressbelastungen erfragt?
- Gibt es Hinweise, dass die Patientin sich schädigt, indem sie für sie wichtige soziale Situationen, insbesondere Triggersituationen vermeidet?
- Gibt es aktuelle Faktoren, die die Auswirkung der Traumatisierungen aufrechterhalten?

Um einen Überblick über die Relation vorhandener Ressourcen und erlebter Traumatisierungen zu erhalten, kann die Therapeutin die Patientin bitten, Ressourcenmomente und Traumatisierungen in eine »*Ressourcen- und Traumalandkarte*« oder »*Lebenslandkarte*« einzutragen. Dieses Instrument dient in erster Linie der Therapeutin dazu einzuschätzen, in welchem Verhältnis subjektiv wahrgenommene Ressourcenmomente und Traumabelastungen im Leben der Patientin vorgekommen sind und ihre innere Repräsentanzenwelt bestimmen.

Bei dieser Graphik, die auch als Zeitstrahl gedacht werden kann, entspricht die Abszisse der biographischen Zeitachse, die nach Jahren des Lebensalters gegliedert ist; auf der Ordinate werden die Ausprägungen von Ressourcen und Belastungen eingetragen. In ähnlicher Weise wie den traumatischen Erfahrungen ein subjektiver Belastungsgrad zugeordnet wurde, ist es auch möglich, den Ressourcenmomenten einen Grad der durch sie subjektiv erlebten positiven Erfahrung auf einer Skala zuzuordnen, die von 0 bis 10 reicht. Hier bedeutet 0 »überhaupt keine positive Erfahrung«, 10 bedeutet die »maximal vorstellbare positive Erfahrung«. Es empfiehlt sich, unterschiedliche Farben oder Zeichen (z. B. Kreuz bzw. Kreis) für die Markierung der Ressourcenmomente einerseits und der traumatischen Belastungsmomente andererseits zu verwenden.

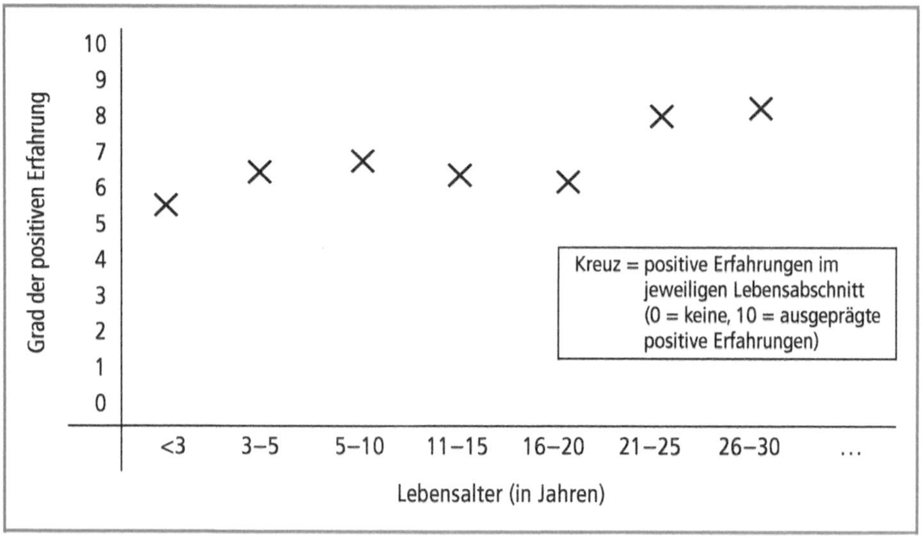

Abb. 4-1 Ressourcenlandkarte

DURCHARBEITEN: SITZUNGSVERBINDENDE REFLEXION ODER ÜBUNG

4-1 Ressourcenlandkarte

Bei dieser Übung wird die Patientin gebeten, die Ressourcenlandkarte zu vervollständigen.

Im Rahmen einer sitzungsverbindenden Reflexion oder Übung könnte die Patientin beispielsweise eine »*Ressourcenlandkarte*« entwerfen. Ein graphischer Vorschlag ist in ▶ Abb. 4-1 realisiert. Selbstverständlich kann die Patientin auch ein anderes Format wählen, das ihr mehr zusagt. In jedem Fall sollte die Therapeutin darauf achten, dass die Patientin die Zielsetzung der Reflexionseinheit versteht und nicht in dem Sinne missversteht, als würde sie zu einem das Leiden bagatellisierenden Positiv-Denken aufgefordert und auf sich selbst zurückgeworfen werden. Die Frage, wie es der Patientin beim Gedanken an diese Reflexionseinheit geht, wird in der Regel zur Klärung beitragen. Wenn sie beim Gedanken daran ein Unbehagen signalisiert, sollte dies als Hinweis aufgefasst werden, dass für sie aktuell ein anderes Beziehungsbedürfnis Vorrang hat.

Ressourcenmomente und Traumatisierungen können dann gemeinsam in der Therapiesitzung in ihrer jeweiligen Ausprägung mit unterschiedlichen Farben oder Zeichen in dieselbe »Landkarte«, nämlich die *Ressourcen- und Traumalandkarte* oder »*Lebenslandkarte*« (▶ Abb. 4-2), eingetragen werden. Es genügt, zu jedem Lebensalter einen Zahlenwert für den Grad der Ressourcenerfahrung und einen Wert für den Grad der Belastung durch Traumatisierungen anzugeben. Bei den traumatischen Erfahrungen sollen keine Details vermerkt werden, während bei den Ressourcenerfahrungen nichts gegen das Aufführen von Details spricht. Während der Ressourcenteil der Landkarte innerhalb einer sitzungsverbinden-

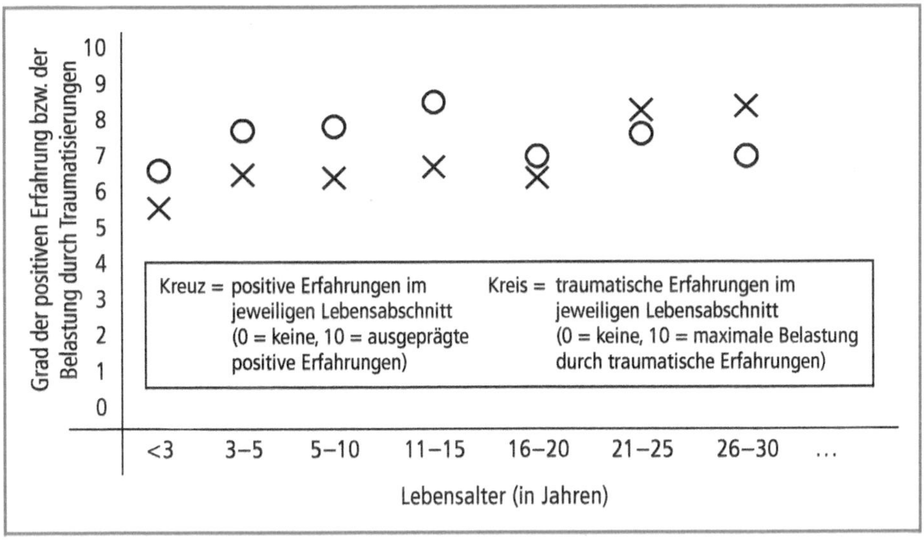

Abb. 4-2 Ressourcen- und Traumalandkarte (»Lebenslandkarte«)

den Reflexion oder Übung im Rahmen des Durcharbeitens bearbeitet werden kann, sollten Zahlenwerte für die traumatischen Erfahrungen *nur in der Therapiesitzung* eingetragen werden. Eine Ressourcen- und Traumalandkarte oder »Lebenslandkarte« könnte dann wie oben in ▶ Abb. 4-2 aussehen.

Da bei komplex traumatisierten Patienten, äußerlich betrachtet, geringfügige Ereignisse des Alltagslebens durch unbewusste assoziative Verknüpfung mit traumatischen Erfahrungen der Kindheit einen traumawertigen Belastungsgrad erhalten können, sollte die Therapeutin sich auch der Gegenwart zuwenden und gemeinsam mit der Patientin *auch Alltagssituationen erfassen, die einen hohen Belastungsgrad aufweisen* (sog. »Trigger«). Ausgelöst werden zumeist Angstgefühle, die mit dem Erleben von Ohnmacht und Hilflosigkeit verbunden sind, ebenso können auch Gefühle ohnmächtigen Ausgeliefertseins, Gefühle existenziellen Alleingelassenseins und – was leicht vergessen wird – Gefühle abgrundtiefer Scham ausgelöst werden.

Die Zusammenstellung der *traumaassoziierten belastenden Situationen des Alltags* kann gut im Rahmen des Durcharbeitens mithilfe einer sitzungsverbindenden Reflexion oder Übung geschehen. Dabei dürfte es ausreichen, von »belastenden Situationen« zu sprechen, ohne besonders auf ihre assoziative Verbindung zu traumatischen Erfahrungen hinzuweisen, da mit hoher Wahrscheinlichkeit davon auszugehen ist, dass sie gerade aufgrund dieser Verbindung so belastend sind.

Da sich Therapeuten, auch wenn sie sich um einen empathischen Zugang zu der inneren Welt der Patienten bemühen, erfahrungsgemäß leicht verschätzen, was den Schweregrad der Belastung angeht, und sich, gerade wenn sie weniger Erfahrung mit traumatisierten Patienten haben, oft gar nicht vorstellen können, dass für sie vergleichsweise »harmlose« Anlässe mit einer zum Teil maximalen subjektiven Stressbelastung einhergehen können, empfiehlt es sich auch hier, den *subjektiven Belastungsgrad* auf einer Skala von 0 bis 10 einschätzen zu lassen.

Eine Patientin hatte panische Angst vor einem bevorstehenden Bewerbungsgespräch. Den subjektiven Belastungsgrad beim Gedanken an das Gespräch gab sie mit 9 bis 10 an. Sie fürchtete den vernichtenden Blick des Interviewpartners. Dieser erinnerte sie an den Blick des Vaters, von dem sie immer wieder gedemütigt und beschämt worden war.

DURCHARBEITEN: SITZUNGSVERBINDENDE REFLEXION ODER ÜBUNG

4-2 Belastende Situationen des Alltags

Die Patientin wird gebeten, die wichtigsten belastenden Situationen des Alltags aufzulisten. Zusätzlich sollte sie den mit ihnen verbundenen subjektiven Belastungsgrad angeben und nach Möglichkeit auch, was ihr in der jeweiligen Situation geholfen hat.

4.4 Psychodynamische Strukturdiagnostik

Wegen der großen Bedeutung *Ich-struktureller Defizite* für die Therapieplanung kommt der psychodynamischen Strukturdiagnostik (Rudolf 2013; Arbeitskreis OPD 2014) eine große Bedeutung zu. Da die Traumatisierungen der Kindheit, insbesondere der frühen Kindheit, die Struktur der betroffenen Patienten zentral angreifen, vermindern sie auch deren Fähigkeit, mit Belastungen umzugehen (Küchenhoff 1998). Daher treffen wir in der Behandlung dieser Patienten auf Entwicklungspathologien mit nicht ausreichend ausgebildeten Strukturen und ausgeprägten Defiziten im Bereich der Ich-Funktionen.

Die Defizite im Bereich der Ich-Funktionen umfassen in erster Linie Störungen der *Emotionsregulierung* und *gravierende Veränderungen im Bereich der inneren Repräsentanzenwelt* mit erheblichen Auswirkungen auf die *Selbstwertregulation*. Sie bewirken eine anhaltende Dysregulation der Stimmungslage mit Dominanz negativer Emotionalität und eine verzerrte Wahrnehmung des Selbst und anderer Menschen. Jedoch können auch andere Ich-Funktionsdefizite, zum Beispiel im Bereich der Impulskontrolle oder der Selbst-Objekt-Differenzierung vorliegen.

Die Störung der Emotionsregulierung kann sich auf verschiedenen Wegen manifestieren:

- Die Betroffenen werden durch *undifferenzierte Affektzustände* überflutet, in deren Zentrum Affekte der Ohnmacht und Hilflosigkeit stehen, oft vermischt mit Gefühlen verzweifelten Alleingelassenseins, der Lähmung, der Scham, der Schuld oder der ohnmächtigen Wut. Die im Sinne eines On-Off-Funktionierens einsetzenden Affektzustände werden durch Stimuli des Alltags ausgelöst, die mit kindheitstraumatischem Erleben assoziativ verknüpft sind. Die affektiven Zustände können vor allem wegen ihrer Undifferenziertheit so unerträglich sein, dass selbstschädigende Handlungen mangels besserer Alternativen in den Dienst der Emotionsregulierung treten müssen.

- Die Betroffenen können von ihrem gefühlshaften Erleben weitgehend abgekoppelt sein und stattdessen intensive und quälende *körpernahe Spannungszustände* erleben.
- Die Störung der Emotionsregulierung kann in *dissoziativen Symptomen* zum Ausdruck kommen, die unter Stressbelastung auftreten. Dabei handelt es sich um Zustände, bei denen die Betroffenen für einige Minuten in einen spontanen tranceartigen Zustand »wegdriften«, für den anschließend eine Erinnerungslücke besteht. Auslöser sind traumaassoziierte Alltagsreize, aber auch durch Stressoren allgemeiner Art. Auch kommen Symptome der Depersonalisation und Derealisation mit veränderter Wahrnehmung der eigenen Person und der Umwelt vor. Dissoziative Symptome stärkeren Ausmaßes, vor allem solche, bei denen die abgespaltenen Persönlichkeitsanteile abwechselnd in den Vordergrund treten, begründen allerdings eine komorbide dissoziative Störung.

Die Selbstrepräsentanz ist durch *generalisierte negative Überzeugungen* geprägt, die die eigene Person betreffen und das Alltagshandeln bestimmen. Sie sind psychodynamisch als Niederschlag verinnerlichter traumatischer Beziehungsmuster zu verstehen und dienten dem Erhalt der Bindungsbeziehung zu den wichtigsten Bezugspersonen; sie werden auch als traumatische Introjekte bezeichnet (▸ Kap. 2.2) (Ferenczi 1933/1972). Sie konstituieren eine Selbstrepräsentanz, bei der das Selbst als unwert, moralisch schlecht oder handlungsunfähig repräsentiert ist, und, korrespondierend dazu, eine Objektrepräsentanz, bei der wichtige Bezugspersonen oder auch Interaktionspartner des Alltagslebens als bedrohlich und willkürlich repräsentiert sind.

Auch wenn die Patienten meist das Irrationale dieser Repräsentanzenwelt erkennen können, bestimmt es dennoch ihr emotionales Erleben und ihr Handeln. Viele Patienten sind der Auffassung, keine respektvolle Behandlung zu verdienen und kein Recht auf einen selbstfürsorglichen Umgang mit sich selbst zu haben, und leiden infolgedessen unter umfassenden Scham- und Schuldgefühlen. Die negativen Überzeugungen über die eigene Person liegen der *eingeschränkten Fähigkeit zur Selbstfürsorge* (▸ Kap. 12.4) sowie zahlreichen Problemen bei der Gestaltung und Aufrechterhaltung naher Beziehungen zugrunde.

Daher sollte die Strukturdiagnostik im besonderen Maße *dysfunktionale und schädigende Verhaltensmuster* erfassen. Sie können die eigene Person betreffen, zum Beispiel in Form selbstverletzenden Verhaltens, oder im interpersonellen Bereich auftreten, wenn Patienten bewusst oder unbewusst immer wieder Situationen aufsuchen oder herstellen, in denen sie geschädigt, gedemütigt oder benachteiligt werden.

CHECKLISTE 4-4 FÜR DIE THERAPEUTIN: PSYCHODYNAMISCHE STRUKTURDIAGNOSTIK

- Welche Störungen der Emotionsregulierung liegen vor?
- Welche negativen Überzeugungen und Annahmen bezüglich der eigenen Person sind für die Patientin handlungsleitend?
- Welche dysfunktionalen und schädigenden Verhaltensmuster stehen im Vordergrund?

5 Erläuterungen zur Therapie und Therapieziele

5.1 Erläuterungen zum Therapiekonzept

Nach Abschluss der Diagnostik oder, soweit möglich, auch schon begleitend zum Diagnostikteil, sollte die Patientin über die Art ihrer Störung und den Inhalt und die Charakteristik der ihr angebotenen Therapie informiert werden. Die Patientin soll wissen, was auf sie zukommt und was von ihr erwartet wird, wenn sie sich für die Therapie entscheidet.

Bei allen Erläuterungen achtet die Therapeutin auf die *emotionale und nonverbale Reaktion* der Patientin. Wichtiger als die Vollständigkeit der Informationen sind ihr Signale der Patientin, die darauf hindeuten, dass sie das Erläuterte verstanden und für sich annehmen kann, oder solche, die auf Vorbehalte und Skepsis gegenüber der gegebenen Information hinweisen. Indem die Therapeutin gerade die *Vorbehalte und skeptischen Reaktionen* der Patientin mit Offenheit und Interesse aufnimmt, eröffnet sie schon in diesem Studium die Möglichkeit, Verständnislücken aufzudecken, Missverständnisse aufzuklären und sich anbahnende Brüche der therapeutischen Allianz frühzeitig zu reparieren (▶ Kap. 6.10).

Die anfänglichen *Erläuterungen* umfassen im Wesentlichen die folgenden Aspekte:

- Die Therapeutin erklärt der Patientin, dass es sich bei den geklagten Beschwerden im Wesentlichen um behandlungsbedürftige Traumafolgesymptome handelt. Sie gibt eine Erläuterung zum *beziehungsorientierten Charakter einer psychodynamischen Therapie* und erläutert die wichtigsten Elemente dieses Ansatzes, speziell die Notwendigkeit, Sicherheit in der therapeutischen Beziehung herzustellen, das Prinzip der Ressourcenaktivierung und die Notwendigkeit ausreichender Stabilität vor dem Beginn einer Beschäftigung mit traumatischen Erinnerungen.
- Für viele Patienten, die sich zum ersten Mal in psychotherapeutische Behandlung begeben, ist es außerordentlich entlastend, wenn ihre Symptome als sinnhaft verstanden und für ihr Auftreten *Erklärungen* angeboten werden können. Vor allem, wenn eine stark dissoziative Komponente der Beschwerden vorliegt, ist es für die Patienten wichtig zu erleben, dass sie nicht für geisteskrank gehalten werden.

> Für Frau A. war es sehr entlastend, als die Therapeutin zu ihr sagte: »Viele meiner Patienten, die Ähnliches erfahren haben, erleben es so, als ob es gerade wieder passieren würde, obwohl sie wissen, dass es vorbei ist. Oft halten sie sich für verrückt, kennen Sie das auch?«

- Die Therapeutin erläutert der Patientin, dass in der zur Verfügung stehenden Therapiezeit eine deutliche *Besserung* der Symptomatik der posttraumatischen Belastungsstörung erreicht werden kann, dass die mit Kindheitstraumatisierungen einhergehende Problematik jedoch so umfangreich ist, dass eine erschöpfende Behandlung nicht realistisch, wohl aber mit hoher Wahrscheinlichkeit eine deutliche Besserung ihrer Beschwerden zu erwarten ist.
- Die Therapeutin erläutert der Patientin weiterhin die kooperative Natur der therapeutischen *Arbeitsbeziehung*, zu der die Patientin und die Therapeutin gleichermaßen einen Beitrag leisten müssen. Sie verweist darauf, dass ein wirksames therapeutisches Arbeitsbündnis entsprechend der klassischen Definition von Bordin (1979) gemeinsame *Therapieziele*, eine Übereinstimmung bezüglich der zu bewältigenden *Aufgaben* und eine positiv getönte emotionale *Bindung* (»bond«) zwischen der Therapeutin und der Patientin umfasst. Der Patientin wird vermittelt, dass sie sich nicht einem für sie undurchschaubaren therapeutischen Geschehen ausliefern, sondern die Therapie aktiv im Sinne eines »partizipativen Entscheidungsprozesses« mitgestalten soll.

> Aufgrund ihrer Erfahrung hatte Frau M. die Tendenz, sich auszuliefern und »alles mit sich machen zu lassen«. Ein aktives Entscheiden, was geschehen soll oder nicht, war ihr völlig fremd; dass eigene Grenzen oder Wünsche respektiert werden, kannte sie nicht. Umso wichtiger war es, Frau M. in vielerlei Hinsicht mitentscheiden zu lassen, was in der Stunde bearbeitet oder erreicht werden sollte. Die Therapeutin versprach ihr, möglichst genau auf jeden der von ihr geäußerten Wünsche einzugehen, um zu sehen, was davon realisiert werden konnte und was nicht.

- Dies bedeutet auch, dass die Therapeutin darauf hinweist, dass die Patientin in der Therapie zwar nicht allen emotionalen Belastungen aus dem Wege gehen kann, aber auch nicht übermäßigen Belastungen ausgesetzt sein sollte. Sie soll sich in einem »therapeutischen« Fenster mittlerer Belastung bewegen: Zwar wird sie unvermeidlich mit negativen Emotionen konfrontiert sein, doch sollen die dadurch hervorgerufenen Belastungen durch die Aktivierung positiver Emotionen in einer guten Balance gehalten werden. Die Patientin soll wissen, dass die Therapie den schon vorhandenen Alltagsstress nicht über Gebühr erhöhen soll. Dabei kann die Therapeutin der Patientin auch erklären, dass es gelegentlich geboten sein kann, den therapeutischen Prozess einmal für eine Zeit der Reorientierung und Stabilisierung anzuhalten, besonders dann, wenn die Patientin die Grenzen ihrer emotionalen Belastbarkeit noch nicht hinreichend kennt.

> Frau R. konnte die eigene Anspannung während der Stunden kaum wahrnehmen. Erst als die Therapeutin ihr auffallend starkes Schwitzen während der Stunden ansprach, begann sie ihr eigenes Erregungsniveau zu erkennen und in der Folge zu benennen. Um sie darin zu unterstützen, den Grad ihrer Belastung besser zu steuern, wurde vereinbart, dass die Therapeutin es anspricht, wenn sie spürt, dass die Erregung steigt. Sie würde fragen, wie viel noch aushaltbar ist und was die Patientin zur Regulierung ihres Belastungsniveaus tun könnte: zum Beispiel aufstehen, den Raum wahrnehmen oder in die Hände klatschen.

- Ein weiterer Aspekt, der schon vor Beginn der Diagnostik erwähnt werden sollte, ist die *Rolle der sitzungsverbindenden Reflexionen und Übungen.* Die Therapeutin erläutert der Patientin, dass diese ein wichtiger Bestandteil des Therapiekonzeptes sind und dazu beitragen sollen, dass Inhalte der Therapiesitzungen vertieft und ergänzt werden. Weil es in der Therapie wesentlich darum geht, »alte« Muster, die ihren Ursprung in der traumatischen Vergangenheit haben, durch »neue« und auf die Gegenwart besser passende Muster zu ersetzen, ist das Einüben der neuen Muster von besonderer Wichtigkeit.

> Eine Patientin erlebte es als hilfreich, für sich Situationen aufzulisten, in denen sie, einem »alten Muster« folgend, allzu bereitwillig Aufgaben übernahm oder mit Bedingungen einverstanden war, von denen ihr später bewusst wurde, dass sie damit gegen ihre eigenen Interessen gehandelt hatte. Zu jeder Situation formulierte sie ein alternatives Reaktionsmuster, das ihren Interessen besser gerecht wurde.

- Um Patienten für die sitzungsverbindenden Übungen oder Reflexionen zu gewinnen, bewährt es sich manchmal, eine Metapher zu verwenden, bei der die Patientin gebeten wird, sich vorzustellen, ihre Gedanken würden einem Pfad folgen. Wenn man sich zu Beginn einen ganz schmalen kleinen Pfad vorstellt, der vielleicht kaum sichtbar ist, so wird der Pfad immer breiter, je öfter er begangen wird – bis er ein gut sichtbarer Weg ist, dann vielleicht durch häufiges Benutzen die Breite einer Straße erhält und zum Schluss einer viel befahrenen Autobahn gleicht. Traumanahe negative Gedanken haben bei den meisten traumatisierten Patienten bereits die Breite einer vierspurigen Autobahn erreicht. Das Reflektieren und Üben zwischen den Stunden soll helfen, den schmalen und vielleicht noch kaum sichtbaren Pfad der neuen und stärker positiven Gedanken zu beschreiten, um ihn auf diese Weise immer breiter und leichter nutzbar werden zu lassen. Bei allen eingesetzten Metaphern ist es hilfreich, sich an der Bilderwelt der Patienten zu orientieren. So könnte eine Patientin, die eine Vorliebe für Wasserwege hat, sich zum Beispiel den Weg des Wassers von der Quelle bis hin zum Strom vorstellen.

- Um auszuschließen, dass die Patientin mit *Versagensängsten* oder anderen, aus der traumatischen Beziehungserfahrung resultierenden negativen Emotionen auf die Ankündigung einer Reflexions- oder Übungseinheit reagiert, ist die Therapeutin gut beraten, die Patientin zu fragen, wie es ihr bei dem Gedanken an die vertiefenden Reflexions- und Übungseinheiten zwischen den Therapiesitzungen geht. Für den weniger wahrscheinlichen Fall, dass sich Hinweise für eine *übertragungsbedingt negative Verarbeitung* der Reflexions- und Übungseinheiten ergeben, kann die Therapeutin
  - die aktivierten Ängste oder Schamgefühle empathisch aufgreifen;
  - ihre Schutzfunktion gegenüber einer Überflutung durch negative Emotionen würdigen;
  - wenn möglich, ein Verständnis erarbeiten, in welcher Weise Ängste, Befürchtungen oder Schamgefühle aktiviert werden, die ihren Ursprung in trauma-

tischen Erfahrungen der Kindheit haben, der aktuellen therapeutischen Realität aber nicht angemessen sind;
- diese Erläuterungen durch beruhigende, entlastende und ermutigende Interventionen ergänzen und ihre Hilfe bei der Bewältigung möglicher auftretender Schwierigkeiten anbieten.

> Eine Patientin hatte versucht, sich mit der vereinbarten Reflexions- und Übungseinheit auseinanderzusetzen, fand aber, dass sie es sicher nicht »richtig« gemacht habe. Sie mache nie etwas richtig. Den Hinweis, dass allein die Intention, es zu versucht zu haben, bei all der negativen Erfahrung der Vergangenheit schon ein großer Schritt sei, brachte ihr bereits Entlastung. Bald gewann sie den notwendigen inneren Freiraum, um sich den Reflexionen und Übungen doch zuwenden zu können.

- Wenn Patienten das Gefühl haben, dass ihnen die zuvor vereinbarten sitzungsverbindenden Übungen oder Reflexionen nicht gelingen wollen, oder wenn sie das Vereinbarte nicht einhalten können, kann dies auch ein Hinweis auf eine mögliche beginnende *negative Übertragung* sein und sollte auch in diesem Sinne reflektiert werden.

> Nach wiederholtem »Vergessen« der sitzungsverbindenden Reflexionen und Übungen erklärte eine plötzlich heftig wütende Patientin der Therapeutin, sie habe keine Lust mehr, sich weiter wie ein kleines Kind behandeln zu lassen und ständig kontrolliert zu werden. Erst als geklärt werden konnte, zu welcher Person ihrer Kindheit die Gefühle, die sie der Therapeutin gegenüber entwickelt hatte, passten, konnte sie die Beschäftigung mit den sitzungsverbindenden Reflexionen wieder aufnehmen.

CHECKLISTE 5-1 FÜR DIE THERAPEUTIN: PROBLEME BEI DEN SITZUNGSVERBINDENDEN REFLEXIONEN UND ÜBUNGEN

Wenn die Übungen nicht zum erhofften Erfolg führen oder nicht durchgeführt werden, kann sich die Therapeutin folgende Fragen stellen:
- Habe ich die Reflexions- oder Übungseinheit genau erklärt?
- Hat die Patientin verstanden, wozu die Reflexions- oder Übungseinheit dienen soll?
- Hat die Patientin explizit zu erkennen gegeben, dass sie die Übung durchführen möchte, oder hat sie sich mir unterworfen und ich habe ihre leise Ablehnung übersehen?
- Hat die Patientin in irgendeiner Form Täterkontakt oder sind neue Gewalterfahrungen aufgetreten, die den Fortgang der Therapie behindern oder die Therapie gefährden?
- Stimmt die Beziehung zwischen mir und der Patientin noch oder hat sich unser Arbeitsbündnis verändert?

Günstig kann es auch sein, wenn die Therapeutin der Patientin ein *Informationsblatt* über die Symptomatik komplexer Traumafolgestörungen und das ihr angebotene Behandlungskonzept aushändigt. Ein Beispiel für ein solches Informationsblatt findet sich im ersten Teil des Anhangs.

Nachdem die Patientin ausgiebig Gelegenheit hatte, sich über die Modalitäten der Therapie zu informieren, sollte sie ihr Einverständnis zur Inanspruchnahme der Therapie im Sinne des »*informed consent*« dokumentieren.

5.2 Therapiezielvereinbarung

Um ein tragfähiges Arbeitsbündnis herzustellen, sollten die Therapieziele nicht nur aus dem Behandlungskonzept abgeleitet, sondern gemeinsam mit den Patienten unter Berücksichtigung ihrer Bedürfnisse, Erwartungen und Möglichkeiten erarbeitet werden, um so zu *gemeinsamen Arbeitsaufträgen* zu gelangen. Auch wenn die Reduktion der PTBS-Symptomatik erklärtes Ziel des Therapieansatzes ist, können andere Problembereiche für eine Patientin subjektiv noch stärker im Vordergrund stehen.

Die Therapeutin sollte *realistische Vorstellungen* haben, welche Therapieziele in dem verfügbaren Kontingent an Therapiesitzungen erreicht werden können. Dabei orientiert sie sich vor allem an den Befunden der psychodynamischen Strukturdiagnostik: Je ausgeprägter die Ich-strukturellen Einschränkungen und Störungen der Emotionsregulierung sind, desto mehr Therapiezeit ist auf deren Behandlung aufzuwenden; je zügiger hier eine belastbare Regulation erreicht wird, desto eher können traumakonfrontative Interventionen ins Auge gefasst werden.

In aller Regel werden sich die Erwartungen der Patienten gut mit den Vorgaben des Konzeptes vereinbaren lassen. Dennoch können *Zielkonflikte* entstehen, wenn die Vorstellungen der Patienten von denjenigen der Therapeuten abweichen. Dann wäre im Vorfeld der Therapie auszuhandeln, wie eine gemeinsame Linie des therapeutischen Vorgehens aussehen könnte. Die Herausforderung besteht darin, eine Orientierung am Therapiekonzept zu bewahren und gleichzeitig die individuellen Bedürfnisse der Patienten zu berücksichtigen.

Patientenseitige Therapieziele sollen *so konkret wie möglich* formuliert werden. Therapeuten, die Patienten nach ihren Therapiezielen fragen, stellen oft fest, dass die Formulierungen zu abstrakt, zu allgemein und zu umfassend ausfallen. Daher ist es vorteilhafter, wenn Patienten eine sehr *konkrete Fantasie oder Vision entwickeln, was in ihrem Leben anders wäre,* wenn die Therapie erfolgreich verlaufen sollte. Sie sollen beschreiben, woran sie eine Veränderung bemerken würden oder welche positiven Auswirkungen eine erfolgreiche Therapie auf ihr Leben hätte. Psychodynamisch konzeptualisiert, setzt die Produktion einer derartigen Fantasie die Mobilisierung einer verinnerlichen positiven Objektbeziehung in der Möglichkeitsform voraus, bei der eine positiv getönte Selbstrepräsentanz mit einer ebenfalls positiven Objektrepräsentanz interagiert.

> T: Angenommen, diese Therapie würde zu Ihrer Zufriedenheit verlaufen – was wäre dann in Ihrem Leben konkret anders? Woran würden Sie es merken, dass die Therapie Ihnen geholfen hat?

Derartige *Lösungsfantasien oder -visionen* können nicht nur für die gesamte Therapie, sondern auch für eine bestimmte Anzahl von Therapiesitzungen oder auch für die einzelne Therapiesitzung entwickelt werden.

> T: Angenommen, diese Therapiesitzung (die nächsten drei Therapiesitzungen) würde(n) zu Ihrer Zufriedenheit verlaufen, welche Veränderung würden sie dann in Ihrem Alltag feststellen?

Aus der Lösungsfantasie oder -vision lassen sich dann konkrete Arbeitsaufträge ableiten, an denen die Patientin und die Therapeutin gemeinsam arbeiten.

Nicht immer wird es gelingen, die Therapieziele zu Beginn für die gesamte Dauer der Therapie festzulegen, denn nicht selten werden sie erst im Laufe der Therapie deutlich. Wann immer zentrale Beziehungsbedürfnisse und -schwierigkeiten der Patienten in den Vordergrund treten, sollten sie gewürdigt werden; gemeinsam mit den Patienten wird zu klären sein, inwieweit sich aus ihnen ein Therapiefokus ableiten lässt.

CHECKLISTE 5-2 FÜR DIE THERAPEUTIN: THERAPIEZIELVEREINBARUNG

- Sind die Therapieziele der Patientin mit den Vorstellungen der Therapeutin kompatibel?
- Sind die gemeinsam erarbeiteten Therapieziele konkret genug?
- Sind sie realistisch im Rahmen des Kontingents zu erreichen?

DURCHARBEITEN: SITZUNGSVERBINDENDE REFLEXION ODER ÜBUNG

5-1 Therapieziele: Zielformulierung

In dieser Übung wird die Patientin gebeten, die wichtigsten Ziele, die sie in der Therapie erreichen will, so konkret wie möglich zu beschreiben. Sie wird außerdem dazu angeregt, Kriterien zu formulieren, anhand derer sie merken würde, ob sie ihr Therapieziel erreicht hat.

TEIL III Die Anfangsphase der Therapie

6 Sicherheit und Halt in der therapeutischen Beziehung

6.1 Therapeutische Arbeitsbeziehung und Beziehungsregulierung

In der Anfangsphase der Therapie geht es zunächst darum, ein Beziehungsangebot zu schaffen, das eine tragfähige therapeutische Arbeitsbeziehung erlaubt. Ein solches Beziehungsangebot erfordert eine therapeutische Haltung, bei der die Therapeutin ihre Wahrnehmung auf die *aktuelle Bedürfnislage der Patientin* richtet und zu einer *Moment-zu-Moment-Regulation* ihrer vordringlichen Beziehungsbedürfnisse bereit ist, ohne die im Therapiekonzept niedergelegten Schritte aus den Augen zu verlieren.

Die für die Behandlung komplex traumatisierter Patienten notwendige therapeutische Haltung sollte Beziehungsqualitäten aufweisen, die den Patienten zu Beginn der Behandlung nicht in ausreichendem Maße zur Verfügung stehen. Grundlegend ist dafür eine therapeutische Haltung, wie sie vor allem von Winnicott (1960/2006; Winnicott 1969) vermittelt wurde. Sie hat in den therapeutischen Empfehlungen der Selbstpsychologie Heinz Kohuts (Kohut 1979) und in dem Stil der Behandlungsführung, wie er von Vertretern der relationalen Psychoanalyse (Greenberg & Mitchell 1983) vorgeschlagen wurde, wichtige Ergänzungen erfahren. Die Therapeutin muss sich der Patientin zu Beginn der Therapie als *regulierende Bezugsperson* – in der Sprache Kohuts (Kohut 1979) als »Selbstobjekt« – zur Verfügung stellen. Nur so kann die Therapie für die Patienten eine »haltende« Beziehung im Sinne von Winnicott (1960/2006; Winnicott 1984) werden. Die Therapeutin sollte sich darüber im Klaren sein, dass die Herstellung einer tragfähigen therapeutischen Arbeitsbeziehung bei komplex traumatisierten Patienten keine einfache Aufgabe ist und dass sie längere Zeit in Anspruch nehmen kann. Manchmal zieht sich die Arbeit an der therapeutischen Arbeitsbeziehung wie ein roter Faden durch die gesamte Therapie.

Zugrunde liegt die durch Befunde der modernen Entwicklungs- und Neurowissenschaften bestätigte Auffassung, dass eine *positive Beziehungsneuerfahrung* als solche und nicht nur als Vehikel von Einsicht eine heilsame Wirkung entfalten kann. Die therapeutische Wirkung kann die Therapie auch dann entfalten, wenn, wie das vorliegende Konzept es vorsieht, auf eine *Regression in der therapeutischen Beziehung verzichtet* und die traumatische Beziehungserfahrung ausdrücklich *nicht* in der Übertragung auf die Therapeutin wiederbelebt wird. Bei der hier favorisierten explizit antiregressiven Haltung bedeutet dies, dass der Blick der Therapeutin von der ersten Minute der Therapie an und während der gesamten Dauer der Behandlung auf die aktuelle therapeutische Beziehungsgestaltung gerichtet ist, wobei die Art und Weise, wie beide, die Patientin ebenso wie die

Therapeutin, die therapeutische Beziehung verstehen und erleben, im Fokus ihres Interesses steht. Durch diese Priorisierung des Beziehungsaspekts unterscheidet sich psychodynamisches Arbeiten von anderen psychotherapeutischen Zugängen.

Im Einzelnen impliziert die für das psychodynamische Vorgehen charakteristische Beziehungsorientierung (Gabbard 2000; Gabbard 2004; Rudolf 2013; Wöller & Kruse 2018; Wöller 2019):

- Mit ihrer Entscheidung für eine psychodynamisch-therapeutische Herangehensweise hat sich die Therapeutin einer bestimmten therapeutischen *Haltung* verpflichtet. Diese therapeutische Haltung lässt sich am ehesten durch drei Aspekte beschreiben: (1) die fortgesetzte Frage nach der *subjektiven Bedeutung* jeglichen Geschehens und seiner Auswirkungen auf wichtige Beziehungen zu anderen Menschen und zu sich selbst, (2) die Orientierung an *zentralen Beziehungsbedürfnissen* der Patientin, und (3) die Annahme, dass bei allen Geschehnissen in der Therapie *unbewusste Prozesse* sowohl auf Seiten der Patientin wie auch auf Seiten der Therapeutin eine wesentliche Rolle spielen. Sie beruht auf der Überzeugung, dass alles, was sich in einer therapeutischen Beziehung ereignet, und alles, was außerhalb von ihr im Leben der Patientin geschieht, unter dem Blickwinkel seiner subjektiven Bedeutung und unter Berücksichtigung der zentralen Beziehungsbedürfnisse der betroffenen Personen zu betrachten ist. Dies gilt gerade auch angesichts der Tatsache, dass das Unbewusste unserem Sinn- und Bedeutungsverständnis Grenzen setzt, und hat zur Folge, dass diese Begrenzung bei allen therapeutischen Entscheidungen und Interventionen mitbedacht werden muss.
- Alles, was Patienten oder Therapeuten tun oder unterlassen, ist vom jeweiligen *Kontext* abhängig und kann je nach Kontext völlig verschieden verstanden werden: Dies erfordert im Prinzip, dass jede therapeutische Intervention oder deren Unterlassung und letztlich jedes gesprochene oder nicht gesprochene Wort, jede Geste, jede nonverbale Mitteilung der Therapeutin ebenso wie der Patientin daraufhin zu befragen, ist, was sie im Kontext der aktuellen Beziehung und vor dem Hintergrund ihrer früheren Beziehungserfahrungen bedeuten kann – und dies in Anerkennung der Tatsache, dass sich nur ein Teil davon dem Bewusstsein erschließt. Die Suche nach einem gemeinsamen Verständnis auf Seiten der Therapeutin setzt eine beträchtliche *Toleranz für das eigene Nicht-Wissen* voraus. So wichtig Konzepte und theoretische Einordnungen auch sind, so sehr gilt: Wann immer mithilfe psychoanalytischer oder anderer Konzepten über Traumatisches nachgedacht wird, besteht immer die Gefahr, den leibhaftigen Bezug zum Erleben des traumatisierten Menschen zu verlieren (Grabska 2020).

> Im Hinblick auf den Beziehungskontext von Traumatisierungen war es für die Therapeutin von großer Bedeutung, dass der Vater der Patientin, durch den sie einen sexuellen Missbrauch erlitten hatte, ihr als einziger emotionale Zuwendung gegeben hatte, während die Mutter kühl und unerreichbar blieb. Die Therapeutin verstand das dringende Bedürfnis der Patientin, das Bild des »guten Vaters« nicht gänzlich zu verlieren.

- Wie unterschiedlich das Therapeutenverhalten von Patienten erlebt werden kann, lässt sich gut am Beispiel des Schweigens oder Fragens von Seiten der Therapeutin verdeutlichen: Schweigen der Therapeutin kann als Form von Gehaltenwerden oder als Qual erlebt werden; Fragen der Therapeutin können als Ausdruck von Interesse oder als invasive Zudringlichkeit empfunden werden.

T: Ich bin mir gerade nicht sicher, was besser ist: ob ich lieber schweigen soll und Ihnen Zeit zum Nachdenken geben soll. Vielleicht ist es auch besser, dieses Thema kurz so stehen zu lassen und gemeinsam zu überlegen, was Ihnen gerade hilfreich wäre?

- Ungeachtet der störungsorientiert geplanten strukturierten Abfolge der Interventionen achtet die Therapeutin immer darauf, welches *zentrale Beziehungsbedürfnis* die Patientin zum Ausdruck bringen will. Ein Verständnis der Beziehungsbedürfnisse und -erwartungen einschließlich ihrer übertragungsbedingten Aspekte kann die Herstellung einer tragfähigen Arbeitsbeziehung entscheidend erleichtern. Komplex traumatisierte Patienten brauchen in der Regel zunächst die Erfahrung, in ihrem Leiden gesehen worden zu sein, bevor sie sich auf strukturierte Interventionen einlassen können. Die Orientierung an den Grundbedürfnissen der Patienten impliziert eine offene und explorierende Haltung, die verbunden ist mit der anerkennenden Würdigung unbefriedigt gebliebener Grundbedürfnisse. Doch sie geht darüber hinaus: Im Unterschied zu Wünschen nach sexueller oder aggressiver Triebbefriedigung, die anzuerkennen, aber nicht zu gratifizieren sind, verlangen Grundbedürfnisse nach einer zumindest teilweise realisierbaren Gratifikation. So erscheint es nur zu berechtigt, wenn Patienten Hilfen bei der Regulation ihrer Stimmungslage oder emotionale Entlastung angesichts quälender Traumaerinnerungen erwarten, oder auch Hilfen bei der Abgrenzung gegenüber unberechtigten Ansprüchen anderer sowie Schutz vor eigenen destruktiven Seiten.

Eine Patientin hatte das dringende Bedürfnis, einmal über ihre traumatischen Erfahrungen sprechen zu können und zu erfahren, dass man ihr zuhört und glaubt. Erst nachdem die Therapeutin dieses Bedürfnis ausdrücklich anerkannt hatte, war die Patientin bereit, an stabilisierenden Maßnahmen zu arbeiten, die sie in die Lage versetzen sollten, sicher und ohne emotionale Überflutung über das Erfahrene zu sprechen.

T: Ich kann gut verstehen, dass Sie mir zumindest ein wenig von Ihren Belastungen in der Vergangenheit erzählen wollen. Ich denke, ich werde mich selbst schützen und eine Grenze setzen können, wenn es mir zu viel werden sollte. Ich denke aber auch an Ihre Grenze. Mein Vorschlag wäre, damit es Ihnen nicht zu viel wird, dass Sie Ihre Geschichte in der dritten Person erzählen. Wir wissen, dass es emotional weniger belastend ist, wenn Sie von »dem Mädchen« von früher erzählen, das Sie einmal waren.

- *Strukturierte Interventionen* dürfen den Fluss des therapeutischen Zusammenseins nicht unterbrechen. Sie können jedoch eine neue Fokussierung einleiten. Dadurch muss kein Bruch in der therapeutischen Beziehung entstehen; er entstünde nur dann, wenn die Therapeutin das fehlende Einverständnis der Patientin nicht registriert und ihr Einverständnis unreflektiert voraussetzt. Aber auch dieser Fall kann realistischerweise eintreten; schädlich wird er nur, wenn die Therapeutin in dem Glauben, alles »richtig« zu machen, die Signale eines Bruchs in der therapeutischen Beziehung anhaltend übersieht und so die Chance einer Reparatur vertan wird. Die Therapeutin sollte der Patientin innerlich folgen und sie da »abholen«, wo sie sich befindet. So wichtig es ist, das Erleben der Patientin zu spiegeln, so wichtig ist es auch, *voranzugehen und neue Perspektiven aufzuzeigen* – sofern die Signale der Patientin aufgenommen werden, mit denen sie Überforderung oder ein fehlendes Einverständnis kommunizieren will. Therapie entwickelt sich so zu einer Vor- und Rückwärtsbewegung, im Idealfall zu einem therapeutischen Tanz. Oft ist es auch nützlich, sich durch Rückfragen zu versichern, ob die Patientin den neuen Impuls als förderlich oder als zu belastend erlebt.

T: Ich würde gerne auf das, was Sie gerade gesagt haben, eingehen und Ihnen mitteilen, wie ich mir das von Ihnen geschilderte Geschehen erklären könnte, bin aber gerade nicht sicher, ob es nicht zu viel ist, oder ob Sie vielleicht innerlich das Gefühl haben, gerade zu viel erzählt zu haben. Wie sieht es aus? Brauchen Sie noch Zeit, oder kann ich Ihnen meine Gedanken dazu sagen?

Eine Patientin schilderte die vielfältigen tragischen Ereignisse, die ihr zugestoßen waren, genauso wie die alltäglichen Konflikte jeweils mit strahlendem Lächeln. Nachdem sich dies mehrmals wiederholt hatte, brach sie, als sie darauf angesprochen wurde, in Tränen aus. Sie habe nie zeigen dürfen, dass sie etwas nicht verkraftet hatte; sie habe immer stark sein müssen, habe stets gute Miene zu bösen Spiel machen müssen. Seit dieser Intervention achtete sie selbst darauf, wie sie ihre Traurigkeit durch Lächeln zum Verstummen brachte. Sie brauchte aber längere Zeit, bis sie mit den dadurch vermehrt wahrgenommenen, ihr neuen Empfindungen auch umgehen konnte.

- Die Therapeutin sollte damit rechnen, dass die Traumatisierungen auch das mentale Funktionieren der Patienten geschädigt haben können. Ihre Mentalisierungsfunktion kann gemindert sein und damit ihre Fähigkeit, eigenes und fremdes Verhalten vor dem Hintergrund der jeweiligen Motivlage zu reflektieren. Meist ist die *Einschränkung der Mentalisierungsfunktion* als eine adaptive Abwehrleistung im beziehungstraumatischen Kontext der Kindheit zu verstehen: Für ein Kind wäre es zu belastend und zu bedrohlich gewesen, hätte es die vorgeblichen Motive, Absichten und Realitätskonstruktionen seiner schädigenden Bezugspersonen reflektierend hinterfragt.
- Wesentlich ist eine von Respekt getragene Haltung, bei der die Therapeutin der Patientin immer wieder wertschätzend zu verstehen gibt, dass jedes aus heutiger Sicht noch so pathologische Verhaltens- und Beziehungsmuster im beziehungstraumatischen Umfeld der Kindheit die *bestmögliche Lösung* darstellte, um das Überleben zu sichern. In der Regel ist es notwendig, dass die Therapeutin sich hier persönlich einbringt und dies aktiv von sich aus benennt. Ein zurückhaltender Interventionsstil, bei dem eine Therapeutin lediglich auf

die Äußerungen der Patientin eingeht, wird in den meisten Fällen nicht ausreichen, um der Tendenz der Patienten, ihre Defizite mit Schuld- und Schamgefühlen zu verarbeiten, wirksam zu begegnen.

- Die beschriebene Haltung schließt eine *Orientierung an Werten* nicht aus, sie erfordert jedoch eine Reflexion der Entscheidung für bestimmte Werte und deren transparente Kommunikation. So kann eine Therapeutin sich dafür entscheiden, dass *Gewalt und Psychotherapie* einander ausschließen, oder für eine *Progressionsorientierung und Entwicklungsförderung* und gegen ein regressives Rezipieren von Therapie eintreten.

> T: Ich bin der Auffassung, dass Therapie und Gewalt nicht miteinander vereinbar sind. Sich selbst tiefe Schnittwunden zuzufügen, ist für mich Ausübung von Gewalt – in diesem Fall gegen den eigenen Körper. Ich muss von Ihnen erwarten können, dass Sie sich darum bemühen, andere Wege zu finden, um mit schwierigen emotionalen Zuständen umzugehen, als durch die Ausübung von Gewalt.

> T: Nach allem, was Sie erlebt haben, kann ich gut verstehen, dass Sie sich danach sehnen, einfach passiv »geheilt« zu werden, ohne noch dafür arbeiten zu müssen. Leider kann die Therapie Ihnen so nicht wirksam helfen, denn Therapie ist harte Arbeit. Natürlich ist es ungerecht, dass Sie, obwohl Sie Schlimmes erleiden mussten, jetzt noch die harte Arbeit der Therapie auf sich nehmen müssen. Vielleicht wird es leichter, wenn wir gemeinsam an den Problemen arbeiten.

> Frau K. berichtet von häufigen Emails und SMS mit verletzenden und anstößigen Inhalten, die sie von ihrem Expartner noch immer erhält. Nachvollziehbar geht es ihr danach immer wieder schlecht. Für den Fortgang der Therapie können sie und die Therapeutin sich einigen, dass Frau K. sich bei einer spezialisierten Beratungsstelle oder einer auf Stalking spezialisierten Vernehmungsstelle der Polizei meldet, um gezielt beraten zu werden, was sie tun kann und wie sie sich am besten verhalten könnte.

- Die Therapeutin ist sich von Beginn der Therapie an darüber im Klaren, dass sie mit einer komplex traumatisierten Patientin in eine Beziehung eintritt, die in vielfältiger Weise durch *Erwartungen, Ängste und Fantasien* geprägt ist, die auf das therapeutische Geschehen Einfluss nehmen, ohne dass dies den an der Interaktion beteiligten Partnern in vollem Maße bewusst ist. Dies gilt nicht nur für die Patientin – auch die Therapeutin richtet teils bewusste, teils unbewusste Erwartungen an die Patientin; auch sie steht unter dem Einfluss unterschiedlicher und teilweise widersprüchlicher Emotionen und Motivationen, die sie nur zum Teil bewusst reflektieren kann. Die Therapeutin weiß, dass sie sich mit allem, was sie tut oder lässt, was sie sagt oder nicht sagt, innerhalb einer *gemeinsam »konstruierten« Realität* bewegt. Psychodynamisches Arbeiten hat es immer mit subjektiven Realitäten zu tun – und damit auch mit der Erkenntnis, dass diese sich grundlegend von dem unterscheiden können, was, aus dem Blickwinkel anderer betrachtet, als »äußere« Realität in Erscheinung tritt. Aus diesem Grunde sollte die Therapeutin stets auch damit rechnen, dass sie von der Patientin als eine Person erlebt werden kann, vor der sie sich schützen muss: als eine Person, die sie ebenso ausbeuten und letztlich schädigen könnte, wie sie es in ihren frühen Beziehungen erfahren hat.

Frau B., eine als Kind schwer missbrauchte Patientin, die im betrunkenen Zustand suizidal reagiert, wirft der Therapeutin vor: »Sie wollen mich ja doch nur in die Psychiatrie abschieben.«

T: Ich möchte eine kurze Pause einlegen, weil ich mir gerade unsicher bin und mich auch ein bisschen unwohl fühle, so, als ob ich als ungebetener Gast Ihnen zuhöre. Vielleicht wäre es wichtig, noch einmal genau zu schauen, wie unsere Arbeitsbeziehung beschaffen ist. Jedenfalls werde ich versuchen, soweit mir das möglich ist, Ihre Grenzen nicht zu überschreiten und so positiv wie möglich auf Sie einzugehen. Natürlich hat unsere Beziehung auch einen Dienstleistungscharakter. Ich werde dafür bezahlt, um mit Ihnen zu arbeiten. Auch haben wir vorher darauf geachtet, dass wir keine privaten Kontakte miteinander hatten oder haben – eben damit ich neutral und Ihnen zugewandt helfen kann.

- Dabei kann die Kenntnis der für komplex traumatisierte Patienten typischen *Ängste vor einer Psychotherapie* und die mit ihr verbundenen Erwartungen, Wünsche und Fantasien sehr hilfreich sein. Die Therapeutin sollte sich zu jedem Zeitpunkt der Therapie, ganz besonders aber zu Beginn darüber im Klaren sein, dass die therapeutische Beziehung für die Patientin vor dem Hintergrund ihrer Erfahrung mit nahen Beziehungen mit hoher Wahrscheinlichkeit äußerst ambivalent erlebt wird: so sehr sie sich eine hilfreiche Beziehung wünscht, so groß ist auch ihre Befürchtung, dass sich diese erneut als schädigend erweist. Gleichzeitig sollte die Therapeutin bei allem, was sie tut und sagt, bemüht sein, die Übertragungen nicht noch anwachsen zu lassen, sondern sie zu reduzieren, um eine tragfähige Arbeitsbeziehung möglich zu machen.

Es lohnt sich, das Misstrauen der Patientin immer wieder aktiv aufzugreifen, indem die Therapeutin es anspricht, z. B.: »Es ist sehr wichtig, dass Sie genau überprüfen, ob Sie mir glauben können.« Oder: »Frau A., ich habe den Eindruck, dass Sie mir im Moment nur schwer vertrauen können. Es ist für Sie, aufgrund ihrer Vorgeschichte, sehr schwer, mir zu vertrauen, ich kann das verstehen. Umso wichtiger ist es, dass Sie es genau prüfen, wie zuverlässig und vertrauenswürdig ich bin. Ich möchte Sie dazu ermutigen, es immer wieder zu überprüfen.«

Im Rahmen einer länger andauernden Therapie wirft die Patientin der Therapeutin vor: »Sie sitzen ja sowie nur da, weil Sie Geld dafür bekommen. In Wahrheit interessieren Sie sich für mich überhaupt nicht.« Je nach Beziehung und Situation antwortet die Therapeutin: »Es stimmt: Ich verdiene mein Geld mit der Behandlung, aber das schließt nicht aus, dass Sie mir wichtig sind.« Oder: »Das ist die Erfahrung, die Sie in Ihrem Leben gemacht haben: dass man Sie nur aushält, wenn man etwas dafür bekommt. Wie ist es für Sie, wenn ich Ihnen sage, dass Sie mir wirklich am Herzen liegen?« Oder: »Es ist schwer, wenn man nur gemocht wird, solange dafür bezahlt wird.«

T: Kann es sein, dass Sie mir gegenüber gerade zwiespältige Gefühle haben? Dass Sie mir einerseits von der Situation berichten wollen und es andererseits eine Seite in Ihnen

> gibt, die richtig Angst davor hat? Eine Seite von Ihnen, die davon überzeugt ist, dass all das, was ich bisher gesagt habe, nur therapeutisches Gewäsch ist und ich in meinem tiefen Inneren etwas ganz anderes, etwas Negatives denke? Und dass diese Angst es so schwer macht, weiter zu erzählen?

- Auch wenn es vorrangig darum geht, Übertragungsausprägungen zu verringern, sollte die Therapeutin davon ausgehen, dass Übertragungen, in denen die inneren Objektbeziehungen der Patientin zum Ausdruck kommen, gleichwohl immer aktiv sind (▶ Kap. 9.2). Auch wenn auf die Gegenübertragung ausführlich in Kap. 9.3 eingegangen wird, sei hier darauf hingewiesen, dass sich die Übertragungsbeziehung in aller Regel in dem Gegenübertragungserleben der Therapeutin widerspiegelt. Hier mag es sein, dass die widersprüchlichen Übertragungsgefühle zu schnell wechselnden *Gegenübertragungsgefühlen* führen, die, weil diese Gefühle so stark und ausgeprägt sind, leicht zu Unsicherheit und einem Gefühl von Verwirrung bei der Therapeutin führen können.
- In der hier zu betrachtenden frühen Phase der Behandlung wird die Therapeutin vor allem darauf achten, ob sich *Übertragungsmuster im Sinne eines Widerstandes* auf die aktuelle therapeutische Arbeitsfähigkeit der Patientin auswirken, und, wenn dies der Fall ist, die Hinweise in Kap. 9 zum Umgang mit Übertragungsmanifestationen berücksichtigen.

> Eine Patientin vermittelte der Therapeutin, wie gut die Therapie für sie sei, obwohl sie regelmäßig in den Stunden stark angespannt war, unter anderem, weil sie übertragungsbedingt der Überzeugung war, sich den Wünschen der Therapeutin anpassen zu müssen, um nicht bestraft zu werden.

- Wegen des umfassenden Bedrohungsgefühls und der häufigen Präsenz negativer Übertragungsmuster (▶ Kap. 9.2) sollte die *Herstellung eines Sicherheitsgefühls in der therapeutischen Beziehung* hohe Priorität haben. Aufgrund der typischerweise vorhandenen Probleme im Bereich der Emotionsregulierung ist auf Seiten der Patienten von einem vorrangigen Bedürfnis nach konkreten Hilfen und Anleitungen bei der Emotionsregulierung und Symptomkontrolle auszugehen.

> T: Ich spüre gerade, wie angestrengt (traurig, wütend) Sie gerade sind. Wie wäre es, wenn wir mit dem Erzählen eine kurze Pause machen und eine Entspannungsübung einschieben?

- Ungeachtet der großen Bedeutung dieser Problembereiche kann im Einzelfall auch einmal ein *anderes Beziehungsbedürfnis* im Vordergrund stehen, beispielsweise das Bedürfnis, von einer empathischen Person, die sich für die eigene Leidensgeschichte interessiert, angehört und wahrgenommen zu werden. Diese Beziehungsbedürfnisse sollte die Therapeutin in jedem Fall würdigen, wobei sie im jeweiligen Fall zu entscheiden hat, inwieweit sie im weiteren Stundenverlauf eher dem aktuellen Bedürfnis der Patientin oder den auf allgemeinen Erfahrungen beruhenden Empfehlungen des Therapiekonzepts folgen sollte. Allgemein gilt, dass eine empathische, auf die aktuelle emotionale Befindlichkeit eingehende und die aktuellen Beziehungsbedürfnisse würdigende Haltung mehr zur gemeinsamen Regulation des Sicherheitsgefühls beiträgt als eine ausschließlich an behandlungstechnischen Vorgaben orientierte Vorgehensweise.

> Frau R. konnte aufgrund von Panikattacken ohne die Einnahme einer Medikation nicht zu den Sitzungen kommen. Statt die potenzielle Abhängigkeit zu thematisieren, war es vor allem zu Beginn der Behandlung wichtig, das Bemühen der Patientin anzuerkennen. »Frau R., ich weiß, welche Anstrengung es für Sie bedeutet, hierher zu kommen, die Sitzungen wahrzunehmen und zu versuchen, mir zu vertrauen. Ich erkenne das sehr an.«

Mit der genannten Einschränkung steht daher als *Hauptziel der Anfangsphase* die Verbesserung der Emotionsregulierung und der Bewältigungskompetenz im Vordergrund. Sie umfasst Techniken zur besseren Steuerung im Sinne eines Containments traumatischer Intrusionen und Affektzustände sowie Methoden zur Generierung positiver emotionaler Zustände. Psychodynamisch geht es in der ersten Phase um die Stärkung der Gegenwartsanteile der Selbstrepräsentanz. Als Teil einer transparenten Beziehungsgestaltung wird Wert darauf gelegt, die Patientin umfassend über die Erkrankung und ihre Behandlungsmöglichkeiten zu informieren.

Entsprechend den übereinstimmenden Erkenntnissen der Psychotherapieforschung (Luborsky et al. 1988; Norcross & Lambert 2011; Wampold 2010) ist eine tragfähige *therapeutische Allianz* eine wichtige Voraussetzung für jede Form von Psychotherapie. Entscheidend ist, dass die Patienten ein Verständnis von Psychotherapie als einer *kooperativen Arbeitsbeziehung* entwickeln, das sich stark von einem Modus passiven Behandeltwerdens unterscheidet, wie sie es aus körpermedizinischen Kontexten gewohnt sind. Vorrangige Aufgabe der Therapeutin ist es daher, die für eine gute therapeutische Arbeitsbeziehung notwendigen Bedingungen zu schaffen. Dazu kann es notwendig sein, die Patientin zu bestätigen, sie zu ermutigen, Ängste aufzugreifen, aber auch sie zu aktivem Überlegen und Mitdenken anzuregen.

Auch wenn die Gemeinsamkeit der Ziele und Aufgaben unverzichtbare Elemente einer tragfähigen Arbeitsbeziehung sind, kommt dabei der Herstellung einer emotionalen Basis für die Zusammenarbeit vermutlich die größte Bedeutung zu. So wichtig die Rolle eine kooperativen Beziehung auch ist, darf nicht übersehen werden, dass sie asymmetrisch bleiben wird, da immer wieder Ich-Funktionsdefizite dafür verantwortlich sein können, dass die Patienten den von ihnen erwarteten Beitrag nicht oder noch nicht leisten können. Dann wird die Therapeutin dies im Sinne einer *»Hilfs-Ich-Funktion«* übernehmen müssen, zumindest so lange, bis diese Funktion besser entwickelt ist. Dabei sollte jedoch nicht außer Acht gelassen werden, dass die therapeutische Beziehung eine »endliche« Beziehung ist und der Blick auf eine selbstständige Lebensführung immer gewahrt bleiben sollte.

6.2 Das Prinzip des maximalen Kontrasts zur traumatischen Situation

Wegen des beziehungstraumatischen Hintergrundes der Patienten orientiert sich die therapeutische Haltung besonders zu Beginn der Therapie an dem Prinzip des maximalen Kontrasts zur traumatischen Situation.

- Ein »Hintergrund von Sicherheit« (Sandler 1960) ist für komplex traumatisierte Patienten, die unter einem aus der traumatischen Erfahrung resultierenden generalisierten Bedrohungsgefühl leiden, von herausragender Bedeutung. Da die traumatische Situation durch maximale Unsicherheit geprägt ist, ist die Herstellung eines *Sicherheitsgefühls*, das vor allem auch Vorhersehbarkeit umfasst, in der therapeutischen Situation essenziell (▸ Kap. 6.3).
- Traumatische Situationen gehen typischerweise mit dem Erleben einher, sich ohne jeden Einfluss einem fremden Willen ausliefern zu müssen. Um diesem Gefühl ein gegenteiliges Gefühl entgegenzusetzen, müssen die Patienten das Gefühl der *Kontrolle* über den Therapieprozess haben. An die Stelle des Gefühls, sich einem unkontrollierbaren Prozess ausliefern zu müssen, soll die Patientin das sichere Gefühl entwickeln, dass sie an allen therapeutischen Entscheidungen im Sinne des »informed consent« beteiligt ist und nichts über sie hinweg geschieht (▸ Kap. 5.1 und 6.4).
- An die Stelle der Intransparenz der traumatischen Situation soll maximale *Transparenz* treten. Die Patienten sollen soweit irgend möglich nicht nur die neurobiologischen und psychodynamischen Zusammenhänge, die posttraumatischen Reaktionen zugrunde liegen, sondern auch die Wege der therapeutischen Beeinflussung in ihren Grundzügen verstehen, um selbstverantwortlich bei therapeutischen Entscheidungsprozessen mitwirken zu können. Darauf wird im Kapitel zur Psychoedukation detailliert eingegangen (▸ Kap. 7.1).
- Wegen des vorherrschenden Gefühls des Alleingelassenseins ist *emotionale Präsenz* unverzichtbar. Sie soll in einer responsiven Beziehungsgestaltung realisiert werden und die Notwendigkeit psychobiologischer Synchronien in der Therapiebeziehung berücksichtigen (▸ Kap. 6.5).

Gleichzeitig soll die Verfügbarkeit über die Ich-Funktionen verbessert und die Bewältigungskompetenz der Patientin gestärkt werden (▸ Kap. 8.1).

Auch wenn bei sorgfältiger Beachtung der Prinzipien der Beziehungsgestaltung eine stärkere Entwicklung von Übertragungen und eine größere emotionale Belastung in der Gegenübertragung der Therapeutin nicht wahrscheinlich ist, sollte die Therapeutin zum Umgang mit diesen Phänomenen die Hinweise aus Kap. 9 schon während der ersten Therapiephase berücksichtigen.

6.3 Sicherheit

Sicherheit umfasst die *äußere und soziale Sicherheit* sowie die Sorge um die eigene Gesundheit. Zunächst soll sich die Therapeutin davon überzeugen, dass sich die Patientin äußerlich nicht bedroht fühlt. Besteht eine Bedrohung für Leib und Leben der Patientin – die von außen kommen, bei selbstgefährdendem Verhalten auch von der Patientin ausgehen kann –, kann es vorrangig sein, die Patientin darin zu unterstützen, die Gefahrensituation zu beenden. Unter Umständen kann es auch notwendig sein, darauf zu bestehen, dass die Beendigung der Gefahrensituation Vorrang vor der Bearbeitung anderer Themen haben muss.

Auch müssen die notwendigsten Lebensbedingungen sichergestellt sein. Wenn *aktuell häusliche Gewalt* oder eine andere Form der Gewaltanwendung besteht, sollte unter Berücksichtigung der therapeutischen Schweigepflicht eine Sozialberatung mit einbezogen werden. Wichtig ist es auch, gegebenenfalls die *Kinder* einer Patientin im Blick zu haben. Sind diese gefährdet oder brauchen sie therapeutische Hilfe, ist an eine familientherapeutische Intervention zu denken. Die Therapeutin sollte daran denken, dass sie gesetzlich verpflichtet ist, für das Kindeswohl zu sorgen und notfalls – trotz Schweigepflicht – dem Jugendamt einen anonymen Hinweis zukommen zu lassen.

Die aktive Unterstützung bei der Herstellung eines Gefühls von Sicherheit in der therapeutischen Beziehung ist die Voraussetzung dafür, dass sich im weiteren Verlauf der Therapie durch Prozesse der Verinnerlichung (Introjektion) einer guten Beziehungserfahrung eine innere sicherheitsgebende Instanz etablieren kann, die sich durch Verlässlichkeit und Verbindlichkeit auszeichnet. Nur so wird sich – bindungstheoretisch gesprochen – *Bindungssicherheit* einstellen können.

Im Einzelnen kann es notwendig werden, auf *Trennungssituationen* einzugehen, die durch Ferien oder Krankheitsausfälle der Therapeutin zustande kommen können, da diese durch die assoziative Verknüpfung mit traumatischen Trennungssituationen der Kindheit subjektiv eine existenziell bedrohliche Dimension annehmen können. Manchen Patienten mit eingeschränkter Fähigkeit zur Objektkonstanz kann es helfen, wenn sie während der Zeit der Trennung einen Gegenstand mitnehmen dürfen, der als *Übergangsobjekt* (Winnicott 1953) symbolisch die Therapeutin repräsentiert.

In vieler Hinsicht kann die Therapeutin für die Patientin ein Modell sein, mit dessen Hilfe sie lernen kann, wie ein respektvoller und die Grenzen wahrender Umgang praktisch umsetzbar ist: wie die Patientin mit sich umgehen könnte und wie sie immer behandelt werden müsste.

Besonders zu Beginn der Therapie ist die Therapeutin jedoch gut beraten, wenn sie davon ausgeht, dass die Patientin sich vor dem Hintergrund ihrer bindungs- und beziehungstraumatischen Erfahrungen in der therapeutischen Beziehung *nicht sicher* fühlt. Ist zusätzlich eine negative Übertragung im Sinne einer Täter-Übertragung (► Kap. 9.2) aktiv, wird sich das Unsicherheitsgefühl in der therapeutischen Situation noch verstärken. Es ist jedoch auch dann latent vorhanden, wenn vordergründig eine idealisierende Retter-Übertragung (► Kap. 9.2) vorherrscht. In vielen Fällen wird die Patientin – bewusst oder unbewusst – davon ausgehen, dass die Therapie nicht sicher ist und dass es mit einer hohen Wahrscheinlichkeit zu einer Retraumatisierung kommen wird.

Die Therapeutin kann dieser durch ein *Retter-Täter-Opfer-Kippbild* geprägten Übertragungsdisposition auf verschiedene Weise Rechnung tragen:

- Zunächst sollte die Therapeutin Verständnis dafür haben, dass eine *idealisierende Retter-Übertragung* für viele komplex traumatisierte Patienten die einzige Möglichkeit ist, sich auf eine Therapie einzulassen. Sie sollte aber der Versuchung widerstehen, diese Retter-Rolle zu übernehmen, und stattdessen von Beginn an darauf hinweisen, dass die Therapie zwar auch eine neue Beziehungserfahrung vermitteln kann, in erster Hinsicht aber Hilfe zur Selbsthilfe ist.
- Weiterhin kann es für die Gestaltung der therapeutischen Beziehung hilfreich sein, wenn die Therapeutin der Patientin vermittelt, dass sie ein *Verständnis für deren Unsicherheitsgefühl* hat und es nach Möglichkeit berücksichtigen will. Diese Anerkennung des Unsicherheitsgefühls ist in der Regel ein erster Schritt beim Aufbau des Sicherheitsgefühls. Oft geben Patienten dann nonverbale Signale der Erleichterung; sie sind erkennbar an einer leichten Entspannung des Gesichtsausdrucks, der anzeigt, dass sie sich in diesem Moment hinsichtlich ihres Unsicherheitsgefühls verstanden gefühlt haben. Ein eventuell aufkommendes Misstrauen sollte die Therapeutin früh ansprechen und als sinnvollen Schutz wertschätzen.

> T: Ich habe gerade den Eindruck, dass Sie ein bisschen in Ihrer Darstellung stocken. Lassen Sie sich bitte Zeit mit dem Erzählen – ich finde es völlig normal, dass Sie sich in der fremden und auch ungewohnten Situation hier unwohl und unsicher fühlen. Sie kennen mich kaum und möchten oder sollen gleich so viel erzählen. Das ist für viele meiner Patienten beängstigend. Mir würde es an Ihrer Stelle ebenso gehen.

- Weiterhin kann die Therapeutin in der Frühphase einer therapeutischen Beziehung bewusst darauf verzichten, sich als ein »nur gutes Objekt« anzubieten, dessen Nähe das Gefühl der Bedrohung eher verstärken würde. Sie kann der Patientin stattdessen vorschlagen, sie im Sinne von Winnicotts (Winnicott 1969) Konzept der Objektverwendung in einer Weise zu »verwenden«, die eher zu einem *Coach* passt, dessen Hilfe man sich bedienen kann, aber nicht muss.

> T: Ich weiß auch nicht genau, was hier richtig wäre. Vermutlich gibt es verschiedene Wege. Das einzige, was ich Ihnen zur Verfügung stellen kann, sind meine Ideen und die Ideen anderer Patienten, die ich behandelt habe. Vieles werden Sie für sich erproben müssen. Meine Lösungen stehen im Zusammenhang mit meiner Biografie und meinen Stärken und Schwächen. Ihre Lösungen müssten Sie an Ihre eigenen Möglichkeiten anpassen. Am besten überlegen wir gemeinsam, was Sie erproben können?

- Die Therapeutin kann die Patientin auch ermutigen, sich, so gut sie kann, vor möglichen mit der Therapie verbundenen Gefahren zu *schützen*, indem sie zum Beispiel sorgfältig überlegt, welche Informationen sie preisgibt und welche nicht, oder indem sie die therapeutischen Vorschläge kritisch prüft und hinterfragt. Damit gibt die Therapeutin der Patientin zu verstehen, dass Therapie grundsätzlich auch schaden kann und dass sie der Patientin auch, ohne es zu wollen, Verletzungen zufügen kann. Eine Therapeutin, die diese unbestreitbaren Sachverhalte erwähnt, trägt bei traumatisierten Menschen in der Regel nicht zu deren Verunsicherung bei, sondern stärkt durch ihre Aufrichtigkeit eher das Vertrauen.

> T: Es kann sein, dass ich mit meinem Kommentar ganz »daneben« gelegen habe und auch nicht hätte weiter nachfragen dürfen. Wenn das so ist, tut es mir leid. Es wird immer wichtig sein, dass wir gemeinsam schauen, was Ihnen gut tut. Und manchmal ist es besser, etwas später zu erzählen als zu früh.

- Darüber hinaus kann die Therapeutin der Patientin anbieten, gemeinsam zu überlegen, was getan werden kann, um das *Sicherheitsgefühl und das Wohlbefinden der Patientin in der therapeutischen Situation zumindest ein wenig zu stabilisieren.* Viele Patienten wünschen sich eine Blickrichtung zur Tür als Fluchtmöglichkeit, wenn kindliche Persönlichkeitsanteile einen Angriff oder Übergriff fürchten. Andere schätzen einen etwas größeren Sitzabstand. Wenig bedacht wird oft, dass es sexuell traumatisierte Patienten sehr beeinträchtigen kann, wenn speziell männliche Therapeuten zu nah vor ihnen sitzen. Dies zu berücksichtigen kann den Patienten den Einstieg in die Therapie erleichtern, jedoch sollten diese Eingriffe in die äußere Realität sobald wie möglich reflektiert werden, um nicht durch unbesehene Übernahme der projektiven Verzerrungen die Realitätsprüfung der Patienten übermäßig zu schwächen.

> T: Bitte spüren Sie hin, wie sicher und wohl Sie sich in diesem Raum fühlen. Vielleicht können wir gemeinsam nach Wegen suchen, damit Sie sich sicherer und wohler fühlen.

> T: Schauen Sie sich in diesem Zimmer um, hier werden wir arbeiten. Mir ist es wichtig, dass Sie genau darauf achten, wie Sie am liebsten sitzen. Sie sollten sich möglichst gut fühlen. Dafür können wir die Sitzgelegenheiten auch verschieben. Oder ist Ihnen noch eine Decke wichtig – nicht wegen der Kälte, sondern als Schutz?

- Es nicht ratsam, eine komplex traumatisierte Patientin durch das Angebot allzu großer Nähe und Hilfsbereitschaft in Bedrängnis zu bringen. Eine solche Haltung würde nicht nur ihre Autonomieentwicklung behindern; oft ist sie auch zu fremd für eine Patientin, die derartiges in ihren Beziehungen nie erlebt hat und deshalb mit Befremden oder Selbstentwertung darauf reagiert. Nicht selten wird große *Nähe auch als bedrohlich* erlebt, besonders dann, wenn die Patientin erfahren hat, wie das nahe Beziehungsangebot einer Bezugsperson – manchmal blitzschnell – in Misshandlung oder Entwertung umgeschlagen ist.

> T: Ich kann mir gut vorstellen, wie schwierig es gerade für Sie ist. Es muss sehr ungewohnt für Sie sein, wenn Sie erzählen und ich zuhöre und Ihr Erleben nicht bagatellisiere oder entwerte. Vielleicht ist es gut, das, was Sie mir berichten, von außen anzusehen, damit Sie nicht von alleine in den Kreislauf kommen, sich mit all dem, was wir gerade besprochen haben, erneut zu entwerten, wie Sie es immer zu tun gewohnt waren.

- Halten bedeutet auch, für ein *Spannungsoptimum* in der therapeutischen Beziehung zu sorgen. Damit ist in erster Linie Stressreduktion gemeint. Der Stress, der naturgemäß mit jeder Psychotherapie verbunden ist, sollte so niedrig wie möglich gehalten werden, um die therapeutische Arbeitsfähigkeit der durch den Alltag schon hinreichend belasteten Patienten nicht übermäßig zu gefährden. Therapeuten sind oft erstaunt, zu erfahren, mit welch hohem Stress eine Therapie für die Patienten verbunden sein kann. Die Übererregbarkeit und sensorische Überempfindlichkeit traumatisierter Patienten bringt es mit sich, dass die Patienten geringfügige Unregelmäßigkeiten als irritierend und normale Umweltgeräusche als erschreckend erleben.
- Es kann auch hilfreich sein, mit der Patientin ein gestisches *Stopp-Signal* zu vereinbaren, mit dessen Hilfe die Patientin der Therapeutin zu verstehen geben kann, dass ihre Toleranzgrenze erreicht oder überschritten ist, ohne dass sie dies mit Worten ausdrücken muss. So kann die Therapeutin der Patientin beispielsweise vorschlagen, die Hand zu heben, wenn ihr etwas »zu viel« geworden ist. Die Therapeutin sollte jedoch wissen, dass eine solche Vereinbarung zwar eine Erleichterung für die Patientin darstellen kann, etwas mitzuteilen, was sie verbal nicht kommunizieren könnte. Es entbindet sie jedoch nicht von ihrer Verpflichtung, auch selbst die Toleranzgrenzen der Patientin im Auge zu behalten, da sie sich nicht immer darauf verlassen kann, dass die Patientin ihre Toleranzgrenze selbst erkennt. Sie sollte daher häufiger nachfragen, ob sich die Patientin noch hinreichend wohl fühlt.

> T: Bitte sagen Sie mir: Ist das so in Ordnung für Sie, was wir hier besprechen, oder ist es schon zu viel für Sie?
>
> T: Ist es in Ordnung, wenn ich nachfrage? Es könnte auch zu viel für Sie sein. Wenn es so ist, möchte ich noch einmal an das Stopp-Signal erinnern, das wir ganz zu Anfang der Therapie ausgemacht haben. Ich frage dann nicht weiter. Wenn überhaupt, frage ich nur, warum es gerade so schwer war, meine Fragen zu beantworten, damit ich es für das nächste Mal weiß.

- Unter dem Gesichtspunkt der Stressreduktion sollte auch der *zeitliche Abstand zwischen den Sitzungen* beachtet werden. Beziehung und Bindung können als toxisch erlebt werden, sodass eine Variation der zeitlichen Abstände zwischen den Sitzungen erwogen werden kann. Zwar kann eine geringere Sitzungsfrequenz in einem Fall entlastend, in einem anderen Fall belastend wirken, doch sind höherfrequente Therapien in der Regel deutlich belastender, weil sich hier eher eine regressive Haltung auf Seiten der Patientin entwickelt. Es kann sinnvoll sein, dies offen mit der Patientin zu besprechen.

> T: Ich habe in den letzten Wochen bemerkt, dass es Ihnen im Alltag schlechter geht. Dass Sie weniger schaffen als vor Therapiebeginn. Könnte es sein, dass unsere Sitzungen zwar hilfreich, aber zu dicht sind? Dass es so ähnlich ist wie bei einem Medikament, das giftig sein kann, wenn es zu hoch dosiert wird, während es gut gegen die Beschwerden hilft, wenn es mit reduzierter Dosis eingenommen wird? Wir können für ein oder zwei Wochen versuchen, uns nur einmal die Woche zu treffen, was meinen Sie? Lassen Sie es uns ausprobieren und schauen, was besser für Sie ist.

- Bei Bedarf sollen daher *beruhigende, entlastende und andere unterstützende Maßnahmen* angeboten werden. Während das Konzept eines Kontinuums psychodynamischer Interventionen von rein unterstützenden bis zu einsichtsfördernden Interventionen reicht (Gabbard 2004; Luborsky 1999), sind Interventionen in der ersten Phase der Behandlung eher auf das unterstützende Ende des Kontinuums ausgerichtet. Wiewohl Beruhigung, Entlastung und Unterstützung nicht zu Beschwichtigung oder zur Vermeidung bearbeitungsbedürftiger Themen führen dürfen, können sie doch die Bedingungen bereitstellen, die notwendig sind, um sich auch schwierigen Themen zuzuwenden.

> Eine Patientin konnte erst dann über ein schambesetztes Thema sprechen, nachdem zuvor geklärt werden konnte, dass sie dafür nicht verurteilt wird und die Therapeutin deshalb nicht verächtlich über sie denken würde.

- Um den Patienten ein Gefühl der Sicherheit in der therapeutischen Beziehung zu vermitteln, kann es notwendig werden, auch *negative Emotionen im Sinne des Containment-Konzepts von* Bion (1962) *zu transformieren* (▸ Kap. 9.4). Mitunter kann es entlastend wirken, wenn die Therapeutin der Patientin wertschätzend vermittelt, dass diese sich trotz aller Bedenken und Ängste für eine Therapie entschieden hat, weil sie die Bereitschaft hat, sich auch schwierigen Seiten ihrer inneren Welt zu stellen, und dass es derzeit nicht zu vermeiden ist, dass sie mit negativen Gefühlen in Kontakt kommt – allein schon deshalb, weil nahe Beziehungen für sie schwierig und potenziell bedrohlich sind – und dass sich Lösungen für Schwierigkeiten in der aktuellen therapeutischen Beziehung erst allmählich finden lassen werden.
- In anderen Fällen kann es hilfreich sein, die Patientin zu bitten, sich über *schwierige Situationen in der Therapiebeziehung* Gedanken zu machen, um in der Folgesitzung gemeinsam nach einer Lösung zu suchen. Eine solche Reflexions- oder Übungseinheit macht jedoch nur dann Sinn, wenn sie von der Patientin als Hilfe und nicht als Belastung erlebt wird. Wenn die Aufgabe als zu schwierig empfunden wird, kann sie auch zurückgestellt und vielleicht zu einem späteren Zeitpunkt wieder aufgegriffen werden. Manchmal haben die Patienten auch Ideen, was zur Lösung beitragen könnte. Bei bereits bekannten dissoziativen Phänomenen empfiehlt es sich, zu fragen, was bisher geholfen hat und was gut tut, wenn ein solcher Zustand eintritt. Auch hier gilt, dass eine solche Möglichkeit der Äußerung nur dann genutzt werden sollte, wenn sie von der Patientin auch als hilfreich erlebt wird.

CHECKLISTE 6-1 FÜR DIE THERAPEUTIN: SICHERHEITSGEFÜHL DER PATIENTIN

- Sind auf Seiten der Patientin nonverbale Hinweise erkennbar, die darauf hindeuten, dass sie sich in der therapeutischen Situation unsicher oder unwohl fühlt?
- Konnte ich mit der Patientin darüber sprechen und konnte sie es ähnlich wahrnehmen?
- Haben wir aktiv nach Wegen gesucht, um das Stressniveau der Patientin zu verringern?

DURCHARBEITEN: SITZUNGSVERBINDENDE REFLEXION ODER ÜBUNG

6-1 Schwierige Situationen in der Therapie

In dieser Reflexionseinheit hat die Patientin Gelegenheit, Situationen in der therapeutischen Situation zu benennen, die sie als schwierig erlebt oder die ihr Stress bereiten. Wenn sie möchte, kann sie zudem eigene Ideen einbringen, die ihrer Vorstellung nach zur Behebung der Schwierigkeiten beitragen könnten.

6.4 Kontrolle, Urheberschaft und Handlungsfähigkeit

Aufgrund der realen Erfahrung von Kontrollverlust in der traumatischen Situation soll die Patientin das Gefühl haben, so viel wie möglich von dem, was in der Therapie geschieht, unter *Kontrolle behalten* zu können. Dies bedeutet nicht, dass sie der Therapeutin vorschreiben darf, was in der Therapie zu tun ist, denn um einen sicheren Rahmen für die Patientin bewahren zu können, muss die Therapeutin den handlungsleitenden Faden in der Hand behalten. Gemeint ist vielmehr, dass bei der Patientin in keinem Fall das Gefühl entstehen darf, es geschehe etwas »über ihren Kopf hinweg« oder als müsse sie sich der Therapie oder der Therapeutin ausliefern. Dies ist deshalb so wichtig, weil traumatisierte Patienten oft zumindest latent eine derartige Beziehungserwartung an die Therapie haben und gelegentlich im Sinne eines Reenactments solche Situationen reinszenieren. Darüber hinaus ist es ein wichtiges Ziel der Therapie, die Patienten darin zu unterstützen, das verlorene Gefühl von *»self-agency«*, der Urheberschaft und Handlungsfähigkeit (Bohleber 2020), wiederzuerlangen.

T: Lassen Sie uns gemeinsam schauen, wie Sie das Ziel erreichen können. Wie gesagt, meine Vorschläge kommen aus meinem eigenen Verhaltensrepertoire. Es wäre gut, wenn wir Ihres untersuchen könnten und Sie entscheiden, wie Sie vorgehen wollen.

Die Therapeutin soll der Patientin *erläutern*, dass sie zu jedem Zeitpunkt nach Möglichkeit die volle Kontrolle über das, was während der Therapie geschieht, behalten soll und dass möglichst nichts während der Therapie ohne ihre ausdrückliche Zustimmung geschehen soll. Dies impliziert – und darauf sollte die Therapeutin die Patientin auch hinweisen –, dass die Patientin die Kontrolle verlieren kann, wenn sie beispielsweise in einen dissoziativen Zustand gerät. Umso wichtiger sollte es sein, die Kontrolle über dissoziative Zustände herzustellen (► Kap. 8.9).

Eine schwer traumatisierte Patientin entwickelte regelmäßig gegen Ende der Sitzung heftige beidseitige Beinkrämpfe, die es ihr unmöglich machten, das Therapiezimmer aufrecht gehend zu verlassen. Bis es gelang, die Symptomatik zu verstehen und zu bearbeiten, musste die Patientin auf dem Schreibtischstuhl aus dem Zimmer geschoben werden.

Praktisch kann dies dadurch geschehen, dass die Therapeutin, wann immer möglich, die Patientin bittet, mit ihr *gemeinsam zu überlegen*, welcher der nächste therapeutische Schritt sein kann und welche Schwierigkeiten dabei auftreten können. Die Patientin wird gebeten, den Nutzen aller Therapieempfehlungen zu *überprüfen*. Sie sollte die Möglichkeit haben, sie zu akzeptieren, wenn sie ihr angemessen erscheinen, oder sie abzulehnen, wenn sie sie nicht für hilfreich hält. Wann immer es möglich ist, sollte man ihr die *Wahl* lassen.

In der Regel reicht es nicht aus, wenn die Therapeutin der Patientin die Bedeutung der Kontrolle einmal zu Beginn der Therapie erläutert. Da dies für die Patientin ungewohnt ist, wird sie es leicht vergessen. Daher sollte die Therapeutin in ihren Interventionen *immer wieder deutlich machen*, welche Kontroll- und Einflussmöglichkeiten die Patientin hat und sie um ihr Einverständnis bitten. Andererseits sollte die Therapeutin auch vermitteln, dass sie keine Angst vor belastenden Emotionen hat und dass es auch angstmindernd wirken kann, wenn man sich gemeinsam den Emotionen stellt und ihnen ins Auge schaut.

> T: Bitte sagen Sie mir, ob es für Sie in Ordnung ist, weiter darüber zu reden …

> T: Was denken Sie, sollten wir als nächstes tun: Sollen wir an der Thematik X oder Y arbeiten?

Das Gefühl des Ausgeliefertseins ist oft auch Folge der unkontrollierbaren Emotionalität, sich plötzlich aufdrängender Flashbacks oder unkontrolliert einschießender somatischer Symptome bei begleitender somatoformer oder dissoziativer Konversionssymptomatik. Daher sollten *Symptombildungen, die das Gefühl von Ohnmacht und Ausgeliefertsein verstärken*, frühzeitig fokussiert werden. Dies bedeutet im Einzelnen:

- Bei *intrusiver Symptomatik* sollten der Patientin frühzeitig Techniken des Flashback-Stopps vermittelt werden, insbesondere die »Container-Technik« (▸ Kap. 8.2).
- Bei *dissoziativer Symptomatik* sollte sich die Patientin frühzeitig Techniken zur Reorientierung aneignen (▸ Kap. 8.9)
- Die Ich-Funktion der *Emotionsregulierung* sollte vorrangig verbessert werden. Die Patienten sollen lernen, eigene emotionale Zustände zu erkennen und besser zu regulieren, um nicht auf kompensatorische selbstschädigende Verhaltensweisen ausweichen zu müssen (▸ Kap. 8).
- Dabei sollen sie schon vorhandene *Bewältigungsformen* reaktivieren und neue Fertigkeiten und Stärken entwickeln. An die Stelle traumatischer Hilflosigkeit soll ein Gefühl der Selbstwirksamkeit treten (▸ Kap. 6.4).

Es kommt sehr darauf an, dass die Patienten die durch die traumatischen Erfahrungen in Verlust geratenen *Gefühle von Urheberschaft, Selbstbestimmung und Selbstwirksamkeit* wiedererlangen können. Das Erleben von Ohnmacht, Hilflosigkeit und Ratlosigkeit kann so dominierend geworden sein, dass die Betroffenen auf unterschiedliche Fragen der Therapeutin nahezu stereotyp mit den Worten »Ich weiß (es) nicht« reagieren. Vielfach dürfte diesem Antwortstereotyp die unter traumatischen Lebensumständen funktionale und ins implizite Wissen übergegangene Erfahrung zugrunde liegen, dass Wissen gefährlich ist und jegliches Handeln nur zur Verschlechterung beiträgt, während Nicht-Wissen und Nicht-Handeln am ehesten ein Überleben erleichtert haben. Hier muss das zentrale therapeutische Anliegen darin bestehen, die Patienten zu eigenem Denken und Handeln zu ermutigen.

CHECKLISTE 6-2 FÜR DIE THERAPEUTIN: KONTROLLE

- Habe ich nachgefragt, ob die Patientin mit dem vereinbarten Vorgehen einverstanden ist?
- Hatte sie eigene Ideen und Vorstellungen, die wir integrieren konnten?
- Hat die Patientin wirklich verstanden, dass sie sich nicht »ausliefert«, sondern ein Gefühl von Kontrolle behalten soll?

6.5 Präsenz und Regulation

Vorgänge wechselseitiger Regulation, die große Ähnlichkeit mit den dyadischen Regulationsprozessen der frühen Kindheit haben, machen einen wichtigen Teil jedes Therapieprozesses aus: Patienten benötigen unsere Hilfe bei der Regulation ihrer emotionalen Befindlichkeit, und auch Therapeuten sind zur Regulation ihrer Befindlichkeit in der Therapie auf regulatorische Aktivitäten ihrer Patienten angewiesen.

Die Psychotherapieforschung hat unter dem Einfluss der Säuglings- und Kleinkindforschung überzeugend gezeigt, welche Bedeutung nonverbale Signale von Blickkontakt, Stimme, Körperhaltung für die Herstellung einer tragfähigen therapeutischen Beziehung haben (Marci et al. 2007). *Nonverbale Synchronien* sind ein wesentliches Merkmal gut verlaufender Psychotherapien (Ramseyer & Tschacher 2011). Es ist inzwischen vielfach belegt, dass neuronales Wachstum auf die Bereitstellung gemeinsam geteilter positiver emotionaler Zustände angewiesen ist.

Je schwerer krank die Patienten sind, desto mehr brauchen sie naturgemäß unsere regulierende Aktivität. Um die für eine erfolgreiche Therapiesitzung erforderliche »nonverbale Synchronie« (Ramseyer & Tschacher 2011) zu erreichen, wird sich die Therapeutin in ihrer nonverbalen Kommunikation hinsichtlich *Sprachtempo, Rhythmus und Lautstärke* an die entsprechenden körperlichen Kommunikationsmuster der Patientin anpassen müssen. Manche komplex traumatisierten Patienten sind sehr geräuschempfindlich und sprechen mit leiser Stimme, benötigen daher in besonderem Maße unsere regulatorische Anpassung.

> Eine Patientin, der es zu Beginn der Therapie sehr schwer fiel, länger über sich selbst zu sprechen, blieb in ihren Äußerungen nahezu einsilbig, sodass es immer wieder zu längeren Pausen im Gespräch kam. Sie geriet unter Spannung, wenn niemand sprach, und auch die Therapeutin wurde zunehmend angespannter. Die Patientin empfand es als Erleichterung,

als die Therapeutin ihr anbot, ihr konkrete Fragen zu stellen. Als die Patientin mehr Sicherheit in der Beziehung entwickelt hatte, konnte sie auch länger zusammenhängend sprechen.

Präsenz meint in erster Linie emotionale Präsenz der Therapeutin. Um der Patientin den notwendigen Halt zu geben, muss die Therapeutin ihr *als reale Person emotional zur Verfügung stehen* (Winnicott 1969). Eine zurückhaltende Beziehungsgestaltung, die bei Patienten mit einer Konfliktpathologie im Einzelfall sinnvoll sein kann, um negative Beziehungserfahrungen in der therapeutischen Beziehung durchzuarbeiten, ist bei komplex traumatisierten Patienten in der Regel schädlich. Zu groß ist die Gefahr, dass dadurch negative Übertragungen gefördert werden, dass das Spannungsniveau der Therapie steigt und eine negative Beziehungserfahrung gemacht wird. Vor allem sollten auf Seiten der Therapeutin Verhaltensweisen unterbleiben, die leicht Gefühle des Alleingelassenseins entstehen lassen, wie etwa längeres Schweigen oder das Nichtbeantworten von Fragen. Schweigen der Therapeutin kann leicht als Desinteresse, Kälte oder unausgesprochene Kritik verstanden werden oder Anlass zu weitreichender negativer Fantasiebildung sein.

Wenn die Patientin längere Zeit schweigt, unterbricht die Therapeutin das Schweigen taktvoll, indem sie die Patientin beispielsweise bittet, zu überlegen, ob einiges von dem, worüber sie gerade nachgedacht hat, in der Therapie besprochen werden könnte. Auch kann sich die Therapeutin erkundigen, was sie tun kann, um der Patientin die therapeutische Arbeit zu erleichtern.

T: Sie überlegen gerade? Ist es in Ordnung für Sie, zu sagen, was Ihnen gerade durch den Kopf ging?

Fragen von Patienten sollten grundsätzlich beantwortet werden. Wie jede andere Äußerung sollte mit einer Frage wertschätzend umgegangen werden, selbst dann, wenn sie der Therapeutin unangenehm ist. Fragen generell nicht zu beantworten wäre wie ein grobes Missverständnis des Abstinenzgebotes (▸ Kap. 6.7).

Wie weit die Fragen inhaltlich beantwortet werden, hängt ausschließlich davon ab, ob die Beantwortung im therapeutischen Interesse liegt. In der Regel bekunden die Patienten mit ihren Fragen ein Interesse, das für den weiteren Therapieprozess genutzt werden kann. Ist dies nicht der Fall, hat die Therapeutin immer das Recht, die Fragen inhaltlich nicht zu beantworten. Wenn die Therapeutin eine Frage nicht beantworten möchte, sollte sie der Patientin eine Erläuterung geben. Oft stellt sich heraus, dass der Patientin eine konkrete Antwort auf ihre Frage kaum noch wichtig ist, sobald das damit verbundene Grundbedürfnis deutlich geworden ist und als berechtigt anerkannt wurde.

So kann eine Therapeutin z. B. auf eine Frage der Patientin antworten: »Ich werde Ihre Frage gleich beantworten, aber lassen Sie uns zuerst verstehen, was Ihnen an dieser Frage so wichtig ist.«

Emotionale Präsenz beinhaltet zwar eine *zugewandte und freundliche Grundhaltung*. Damit ist jedoch nicht ein Übermaß an Freundlichkeit gemeint, das eher kontraproduktiv wäre. Es ist auf Dauer nicht hilfreich, wenn die Therapeutin ausdrücklich ihre Sympathie gegenüber der Patientin äußert und ihre guten Absichten bekräftigt, nur um freundlich zu erscheinen oder weil sie glaubt, damit eine positive therapeutische Atmosphäre zu schaffen. Ebenso wenig ist es hilfreich, wenn sie die Patientin darin unterstützt, für alles, was problematisch ist, die Kindheit der Patientin, äußere Umstände oder bestimmte Personen verantwortlich zu machen. Vielmehr reduzieren solche Äußerungen, wenn sie wiederholt vorgetragen werden, das Potenzial der Therapie, zu einem genauen Verständnis der Patientin und ihrer Welt zu gelangen. Auf der anderen Seite kann es auch, vor allem, wenn sich eine negative Übertragungsentwicklung abzeichnet, Sinn machen, daran zu arbeiten, was aktuell anders ist als früher.

6.6 Wertschätzung, Respekt und die Validierung des Erlebens der Patientin

- Die therapeutische Haltung sollte bedingungslos wertschätzend und respektvoll sein. Auf diese Weise kann sich die Therapeutin der Patientin als »spiegelndes Selbstobjekt« (Kohut 1979) zur Verfügung stellen.
- Dies kann eine besondere Herausforderung darstellen, wenn die Patienten zu ausgesprochen *selbstschädigenden oder in anderer Weise destruktiven Verhaltensweisen* neigen. Gerade dann ist es wichtig, die wertschätzende therapeutische Haltung beizubehalten und der Patientin zu verstehen zu geben, dass es ihr offenbar bisher nicht in ausreichendem Maße gelungen ist, selbst fürsorglich mit sich oder auch anderen Menschen umzugehen und dass dies das vorrangige Ziel der Therapie sein sollte. Dabei darf und soll die Therapeutin den gleichen Respekt von ihrer Patientin erwarten und diesen nötigenfalls aktiv einfordern.

> T: Auch wenn Sie sich von mir gerade missverstanden fühlen, möchte ich dennoch darauf bestehen, dass Sie mich nicht … nennen. Vielleicht ist das für Sie nichts Anstößiges, mir ist es aber wichtig, von Ihnen genauso respektvoll behandelt zu werden, wie ich Sie behandle.

> T: Ich möchte Sie bitten, auf solche Ausdrücke zur Beschreibung anderer Menschen zu verzichten. Mir ist es wichtig, dass hier im Raum allen Respekt zukommt, auch den Menschen, mit denen Sie aktuell Schwierigkeiten haben, und auch wenn diese nicht mit im Raum sind.

- Ebenso wichtig wie Respekt und Wertschätzung ist es, die *Wahrnehmung der Patienten zu validieren*. Komplex traumatisierte Patienten mussten immer wieder erleben, dass ihre Wahrnehmung als unrichtig bezeichnet wurde. Die Therapeutin sollte die Wahrnehmung der Patienten grundsätzlich als zutreffend und gültig validieren.

> T: Wenn ich mir so vorstelle, was Sie gerade berichtet haben, bin ich auch der Meinung, dass das, was … gerade gefordert hat, grenzüberschreitend ist. Gut, dass Sie sich gewehrt haben – und dieses Mal sofort und angemessen!

- Auch dann, wenn die Therapeutin die *Wahrnehmung der Patientin als grob verzerrt* erlebt, sollte sie Respekt vor der andersartigen Wahrnehmung zum Ausdruck bringen und der Patientin die eigene, abweichende Wahrnehmung zur Verfügung stellen. Nicht selten kommt es vor, dass Patienten bestimmte Personen ihres Umfelds aufgrund von Merkmalsähnlichkeiten mit schädigenden Bezugspersonen ihrer eigenen traumatischen Vergangenheit projektiv als »Täter« wahrnehmen und so behandeln, als seien sie Täter. Hier empfiehlt es sich, das auftretende Gefühl zu validieren – weil es auf eine reale Erfahrung aus der traumatischen Vergangenheit der Patientin hinweist –, die nicht zutreffende Verknüpfung jedoch deutlich als unzutreffend zu benennen.
- Besonders wichtig ist es auch, *Misstrauen* auf Seiten der Patientin – gegenüber der Therapeutin oder der Therapie – nicht negativ zu bewerten, sondern als sinnvolle Form des Selbstschutzes zu validieren. Wie sollen Patienten, die in ihrem Selbst- und Weltverständnis derart erschüttert wurden, Vertrauen zu einer Person entwickeln, die sie nicht genügend kennen, um sicher zu sein, dass ihnen nicht Ähnliches erneut widerfährt? Ein solchermaßen vermitteltes Verständnis für das nachvollziehbare Misstrauen vieler traumatisierter Patienten wirkt meist entlastend und trägt paradoxerweise eher zur Vertrauensbildung bei. Besonders wenn Patienten zu Beginn der Therapie misstrauisch auf das Therapieangebot reagieren, sollte dieses Misstrauen als etwas Wertvolles, das auch eine schützende Funktion hat, validiert werden, weil es die Patientin davor schützen kann, erneut in einer Beziehung traumatisiert zu werden.

> T: Woher sollen Sie wissen, ob Sie mir vertrauen können oder nicht? Es ist viel wichtiger, dass sie sich selbst ein Urteil bilden, ob Sie mir vertrauen können oder nicht. Blindes Vertrauen wäre viel schlimmer.

6.7 Abstinenz und parteiliche Abstinenz

Während das Gebot der Abstinenz für jede Therapie gilt, kommt dem Gebot der »parteilichen Abstinenz« eine besondere Bedeutung bei Opfern traumatischer Gewalt zu.

Unter *Abstinenz* wird, entgegen einer weit verbreiteten Auffassung, nicht ein besonders zurückhaltendes Therapeutenverhalten verstanden, sondern der Verzicht auf die Befriedigung eigener Bedürfnisse zu Lasten der Patienten. Therapeuten können – vor allem im Kontext strukturbezogener Therapien – sehr wohl aktiv intervenieren, eigene emotionale Befindlichkeiten zur Verfügung stellen und Fragen von Patienten beantworten, ohne gegen das Abstinenzgebot zu verstoßen. So ist das Prinzip »Antwort«, bei dem die Therapeutin der Patientin

»selektiv authentisch« ihre eigene emotionale Befindlichkeit zur Verfügung stellt, ein Kernelement der psychoanalytisch-interaktionellen Psychotherapie (Heigl-Evers & Heigl 1983; Streeck & Leichsenring 2011). Kriterium für die Beurteilung der Einhaltung des Abstinenzgebotes ist nicht die Aktivität der Therapeutin, sondern die Frage, ob die Bedürfnisse der Patientin im Zentrum stehen. Insofern kann eine aktive Behandlungsführung sehr wohl mit einem abstinenten Therapeutenverhalten vereinbar sein, während ein zurückhaltendes Therapeutenverhalten gerade das Beziehungsbedürfnis der Patientin verfehlen kann.

Mit dem Begriff der *parteilichen Abstinenz* ist dagegen gemeint, dass traumatisierte Patienten einen Anspruch auf Solidarität als Opfer haben. Die Therapeutin soll sich klar auf die Seite der Patientin stellen und ihr dies emotional zu verstehen geben. Eine Therapeutin, die bewusst auf eine Wertung des Tatgeschehens verzichtet, könnte leicht den Eindruck erwecken, ihr sei das Schicksal der Patientin gleichgültig und als hätte sie mehr Verständnis für den Täter als für die Patientin.

Gleichzeitig ist speziell für komplex traumatisierte Menschen die Erfahrung von Demütigung, Grenzverletzung und Gewalt Normalität, oft von klein auf. Das Benennen von Gewalt erlaubt oft erst die Beurteilung und Reflexion dessen, was geschehen ist, und ermöglicht erst so, Mitgefühl für sich selbst zu entwickeln.

> T: Moment mal, Sie sagen das so nebenbei. Das, was da passiert ist, war nicht okay. So geht man nicht mit kleinen Kindern um, auch wenn Sie das gerade gerechtfertigt haben. Lassen Sie uns doch mal schauen: Kennen Sie heute ein Kind in einem ähnlichen Alter wie Sie damals? Und nun schauen Sie mal, ob Sie das diesem Kind auch so sagen und es so behandeln würden? Sehen Sie? Vielleicht ist es für Sie zu belastend, dieses Ungerechtigkeitsgefühl jetzt zu spüren. Aber zumindest wissen wir jetzt beide, auch wenn Sie es heute noch nicht spüren können, dass ein solches Verhalten überhaupt nicht in Ordnung ist.

> Frau A. fiel es besonders schwer, Mitgefühl für sich zu entwickeln, vor allem deswegen, weil massive Gewalt für sie sowohl als Kind wie auch als Erwachsene so selbstverständlich war. Unmittelbar nachdem sie nach einer Krise aus der Psychiatrie entlassen worden war, kam ihr Ex-Partner in die Wohnung, warf sie auf das Sofa und hatte gegen ihren Willen zwei Stunden Sex mit ihr. Sie sprach von »einem Vorfall«, nach dem die ganze »Zeremonie« – sie meinte damit das Erbrechen, Duschen, Putzen sowie das Abziehen und Reinigen des Sofas – dann wieder losgegangen sei. Erst als die Therapeutin verstanden hatte welche Ausmaße dieser sogenannte »Vorfall« hatte, sagte sie, sie würde in diesem Fall von Vergewaltigung sprechen. Die Patientin blickte sie zunächst verständnislos an. Erst deutlich später war es ihr möglich, das Ausmaß der Gewalt emotional zu spüren.

Parteiliche Abstinenz bedeutet allerdings nicht, dass die Therapeutin die *Grenzen einer angemessenen professionellen Distanz* überschreiten darf. Dies wäre eine Verletzung des allgemeinen Abstinenzgebotes. Weder sollte sich die Therapeutin in Überidentifikation mit der Patientin zu Handlungen verleiten lassen, die mit ihrer therapeutischen Aufgabe nicht vereinbar sind, noch sollte sie die für eine erfolgreiche Therapie erforderliche professionelle Distanz der Patientin gegenüber vermissen lassen.

> Eine Patientin und ihre Therapeutin waren zu einer Anhörung im Rahmen des Opferentschädigungsgesetzes geladen. Als die Therapeutin zu weinen begann, habe die Patientin, so berichtet sie, sich allein gelassen gefühlt und sich extrem angestrengt, die Kontrolle zu behalten und selbst nicht zu weinen. Ähnlich erging es einer anderen Patientin, als ihre Therapeutin während einer traumakonfrontativen Sitzung zu weinen begann.

- Zwar gehört es auch zum Prinzip der parteilichen Abstinenz, dass die Therapeutin den Schilderungen der Patientin *Glauben schenkt* und diese nicht in Zweifel zieht. Es kann jedoch Situationen geben, in denen die Therapeutin den Wahrheitsgehalt der Darstellung der Patientin nicht beurteilen kann, oder solche, in denen sie ernsthafte Zweifel an der Darstellung bestimmter Sachverhalte durch die Patientin hat. In diesen Fällen sollte die Therapeutin es vorziehen, authentisch zu bleiben, und der Patientin wahrheitsgemäß vermitteln, dass sie die Richtigkeit des Sachverhalts nicht beurteilen kann und gleichwohl auf der Seite der Patientin steht, wenn es darum geht, erlittenes Unrecht anzuerkennen. Gelegentlich kann es insbesondere bei Patienten, die nicht alles erinnern, auch sinnvoll sein, zu erwähnen, dass die Suche nach der historischen Wahrheit nicht Aufgabe der Therapie ist und von ihr auch nicht geleistet werden kann. Andererseits muss die Therapeutin sich auch trauen, reales schädigendes Verhalten der Patientin zu benennen, wenn sie beispielsweise einen retraumatisierenden Kontext aufsucht oder sich in anderer Weise auf eine täteridentifizierte Weise verhält, und mit ihr zu erarbeiten, wie es dazu kommen kann.

> T: Wollen Sie meine ehrliche Meinung hören? Ich mache mir wirklich Sorgen um Sie, wenn Sie sich gleich nach dem Kennenlernen so direkt auf eine neue Beziehung einlassen, ohne sich Zeit zu lassen, das Ganze noch einmal zu überprüfen.

- Es wird sich nicht vermeiden lassen, dass die durch das Konzept vorgegebene *Störungsorientierung und die beschriebene beziehungsorientierte Prozessorientierung zueinander in ein Spannungsverhältnis* geraten. So ist es auch zu erwarten, dass sich die Empfehlungen des Manuals nicht in allen Fällen vollständig mit den legitimen Beziehungsbedürfnissen der Patienten in Einklang bringen lassen und an einigen Stellen auch mit ihnen in Widerspruch geraten werden. Diese im Prinzip konflikthafte Situation auszubalancieren und einen gemeinsamen Weg zu finden, an dessen Ende die Minderung von Leiden steht, liegt in der Verantwortung der Therapeutin, die dazu ihre Kreativität und Beziehungskompetenz in die Therapie einbringen muss. Sie sollte diese anspruchsvolle Aufgabe, die ihr durch Leitlinien oder Manuale nicht abgenommen werden kann, als eine lohnende therapeutische Herausforderung annehmen.

> Eine Patientin äußerte den Wunsch, über eine sich aktuell herstellende partnerschaftliche Krisensituation zu sprechen. Sie verlor sich immer mehr in Einzelheiten, ohne dass sich eine Klärung herbeiführen ließ. Die Therapeutin gewann zunehmend den Eindruck, dass

die Patientin der Fortsetzung der geplanten therapeutischen Arbeit mit Angst entgegen sah und ihr auf diese Weise auswich. Nachdem die Therapeutin dies angesprochen hatte, wurde deutlich, dass die Patientin eine Ankündigung der Therapeutin missverstanden hatte. Man einigte sich darauf, einen Teil der Sitzung auf die Krisenbewältigung und den anderen Teil auf die Vermittlung einer Technik zur Emotionsregulierung zu verwenden. Schließlich zeigte sich, dass die Patientin die angebotenen Techniken der Selbstregulation zur Krisenbewältigung gut verwenden konnte.

6.8 Selbstverletzung und Suizidalität

Selbstverletzendes Verhalten ist ein selbstschädigendes Verhaltensmuster, dem unterschiedliche Psychodynamiken zugrunde liegen können.

- Am häufigsten lässt es sich als ein Reaktionsmuster verstehen, das mangels besserer Alternativen zur *Bewältigung unerträglicher Affektzustände* eingesetzt wird. Es bewirkt, vorwiegend auf dem Weg einer endogenen Opiatausschüttung, eine spürbare emotionale Entlastung.
- Außerdem kann es als *Antidissoziativum* fungieren und Zustände quälender Depersonalisierung beenden.

Ein Patient, der unter einem fremdartigen und unwirklichen Gefühl körperlicher Betäubung gelitten hatte, konnte sich und seinen Körper wieder spüren, nachdem er sich geschnitten hatte.

- Schließlich kann selbstverletzendes Verhalten auch als Form der *Selbstbestrafung* verstanden werden.

Eine Patientin musste sich durch eine selbstverletzende Handlung bestrafen, nachdem sie ein verinnerlichtes Schweigegebot übertreten hatte.

- Andere psychodynamisch-motivationale Faktoren wie die *Suche nach Aufmerksamkeit, Zuwendung oder narzisstischer Bestätigung* treten demgegenüber in den Hintergrund.

Auf einer psychiatrischen Station konkurrierten zwei Patientinnen darum, wer mehr Schnittverletzungen vorweisen konnte.

Für den *therapeutischen Umgang* mit selbstverletzendem Verhalten sollte unterschieden werden, ob sich die Patienten oberflächlich »ritzen« oder sich tiefe Schnittwunden zufügen, die einer chirurgischen Behandlung bedürfen.

- Bei *oberflächlichem Ritzen* hat sich eine therapeutische Haltung bewährt, die das selbstverletzende Verhalten weder moralisch verurteilt noch durch zusätzliche Aufmerksamkeit und Zuwendung belohnt. Stattdessen sollte die Patientin auf die Notwendigkeit hingewiesen werden, ihre Emotionsregulierung so zu verbessern, dass Selbstverletzung als Problemlösung entfallen kann. Die

Maßnahmen, die sich als Alternativen zum selbstverletzenden Verhalten anbieten, sind im Prinzip die gleichen, die auch zur Beendigung dissoziativer Zustände eingesetzt werden. Zum Beispiel können die Patienten die Hände in sehr kaltes Wasser legen, Eiswürfel zerdrücken, Gummiringe schnippen lassen oder vergleichbare Maßnahmen ergreifen.

- Wenn Patienten jedoch dazu neigen, sich *tiefe Schnittwunden* zuzufügen, sollte eine Behandlungsvereinbarung getroffen werden, die sie verpflichtet, auf dieses selbstschädigende Verhaltensmuster gänzlich zu verzichten und sich beim Auftreten schwieriger emotionaler Situationen um alternative Formen der Emotionsregulierung zu bemühen. Nötigenfalls sollte die Therapeutin den Verzicht auf tiefe Schnittverletzungen zur Behandlungsvoraussetzung machen. In jedem Fall sollte sie Hilfen bei der Suche nach Alternativen anbieten. Ein wohlmeinend »strenges« Regime kann, gepaart mit aktiver Unterstützung bei der Emotionsregulierung, Patienten davor bewahren, dass sich maligne selbstdestruktive Verhaltensmuster unkontrolliert ausbreiten.

> T: Ich muss von Ihnen erwarten, dass Sie sich auch dann, wenn es Ihnen schlecht geht, keine tiefen Schnittverletzungen zufügen. Das wäre eine Form der Gewalt, nämlich der Gewalt gegen den eigenen Körper. Gewalt verträgt sich nach meiner Auffassung nicht mit Psychotherapie. Ich brauche an dieser Stelle Ihre Kooperation, andernfalls könnte ich die Therapie bei Ihnen nicht durchführen. Gerne können wir (noch einmal) über Maßnahmen sprechen, die sich zum Umgang mit emotionalen Krisen bewährt haben.

Neben der Tendenz zu selbstverletzendem Verhalten ist auch die Frage der *Suizidalität* bei komplex traumatisierten Patienten von großer Bedeutung. Die Therapeutin sollte wissen, dass nahezu alle komplex traumatisierten Patienten in ihrem Leben mit Suizidgedanken zu kämpfen hatten oder noch haben. Nicht wenige haben chronische Suizidgedanken, bei denen die Suizidhandlung als *»letzter Ausweg«* für ein zunehmend unerträglich werdendes Leben empfunden wird. Diese Vorstellung hat für nicht wenige Patienten sogar eine tröstende oder zumindest beruhigende Qualität. Entscheidend ist eine Vereinbarung, dass die Patienten ihrer Therapeutin mitteilen, wenn aus den Gedanken konkretere Impulse werden.

Akute Suizidimpulse können aus unterschiedlichen Gründen auftreten, jedoch sind einige Besonderheiten bei Patienten mit komplexer PTBS zu beachten:

- Suizidimpulse treten vor allem dann auf, wenn durch *Trigger der Gegenwart* traumatische Situationen der Vergangenheit wiederbelebt werden. Durch die für die Traumapathologie charakteristische Vermischung von Vergangenheit und Gegenwart kann sich die aktuelle Lebenssituation für die Patienten so überwältigend bedrohlich und ausweglos anfühlen, dass die Ruhe des Todes wie eine ersehnte Erlösung erscheint. In diesen Fällen kann durch eine Unterstützung bei der Reorientierung ins Hier und Jetzt (▸ Kap. 8.9) und bei der *Differenzierung der Vergangenheits- und Gegenwartsanteile des aktuellen Erlebens* (▸ Kap. 8.10) eine Entaktualisierung der Suizidimpulse erreicht werden.
- Nicht selten sind *destruktive Persönlichkeitsanteile* aktiviert worden, die in Verkennung der gegenwärtigen Realität meinen, die Patientin durch eine Sui-

zidhandlung bestrafen oder aber vor vermeintlich Schlimmeren bewahren zu müssen. Auch in diesen Fällen kann eine reorientierende Klärung der aktuellen Realität die Suizidimpulse dämpfen.

Einer Patientin hatte der Täter eingeschärft, dass ihre Eltern sterben müssten, falls sie jemandem verrate, was zwischen ihm und ihr stattgefunden habe. Nachdem die Patientin in der Therapie dennoch darüber gesprochen hatte, traten die Suizidimpulse auf. Es ließ sich klären, dass es einen Persönlichkeitsanteil gab, der in anachronistischer Weise davon überzeugt war, die Patientin mit der Suizidhandlung vor dem Tod der Eltern schützen zu müssen, was nach der Logik dieses Persönlichkeitsanteils im Vergleich zum eigenen Tod das größere Übel gewesen wäre.

Für die *therapeutische Arbeit* ist es notwendig zu klären, ob in der letzten Zeit konkrete Suizidimpulse vorgekommen sind oder noch vorkommen. Ist das der Fall, muss die Patientin

- für einen gemeinsam zu bestimmenden Zeitraum eine *Garantie* abgegeben können, dass sie sich nichts antut;
- sich verpflichten, auftretende *Suizidimpulse in der Therapiesitzung* anzusprechen;
- bereit sein, eine *Klinik* aufsuchen, wenn sie die geforderte Garantieerklärung nicht abgeben kann oder die Therapeutin die Verantwortung nicht mehr übernehmen kann, weil sie von der *Absprachefähigkeit* der Patientin nicht überzeugt ist.

Die Therapeutin muss bei suizidgefährdeten Patienten

- die Garantieerklärung unter Umständen wiederholt einfordern;
- mit der Patientin den *Zeitraum* festlegen, während dessen die Garantie gilt, mindestens aber bis zur nächsten Sitzung;
- auf der Abgabe einer Garantieerklärung *bestehen*, wenn eine Patientin sich unklar ausdrückt oder die Antwort in der Schwebe hält;
- bereit sein, die Patientin *notfalls auch gegen ihren Willen in eine Klinik einzuweisen*, wenn diese die geforderte Garantieerklärung nicht abgeben kann oder von ihr als nicht absprachefähig eingeschätzt wird;
- beurteilen können, ob sie die Patientin für *absprachefähig* hält.

Gelegentlich wird die Therapeutin damit konfrontiert sein, dass Patienten Suizidandrohungen *manipulativ* einsetzen, um ein bestimmtes Anliegen intransparent durchzusetzen. Hier ist die Therapeutin aufgefordert, Klarheit herzustellen, ob eine ernsthafte Suizidgefährdung besteht oder nicht. Sie kann dies in der Regel erreichen, indem sie

- die von der Patientin geäußerten Suizidimpulse *ernst nimmt;*
- auf der Abgabe einer *Garantieerklärung* besteht, wenn eine Patientin sich vage ausdrückt;
- die Möglichkeit einer *Klinikeinweisung* auch gegen den Willen der Patientin diskutiert, falls diese die geforderte Garantie nicht abgeben kann oder will.

> Bei einer Patientin lag dem manipulativen Agieren mit Suiziddrohungen der nicht bewusst repräsentierte Versuch zugrunde, die Bindung an die Therapeutin zu intensivieren. Sie hatte ein altes Muster aktiviert, das darin bestand, eine andere Person an sich zu binden, indem diese dazu gebracht wurde, sich in ständiger gedanklicher Sorge mit ihr und ihrem Wohlergehen zu beschäftigen.

6.9 Schutz vor destruktiven Verhaltensweisen und »verletzenden« Persönlichkeitsanteilen

Zu einer haltgebenden Beziehung gehören auch ein fester Rahmen und eine zuverlässige Struktur der Therapie. Um der Patientin den notwendigen Halt zu vermitteln, muss die Therapeutin dafür sorgen, dass die Therapie, die Patientin und auch die Therapeutin selbst *vor nicht integrierten destruktiven Persönlichkeitsanteilen der Patientin geschützt* werden (► Kap. 10.5). Die Therapeutin weist in diesem Zusammenhang auf die erlebte Grenzverletzung der Patientin hin und vermittelt der Patientin: Wir achten beide darauf, dass sich so etwas hier nicht wiederholt.

> T: Ich verstehe gut, dass es für Sie schwer ist, sich bei diesen Themen nicht selbst zu verletzen. Aber wir haben ausgemacht, dass dieser Therapieraum hier für Sicherheit steht. Diese ist nicht mehr gegeben, wenn Sie sich selbst etwas antun. Also Stopp! Und lassen Sie uns schauen, wie Sie sich sonst noch beruhigen könnten. Vielleicht hilft der Igelball? Stehen Sie erst einmal auf und bewegen sich ein bisschen. So ist es gut …

Oft haben komplex traumatisierte Patienten in ihrer Kindheit keine angemessene und schützende Grenzsetzung erfahren und dadurch kein klares Gefühl für Grenzen entwickeln können; das kann die eigenen Grenzen oder die anderer Menschen betreffen. Manchmal stehen traumatisierte Patienten auch unter dem Einfluss destruktiver Persönlichkeitsanteile, die mit den Tätern identifiziert sind, indem sie sich ihnen und anderen gegenüber genauso verhalten wie die Täter der Kindheit. Wenn Patienten sich grenzüberschreitend verhalten oder versuchen, den Rahmen der Therapie zu überschreiten, ist es notwendig, ihnen einerseits klare Grenzen zu setzen, aber auch sie darin zu unterstützen, den darin zum Ausdruck kommenden Aspekt ihrer Traumatisierung zu erkennen, um letztlich die Integration der abgespaltenen aggressiven Persönlichkeitsanteile zu ermöglichen.

> T: Ich verstehe, dass Sie jetzt aufgebracht sind. Wenn es schwierig ist, sich hier im Raum zu beruhigen, schlage ich vor, dass Sie für zwei, drei Minuten vor die Haustüre gehen, um sich ein bisschen zu beruhigen. Was meinen Sie?

> T: Oh, ich sehe, wie schwer es Ihnen gerade fällt. Wie wäre es mit einer kurzen Pause? Ich besorge uns beiden einen Kaffee oder Tee. Danach können wir das, was Sie gerade so aufbringt, in Ruhe besprechen.

Derartige Maßnahmen dienen nicht nur dazu, Patienten vor ihrer eigenen Destruktivität zu schützen und die Therapie erst möglich zu machen, sondern sie sind auch *aus therapeutischen Gründen notwendig.* »Masochistisch« Grenzüberschreitungen oder destruktive Verhaltensweisen von Seiten der Patienten zu ertragen, ist ein grobes Missverständnis von »Containing«; es behindert den Fortschritt der Therapie, nimmt den Therapeuten die für ein empathisches Intervenieren notwendige Freiheit und liefert zudem den Patienten ein schlechtes Modell. Im Extremfall sollte die Therapeutin die *Fortsetzung der Behandlung infrage stellen*, wenn eine Patientin nicht bereit ist, auf grenzüberschreitende oder destruktive Verhaltensweisen zu verzichten. Oft sind Therapieverträge eine gute Hilfe.

Wenn die Therapeutin den Eindruck gewinnt, dass bei einer Patientin grenzüberschreitendes, destruktives oder manipulatives Verhalten die Oberhand gewinnt, sollte sie dies *zügig ansprechen* und sie auffordern, zu einem kooperativen Modus der Beziehung zurückzukehren. Es kann hilfreich sein, die Vermutung zu äußern, dass eine Irritation in der therapeutischen Beziehung für den Wechsel des Persönlichkeitszustandes verantwortlich war. Meist sind Patienten, die in ihrer Kindheit keine guten Erfahrungen mit Begrenzungen machen konnten, den Therapeuten für eine wohlwollend »strenge« Begrenzung dankbar. Oft gelingt es, die Ebene der kooperativen Beziehung wieder zu erreichen, indem man auf sachliche Aspekte fokussiert. Wenn eine Patientin trotz dieser Erläuterung nicht auf ein grenzüberschreitendes, destruktives oder manipulatives Verhalten verzichten kann oder will, sollte die Therapeutin sie in allem Ernst darauf hinweisen, dass sie damit der gemeinsamen Therapie die Grundlage entzieht und eine Fortsetzung der Therapie unmöglich macht.

> T: Ich muss Sie dringend bitten, das grenzüberschreitende (bzw. das therapieschädigende) Verhalten aufzugeben und zu einer kooperativen Arbeitsweise zurückzukehren. Auf diese Weise könnten wir selbstverständlich auch über alles sprechen, was in der Beziehung zu mir irritierend auf Sie wirkt. Es muss jedoch in einer Atmosphäre geschehen, die durch ernsthafte Bemühung um Zusammenarbeit geprägt ist. Ohne diese Bereitschaft wüsste ich nicht, wie ich die Therapie in einer für Sie nutzbringenden Weise fortsetzen könnte.

Ist die Patientin wieder für eine kooperative Arbeit auf der Erwachsenenebene zu gewinnen, können *Absprachen und vertragliche Vereinbarungen* helfen, den Rahmen der Therapie zu sichern, um die Patientin, die Therapeutin und die Therapie vor destruktiven Verhaltensweisen zu schützen. Statt die Patientin einen vorgefertigten Vertrag unterzeichnen zu lassen, ist es günstiger, den Text des Vertrages gemeinsam mit der Patientin abzufassen. Je stärker eine Patientin in die Formulierung des Vertrags einbezogen wird, desto höher ist die Wahrscheinlichkeit, dass sie sich mit der Intention des Vertrages identifiziert.

CHECKLISTE 6-3 FÜR DIE THERAPEUTIN: SICHERER RAHMEN

- Hat die Patientin absprachewidriges Verhalten gezeigt?
- Konnte ich mich ausreichend vor grenzüberschreitenden oder destruktiven Seiten der Patientin schützen?
- Muss ich etwas aushalten, das ich eigentlich nicht aushalten will?
- Ist es schwierig, klare Grenzen zu setzen?
- Finden sich Hinweise auf manipulative Verhaltensmuster?
- Konnte ich der Patientin hinreichende Klarheit vermitteln, wie verfahren wird, wenn sie sich absprachewidrig verhält?

DURCHARBEITEN: SITZUNGSVERBINDENDE REFLEXION ODER ÜBUNG

6-2 Therapiegefährdendes Verhalten

Bei dieser Reflexionseinheit kann die Patientin überlegen, welche Verhaltensweisen die Therapie möglicherweise gefährden könnten und welche Maßnahmen vereinbart werden können, um therapiegefährdendes Verhalten einzuschränken.

6.10 Antiregressive lösungsorientierte Haltung

Auf der Basis des bisher dargestellten Beziehungsangebots soll es im weiteren Fortgang der Therapie darum gehen, den Prozess der Verinnerlichung positiver Selbstrepräsentanzen zu fördern. Um die Bewältigungskompetenzen der Patientin zu stärken, nimmt die Therapeutin explizit eine therapeutische *Haltung ein, die aktiv einer Regression entgegenwirkt und das erwachsene Ich der Patientin anspricht.*

Ziel der antiregressiven Haltung ist es, die Patientin zu gemeinsamer therapeutischer Arbeit auf Augenhöhe zu motivieren. Dieses Vorgehen steht im Gegensatz zur traumatischen Situation, in der Aggression, Entwertung und Nichtgesehenwerden vorgeherrscht haben.

Die Therapeutin fokussiert daher auf aktuelle Bewältigungsstile und die zwischenmenschliche Realität und nicht auf Traummaterial oder die Produktion negativ getönter Fantasien. Bestehende Bewältigungsressourcen und erfolgreiche Strategien zur Bewältigung negativer emotionaler Zustände werden aktiv erforscht und die Suche nach neuen Bewältigungsstrategien gefördert. Generell fokussiert die Therapeutin mehr auf Fantasien gelingender Problembewältigung als auf eine detaillierte Darstellung des Problems oder der Beschwerden. Im Sinne des therapeutischen Arbeitsbündnisses motiviert sie die Patientin zu einer *kooperativen Arbeitsgestaltung.* Indem die Patientin zur aktiven Mitarbeit auffordert, wirkt sie einer regressiven Erwartungshaltung entgegen. Eine solche Haltung begrenzt auch kontraproduktive Retter- und Täter-Übertragungen und trägt dazu bei, die Mentalisierungsfunktion zu erhalten.

> T: Was brauchen Sie, um sich ein wenig besser zu fühlen?

> T: Wenn die Therapie gut funktioniert, was wird sich nach der Therapie in Ihrem Leben geändert haben? Wie werden Sie das bemerken?

> T: Sind Sie Ihrem Ziel schon einen Schritt näher gekommen? Woran haben Sie es bemerkt?

Viele *regressive Verhaltensweisen* komplex traumatisierter Patienten lassen sich vorteilhaft als Folge einer Identifikation mit kindlichen, pubertären oder adoleszenten Persönlichkeitsanteilen verstehen (▶ Kap. 2.2). Kindlich-regressive Muster passen eher zur Identifikation mit einem kleinen Kind, aggressiv fordernde Verhaltensweisen passen meist gut zu pubertären oder adoleszenten Persönlichkeitsanteilen. Oder die Identifikation erfolgt mit besonders fordernden oder als stark und mächtig erlebten früheren Bezugspersonen.

Zur Identifizierung mit regressiven Persönlichkeitsanteilen kommt es in der Regel dann, wenn die »erwachsene« Person durch eine *auslösende Situation* in Gefühle der Ohnmacht, Hilflosigkeit und Handlungsunfähigkeit gerät und damit dann eindeutig nicht mehr wirklich »erwachsen« ist, sondern sich nur noch kindlich-ohnmächtig oder wütend wie ein kleines Kind fühlt. In der Regel ist das der Fall, wenn die auslösende Situation Merkmalsähnlichkeit mit Situationen der traumatischen Vergangenheit und somit »Trigger-Qualitäten« hat. Die zumindest unbewusst als bedrohlich erlebte therapeutische Situation kann eine solche Auslösesituation sein.

> T: Die Situation, die Sie gerade beschreiben, hat viel bei Ihnen ausgelöst. Halten Sie doch bitte einmal inne und spüren nach innen: Von welchen früheren Situationen kennen Sie die gleiche Gefühlsqualität, die Sie heute erlebt haben?

Auch kann es *Auslöser in der therapeutischen Beziehung* geben, die die Patienten dazu veranlasst haben, sich unbewusst mit derartigen Persönlichkeitsanteilen zu identifizieren. Möglicherweise hat die Patientin etwas missverstanden, vielleicht hatte sie das Gefühl, die Therapeutin wolle sie dominieren, sodass ihr, um eigene Gefühle der Ohnmacht abzuwehren, nur die Option einer Identifikation mit den destruktiven Persönlichkeitsanteilen blieb. Zwar sollte die Therapeutin darauf achten, dass diese Momente in der Therapie zunehmend weniger auftreten, doch ist sie gut beraten, mit ihnen zu rechnen.

Ziel des ressourcenbasierten Ansatzes ist eine *Zusammenarbeit mit den »erwachsenen« Persönlichkeitsanteilen der Patientin.* Eine direkte Arbeit mit kindlichen Persönlichkeitsanteilen ist nicht Bestandteil des Therapieansatzes. Vielmehr soll die erwachsene Seite der Patientin – zum Beispiel im Rahmen der Arbeit mit inneren Kindanteilen (▶ Kap. 10) – die einfühlsame Kommunikation mit den kindlichen Persönlichkeitsanteilen übernehmen, sobald sie dazu in der Lage ist.

Die Therapeutin erläutert der Patientin an dieser oder an anderer passender Stelle das *Konzept der Arbeit mit Persönlichkeitsanteilen* in einer für sie verständlichen Form. Die Patientin soll verstehen, dass nichts Krankhaftes damit gemeint ist, wenn von »Persönlichkeitsanteilen« gesprochen wird. Jeder Mensch aktualisiert kontextabhängig unterschiedliche Facetten seiner Persönlichkeit, die als »Persönlichkeitsanteile« bezeichnet werden können: im familiären Bereich andere als im Berufsleben, mal eher solche, die einer erwachsenen Person entsprechen, oder solche, die eher zu einem kindlichen oder pubertären Lebensalter passen. Keinesfalls sind damit eigenständige »Persönlichkeiten« gemeint, und in keinem Fall darf die Arbeit mit Persönlichkeitsanteilen so missverstanden werden, als solle damit eine künstliche Aufspaltung der Persönlichkeit betrieben oder ein schon dissoziativ zerfallendes Persönlichkeitssystem fixiert werden.

T: Alle Menschen leben, wie Sie wissen, in verschiedenen Rollen. Wir verhalten uns anders, wenn wir unter Freunden sind als wenn wir arbeiten oder unsere Kinder erziehen. Diese unterschiedlichen Verhaltensmuster sind schon früh angelegt. Sie betreffen soziale Themen wie Bindung und Freundschaft, Selbstfürsorge, aber auch Bereiche, bei denen es um Kampf, Wut, Ärger oder um Flucht und Unterwerfung geht. Abhängig von dem, was in der Kindheit am meisten benötigt wurde, entwickeln und differenzieren sich spezielle Verhaltensmuster mehr oder weniger. Je erfolgreicher diese Muster sind – und da spreche ich von Verhaltensweisen, Gefühlen, Gedanken und Perspektiven auf sich und die anderen –, desto eher werden wir sie anwenden. Ein Kind, das mit einem Lächeln immer das bekommt, was es benötigt, wird es in einer neuen Situation immer erst einmal mit einem Lächeln versuchen. Ein Kind, dessen Bedürfnisse über Weinen und Quengeln am schnellsten von einer Bezugsperson erfüllt wurden, wird auch als Erwachsener am ehesten mit einem ähnlichen Verhalten den Erfolg suchen. Sind diese Muster gut integriert, kann die Betroffene mehr oder weniger schnell zwischen den Mustern wechseln; dies sind die sogenannten »Ego-States« oder »Ich-Zustände«, die jeder Mensch hat und für sich wahrnehmen kann. Schwieriger wird es, wenn es in der frühen Kindheit unterschiedliche, ja widersprüchliche Muster gab, die sich entwickeln mussten, damit das Kind in seinem Umfeld zumindest ein wenig seine Bedürfnisse befriedigen konnte. Zum Beispiel, wenn eine Bezugsperson einerseits fürsorglich und liebevoll war, aber in anderen Situationen grenzüberschreitend und brutal reagierte. Jedes Kind braucht Fürsorge und Bindung. Deshalb mussten die dann entstehenden Muster auseinandergehalten – dissoziiert – werden. Nur indem Tendenzen zu Kampf oder Flucht »wegdissoziiert« wurden, konnte die Bindung zu wichtigen Bezugspersonen aufrechterhalten werden. Je länger und intensiver diese Muster aktiviert sein mussten, umso mehr mussten sie voneinander abgetrennt sein. Eine solche Trennung kann bis heute bestehen, was dazu führt, dass z. B. in einem Muster, das Angst und Panik als Hauptreaktionen beinhaltet, all die positiven Beziehungserfahrungen, die es möglicherweise auch gab, nicht zugänglich sind. Dann ist es nicht so leicht, von einem Muster zum anderen zu wechseln. Und manchmal werden diese Verhaltens-, Gefühls- und Denkweisen aus der Kindheit, die heute eigentlich nicht mehr notwendig wären, aktiviert, wenn es aktuell ähnliche Situationen gibt, die an die früheren erinnern. Um den Ursprung dieser Muster in der Kindheit zu berücksichtigen, sprechen wir von »inneren Kindanteilen«. Das ist natürlich nur eine Metapher, aber sie kann uns helfen, Verhaltensmuster besser einzuordnen.

Wenn in der Kindheit Traumatisierungen vorgekommen sind, kann von »verletzten« inneren Anteilen gesprochen werden; doch werden sich immer auch *res-*

sourcenstarke Seiten des kindlichen Persönlichkeitsanteils finden. Die verletzten kindlichen Anteile, so erläutert die Therapeutin weiter, sollen durch die noch einzuführende Methode der Arbeit mit inneren Kindanteilen (Kap. 10) auf symbolische Weise nachträglich versorgt werden. Die therapeutische Arbeit kann jedoch nur von der »erwachsenen« Patientin geleistet werden.

> T: Wir haben ja schon davon gesprochen, dass es so etwas wie innere Anteile gibt, von denen manche nicht genügend Erfahrungen von Fürsorge in der Kindheit gemacht haben. Wenn Sie jetzt als Erwachsene auf die Situation damals zurückschauen, in der dieser Anteil entstanden ist, was würden Sie heute denken, was dieses Kind braucht? Doch bevor wir dies imaginieren, möchte ich Sie bitten, sich ganz kurz in das »Kind« einzufühlen, ob es genau das ist, was es braucht, oder ob das Ihre, also die Ideen der Erwachsenen sind, die vielleicht zu viel oder zu wenig für das Kind sind.

Wenn die Therapeutin den Eindruck gewinnt, dass die Patientin sich nicht im erwachsenen, sondern in einem kindlichen oder in anderer Hinsicht regressiven Zustand befindet, versucht sie, nach Möglichkeit unter Bezugnahme auf vorangegangenen Erläuterungen zu inneren Kindanteilen bei der Patientin ein Verständnis dafür zu wecken, dass diese sich nicht im erwachsenen Modus befindet. Dies erweist sich in der Praxis oft einfacher als gedacht: Die Therapeutin kann die Patientin zum Beispiel fragen, »wie alt« sie sich nach ihrem gegenwärtigen Empfinden erlebt.

> T: Wenn Sie sich so in diesem Gefühlschaos befinden, fühlen Sie sich dann wie eine erwachsene Frau oder jünger? – Wie alt fühlen Sie sich gerade?

> T: Wenn Sie sich jetzt von außen betrachten könnten, welches Alter würden Sie sich zuschreiben?

CHECKLISTE 6-4 FÜR DIE THERAPEUTIN: SICHERER RAHMEN

- Hat die Patientin regressive Verhaltensmuster gezeigt?
- Konnten diese gemeinsam identifiziert werden?
- Konnte die Patientin diese Verhaltensmuster in ihre Biografie einordnen und erklären?
- Kann die Patientin mit der Unterscheidung zwischen »kindlichen« und »erwachsenen« Seiten der Persönlichkeit (oder »Persönlichkeitsanteilen«) nutzbringend umgehen?

DURCHARBEITEN: SITZUNGSVERBINDENDE REFLEXION ODER ÜBUNG

6-3 Situationen, die »kindliche« Verhaltensmuster aktivieren

In dieser Reflexionseinheit wird die Patientin gebeten, sich Gedanken darüber zu machen, in welchen Situationen sie in der letzten Zeit auf »kindliche« Verhaltensmuster zurückgegriffen hat.

6.11 Reparatur von Allianzbrüchen

Ein wichtiger Aspekt der wechselseitigen Regulation in der therapeutischen Beziehung ist die Bereitschaft und Fähigkeit zur *Identifikation und Reparatur von Allianzbrüchen*. Die Forschung zeigt eindeutig, dass sich durch eine frühzeitige Identifikation von »Rupturen« in der therapeutischen Allianz die Erfolgsraten von Psychotherapien verbessern und die Abbruchraten verringern lassen (Wöller 2016b). Die Bedeutung von Brüchen in der therapeutischen Allianz wird umso größer, je schwerer die Psychopathologie der Patientin ist.

Angesichts der potenziellen Vielfalt unterschiedlicher Erwartungen, übertragungsbedingter Auslösesituationen und wechselseitiger Missverständnisse verwundert es nicht, dass Brüche in der therapeutischen Allianz bei Patienten mit komplexen Traumatisierungen eher der Normalfall als die Ausnahme sind. Gelingt es, Brüche in der therapeutischen Allianz zu identifizieren, und ist es möglich, mit der Patientin in einen Austausch über die zugrundeliegende Auslösesituation einzutreten, kann die »Reparatur« nicht nur die Blockade in der Zusammenarbeit beheben, sondern auch zu einer beträchtlichen *Stärkung der Allianz* beitragen (Safran & Muran 2000).

Um Allianzbrüche frühzeitig zu identifizieren, achtet die Therapeutin auf alle nonverbalen Signale der Patientin. Dies ist deshalb notwendig, weil traumatisierte Patienten übertragungsbedingt zu einem überangepassten Verhalten neigen und nicht in jedem Fall mitteilen, wenn sie mit einer Intervention der Therapeutin nicht einverstanden sind. In der Regel kann die Therapeutin am Gesichtsausdruck der Patientin gut erkennen, inwieweit diese sich durch ihre Intervention verstanden oder unverstanden gefühlt hat. Entsprechend wird sich der Gesichtsausdruck der Patientin entspannen oder anspannen. Vor allem sollte sich die Therapeutin, wenn die Patientin skeptisch schaut, aktiv dafür interessieren, ob es Einwände oder Unsicherheiten auf Seiten der Patientin gibt, deren Kenntnis und Klärung die Therapie entscheidend voranbringen könnten. Wichtig ist es, ein Zögern oder eine Skepsis der Patientin nicht als ein zu bekämpfendes Widerstandsphänomen zu betrachten, sondern als eine willkommene Information, die entweder zur Aufklärung eines Missverständnisses beitragen kann oder auf ein andersartiges Bedürfnis der Patientin verweist, dem es sich zuzuwenden lohnt.

CHECKLISTE 6-5 FÜR DIE THERAPEUTIN: ALLIANZBRÜCHE

- Deutet etwas darauf hin, dass die Patientin sich in der therapeutischen Beziehung nicht mehr wohlfühlt?
- Fühle ich mich in der Beziehung zur Patientin noch wohl?
- Habe ich ausreichend auf nonverbale Signale geachtet, die als Hinweis auf einen Bruch in der therapeutischen Allianz verstanden werden könnten?
- Gibt mir die Patientin genügend Hinweise, dass sie mit dem praktizierten Vorgehen einverstanden ist?

> Einem Therapeuten fiel auf, dass die Patientin, die zuvor eine aktive Mitarbeit gezeigt hatte, zurückhaltender wurde und in zunehmendem Maße ausweichend antwortete. Schließlich fragte er die Patientin, ob sich in ihrer Wahrnehmung etwas an der therapeutischen Situation oder an der Beziehung zu ihm geändert hatte. Nach einem Zögern erwähnte die Patientin, dass sie bemerkt habe, wie der Therapeut die rechte Augenbraue mehrfach hochgezogen habe. Sie habe dies als Ausdruck der Verachtung und Geringschätzung gegenüber ihrer Person und ihren Äußerungen verstanden. Der Blick des Therapeuten sei so ähnlich gewesen wie der verächtliche Blick des Vaters, der sie immer wieder gedemütigt habe. Nachdem der Therapeut der Patientin überzeugend versichern konnte, dass er keinerlei Gefühle der Verachtung ihr gegenüber empfunden hatte, reagierte die Patientin mit großer Erleichterung. Die zuvor gute therapeutische Zusammenarbeit konnte durch diese Klärung wieder hergestellt werden.

Die Therapeutin muss damit rechnen, dass sie – so sehr sie sich auch bemüht, dies zu vermeiden – unversehens in eine *Reinszenierung eines traumatischen Beziehungsmusters* hineingezogen werden kann. Weil komplex traumatisierte Patienten in besonderem Maße dazu neigen, prozedural abgespeicherte Interaktionsmuster, die zu missbräuchlichen oder vernachlässigenden Beziehungserfahrungen »passen«, mittels bestimmter Gesten und Körperreaktionen zu aktualisieren (Streeck 2000), sollte sich die Therapeutin darauf einstellen, dass sie dazu neigen wird, die Rolle, die ihr zugewiesen wird, zumindest teilweise zu übernehmen. Die Bereitschaft, eine Verstrickung in gewissem Umfang als unvermeidlich aufzufassen, kann ihr die Möglichkeit spontanen Reagierens einräumen, ohne dass sie befürchten muss, einem nicht mehr korrigierbaren »Agieren« zu verfallen. Die anschließende gemeinsame Reflexion des »Handlungsdialogs« kann nicht nur ein Verständnis der auch im Alltag auftretenden Tendenzen zur Reinszenierung traumatischer Interaktionsmuster fördern, sondern auch zur Festigung der therapeutischen Allianz beitragen.

6.12 Einen »Notfallkoffer« packen

Selbstschädigendes und selbstgefährdendes Verhalten muss bei allen Therapiesitzungen an erster Stelle stehen. Für Notfallsituationen entwickelt die Therapeutin gemeinsam mit der Patientin einen detaillierten *Notfallplan*. Die Patientin soll genau wissen, wie sie sich in Krisen verhalten sollte und an wen sie sich wenden kann, wenn eine Notfallsituation eingetreten ist.

Eine bewährte Methode besteht darin, gemeinsam mit der Patientin einen *»Notfallkoffer«* zu packen, der *Handlungsanleitungen und konkrete Hilfen für Notfallsituationen* enthält. Dazu zählen zum Beispiel kurze Beschreibungen von Selbsthilfetechniken, ein Igelball oder ein Duftstoff zur Reorientierung, ein Foto oder eine bestimmte Musik zur Aktivierung positiver Erinnerungen, Stofftiere als »Übergangsobjekte«, aber auch Notfallmedikamente und Telefonnummern unterstützungsbereiter Bekannter und Freunde sowie Telefonnummern von Therapeuten und Notfalleinrichtungen. Dabei hat es sich bewährt, den Notfallplan zu hierarchisieren: Die Patientin soll klar vor Augen haben, welche Maßnahme sie bei welchen Problemsituationen zuerst ergreifen kann, was sie tun kann, wenn diese nicht genügend hilft, und welche sie als nächste oder als übernächste einsetzen könnte. Am Ende der Liste sollen Möglichkeiten der Kontaktaufnahme mit Behandlern, Kliniken oder anderen Einrichtungen stehen.

CHECKLISTE 6-6 FÜR DIE THERAPEUTIN: NOTFALLSITUATIONEN

- Hat die Patientin ausreichende Klarheit, wie sie sich in Notfallsituationen verhalten soll?
- Weiß sie, wer unter welchen Umständen ihr nächster Ansprechpartner ist?
- Weiß sie, was sie zu tun hat, wenn dieser nicht verfügbar ist?

DURCHARBEITEN: SITZUNGSVERBINDENDE REFLEXION ODER ÜBUNG

6-4 »Notfallkoffer«

Bei dieser Übungseinheit wird die Patientin gebeten, einen »Notfallkoffer« zu packen, in dem alle Hilfsmittel aufbewahrt werden, die in Notfallsituationen Entlastung bringen können.

6.13 Regelmäßige Überprüfung der Therapieziele und -aufträge

Patienten und Therapeuten sollten sich darüber im Klaren sein, dass sich die Ziele der Therapie und die sich aus ihnen ableitenden Aufträge für eine gemeinsame therapeutische Arbeit auch ändern können. Dies kann sowohl für die Patientin gelten, für die ein anderes Lebensziel an Wichtigkeit zugenommen und die Bedeutung des zuvor genannten Zieles in den Hintergrund gedrängt hat; es kann ebenso für die Therapeutin gelten, die aufgrund des bisherigen Therapieverlaufs den Schwerpunkt stärker auf ein anderes Problemfeld als das bisher bearbeitete lenken möchte.

Es ist von größter Bedeutung, dass zu jedem Zeitpunkt der Therapie zwischen der Patientin und der Therapeutin *Einigkeit über die Ziele und die zu bewältigenden Aufgaben* hergestellt wird. Wird eine Kommunikation über divergente Erwartungen der Patientin und der Therapeutin vermieden, sind Schwierigkeiten bei der Herstellung einer tragfähigen therapeutischen Arbeitsbeziehung vorprogrammiert. Es besteht dann die Gefahr, dass Patientin und Therapeutin an unterschiedlichen Therapiezielen arbeiten, ohne zu bemerken, dass einer der beiden Partner bereits »aus dem gemeinsamen Boot ausgestiegen« ist.

CHECKLISTE 6-7 FÜR DIE THERAPEUTIN: ÜBERPRÜFUNG DER THERAPIEZIELE

- Bin ich sicher, dass die Patientin »noch im Boot ist«, d. h. die gleichen Therapieziele verfolgt wie ich?
- Gibt es Hinweise, dass die Patientin »im Stillen« andere Therapieziele verfolgt als ich, ohne dass darüber offen gesprochen wird?

DURCHARBEITEN: SITZUNGSVERBINDENDE REFLEXION ODER ÜBUNG

6-5 Überprüfung der Therapieziele

In dieser Reflexionseinheit wird die Patientin gebeten, die vor Beginn der Therapie festgelegten Therapieziele daraufhin zu überprüfen, ob sie für sie weiterhin Gültigkeit haben. Nicht mehr gültige Therapieziele können gestrichen, neue hinzugefügt werden.

7 Das Störungsbild und seine Psychodynamik verstehen

7.1 Bedeutung des störungsbezogenen Wissens

Wir haben bereits darauf hingewiesen, dass Transparenz von größter Bedeutung ist, um das Gefühl von *Sicherheit, Kontrolle und Orientierung* zu stärken. Ein besseres Verständnis des Störungsbildes kann entscheidend zur *Entpathologisierung* und oft auch zur *Entlastung von Schuld- oder Schamgefühlen* beitragen. Viele Phänomene, die bei komplexen Traumafolgestörungen auftreten, können als Anpassungsreaktionen an extrem belastende Lebensbedingungen verstanden werden.

Der geeignete Rahmen für die Vermittlung von störungsbezogenem Wissen ist die Psychoedukation. In einem weiteren Sinne ist sie ein *Element von »Einsicht«*, einem wichtigen Therapieprinzip psychodynamischen Arbeitens, das sich nicht nur auf die Einsicht in die Natur unbewusster Konflikte beschränkt, sondern auch ein vertieftes Wissen über das Störungsbild und seine Behandlung sowie ein Verständnis der damit im Zusammenhang stehenden Abwehr- und Bewältigungsprozesse einschließt. Daher sollte mindestens eine Therapiesitzung der Vermittlung störungsbezogenen Wissens im Rahmen von Psychoedukation gewidmet sein, in der die Therapeutin den Patienten Informationen über die Erkrankung, ihre Entstehung und die Behandlungsmodalitäten zur Verfügung stellt. Weitere psychoedukative Elemente können im Fortgang der Therapie je nach Bedarf eingestreut werden.

Psychoedukation, die im Kontext einer psychodynamischen Therapie zum Einsatz kommt, ist primär beziehungsorientiert. Daher verbietet sich ein schematisches Vorgehen. Vielmehr orientiert sich die Therapeutin an der aktuellen Bedürfnislage der Patientin und wählt die Informationen entsprechend aus. Sie verschafft sich einen Eindruck, über welchen *Kenntnisstand die Patientin* bereits verfügt und in welchem Maße die Patientin bereit und in der Lage ist, Informationen aufzunehmen. Sie wertet alle *nonverbalen Signale* der Patientin aus, um einen Hinweis zu erhalten, ob die weitere Vermittlung von Informationen hilfreich oder belastend ist.

Entsprechend zu dem Stand der Vorinformation der Patientin und dem aktuellen Informationsbedürfnis der Patientin gibt die Therapeutin auch Informationen über grundliegende, möglicherweise auch *neurobiologische Zusammenhänge* der Psychopathologie komplexer Traumatisierung. Die Therapeutin sollte darauf eingestellt sein, dass Patienten sich inzwischen durch Medien Informationen beschafft haben und Hilfe bei deren Einordnung brauchen.

Die Therapeutin sorgt dafür, dass die Patientin die geplanten therapeutischen Schritte nachvollziehen kann. Sie bemüht sich um eine *klare Sprache* und achtet darauf, dass sie die Patientin nicht durch Äußerungen, die »geheimnisvoll« oder »kryptisch« wirken könnten, verunsichert. Gleichwohl ist ihr bewusst, dass es trotz aller Bemühungen um Klarheit bei den psychoedukativen Erläuterungen auch zu *Missverständnissen und Missklängen* kommen kann, die wie »Brüche« in der therapeutischen Beziehung verstanden und »repariert« werden können (► Kap. 6.11).

7.2 Inhalte von Psychoedukation

Einige der Inhalte von Psychoedukation können sein:

- Viele Traumafolgephänomene lassen sich als *adaptive Verhaltensmuster* angesichts extrem belastender Bedingungen verstehen und so entpathologisieren: Die Umstände sind das Pathologische, nicht die Patientin oder ihre Reaktionen. Ein grundlegendes Verständnis für die biologische Basis der traumatischen Reaktionen kann der Patientin helfen, sich weniger abnorm zu fühlen und von Selbstvorwürfen zu entlasten. Vielen Patienten, denen vorgeworfen wird, »aus der Mücke einen Elefanten zu machen«, kann der Hinweis auf die erhöhte Sensibilität oder Instabilität ihres Nervensystems Entlastung bringen. Bei dissoziativen Patienten kann es auch umgekehrt sein, indem diese »aus einem Elefanten eine Mücke« machen.
- Die für komplex traumatisierte Patienten typischen *raschen Wechsel der Stimmungslage* lassen sich plausibel als Resultat einer *wiederkehrenden Triggerung durch traumaassoziierte Alltagsstimuli* erklären. Die Patientin soll auch verstehen, dass die unerträgliche Qualität der im Alltag auftretenden Affektzustände darauf zurückzuführen ist, dass die tendenziell eher »harmlosen« emotionalen Zustände des Alltagslebens – Erfahrungen von Enttäuschung, Kritik, Trennung usw. – mit Gefühlsqualitäten der Ohnmacht, Hilflosigkeit und des existenziellen Verlassenseins, die der traumatischen Kindheit entstammen, vermischt sind und dadurch ihre bedrohliche und unerträgliche Qualität erhalten. Sie soll auch verstehen, wie wichtig es ist, bei Gefühlen, die der aktuellen Situation unangemessen sind, zu differenzieren, welcher Anteil davon zur Gegenwart und welcher zur traumatischen Vergangenheit gehört.
- *Vermeidungs- und Betäubungssymptome* werden als Schutzmaßnahme vor emotionaler Überflutung durch traumatische Erinnerungen verständlich.
- Die anhaltende *Übererregung* von Patienten mit einer PTBS lässt sich als gesteigerte Wachsamkeit gegenüber der Möglichkeit einer erneuten Traumatisierung erklären.
- Bei *Intrusionen (Flashbacks)* kann der Hinweis wichtig sein, dass die Deutlichkeit der in einem Bild enthaltenen Einzelheiten keine sicheren Rückschlüsse auf den tatsächlichen Ablauf des traumatischen Geschehens zulässt.
- Auch Informationen zu Fragen von *Schuld und Verantwortung* können hilfreich sein. Einer Patientin, die sich selbst die Schuld an dem sexuellen Missbrauch in ihrer Kindheit gibt, kann verdeutlicht werden, dass ein Kind nicht

für einen sexuellen Missbrauch verantwortlich gemacht werden kann, dessen Bedeutung und Tragweite es nicht versteht und den es wegen seiner Abhängigkeit von den frühen Bezugspersonen gar nicht verhindern kann.
- Je nach verfügbarem Zeitrahmen kann auch die *Reviktimisierungstendenz* komplex traumatisierter Patienten als Folge traumatisch veränderter Bindungsmuster und unzureichend verfügbarer Ich-Funktionen erklärt werden. Meist wird das Vertraute gesucht, auch wenn dieses mit Gewalt verbunden war.

Wichtig sind auch Informationen zur Gestaltung der therapeutischen Arbeitsbeziehung und zum Ablauf der Therapie. Das bedeutet im Einzelnen:
- Die Patientin soll verstehen, dass Psychotherapie nur in einer gemeinsam zu bewältigenden Anstrengung erfolgreich sein kann und Aufgaben umfasst, zu der beide Seiten, Therapeuten wie Patienten, in gleichem Maße beizutragen haben. Indem die Therapeutin einen *Beitrag der Patientin* einfordert, bringt sie auch ihr Zutrauen in ihre Kompetenz und Handlungsfähigkeit zum Ausdruck. Indem sie ihr gleichzeitig ihre Hilfe anbietet, signalisiert sie ihr, dass sie mit dieser Aufgabe nicht allein bleiben muss.
- Die Therapeutin erläutert der Patientin, dass diese grundsätzlich zu jedem Zeitpunkt der Therapie die *Kontrolle* über alles, was geschieht, behalten soll. Nichts soll ohne ihr Einverständnis geschehen. Deshalb sollen auch alle Schritte der Therapie mit der Patientin abgesprochen werden. Dies kann für die Patientin ungewohnt sein, da traumatisierte Patienten nicht selten die Vorstellung haben, sich einer Therapie »ausliefern« zu müssen. Falls die Patientin einmal den Eindruck haben sollte, dass etwas mit ihr geschieht, was so mit ihr nicht abgesprochen war, wird sie gebeten, dies sofort anzusprechen. Im Umgang mit Situationen, in denen die Patientin störungsbedingt die Kontrolle verliert, wie dies bei *dissoziativen Zuständen* der Fall ist, sollte die Patientin so zügig wie möglich daran arbeiten, die Kontrolle über diese Zustände wiederherzustellen. Gleichwohl sollte die Therapeutin davon ausgehen, dass die Patienten in der Regel nicht daran gewöhnt sind, ihre Meinung zu äußern, und nicht erwarten, dass diese auch gehört wird. Sie sollte daher in besonderem Maße auf nonverbale Zeichen achten und alle diesbezüglichen Signale aufgreifen.
- Der *idealtypische Ablauf der Therapie* mit den Phasen der Stabilisierung, Traumabearbeitung und Reintegration wird dargestellt mit dem Hinweis, dass die inhaltliche Ausgestaltung der Phasen individuell zu erfolgen hat. Auch sollte den Patienten erklärt werden, dass die Phasen eine Orientierung geben, aber nicht starr abgearbeitet werden sollen. Eher sind sie zirkulär im Ablauf zu verstehen, wobei immer auch auf Inhalte einer früheren Phase zurückgegriffen werden muss, wenn es klinisch erforderlich ist.
- Besonders wird der Patientin erläutert, dass die *Aktivierung positiver Ressourcen* die Voraussetzung für eine sichere Konfrontation mit den traumatischen Erinnerungen ist und dass eine verfrühte Konfrontation mit der Gefahr einer unkontrollierten Überflutung durch Traumaerinnerungen verbunden wäre.

Gelegentlich müssen magische Heilungserwartungen gedämpft werden. Die Patienten sollen verstehen, dass die Verbesserung der Alltagsbewältigung Vorrang vor der Durcharbeitung von Traumatisierungen hat.

- Das *Prinzip der Ressourcenaktivierung* bedarf einiger Erläuterungen. Vor allem ist es wichtig, dass die Patienten die geforderte Beschäftigung mit positiven Emotionen nicht mit einer Geringschätzung ihres Leidens gleichsetzen. Sie werden jedoch verstehen, dass sie ihr Leben bisher vor allem deshalb gemeistert haben, weil sie über zahlreiche Stärken und Kompetenzen verfügen und trotz allem Leid immer wieder auch positive Erfahrungen gemacht und mindestens kleinere Erfolge erlebt haben, wenngleich ihnen der Zugang zu diesen Ressourcen aktuell erschwert oder blockiert vorkommt.
- Der Patientin wird erläutert, dass durch die traumatischen Beziehungserfahrungen *damals notwendige, heute jedoch hinderliche oder schädliche Muster des Erlebens und Verhaltens* entstanden sind und dass es Aufgabe der Therapie ist, diese Muster zu verändern und mit neuen und auf die heutige Situation besser passenden Mustern zu »überschreiben«. Dazu ist es notwendig, die neuen Muster konsequent einzuüben. Es ist normal, dass es Rückfälle in alte Muster gibt; sie sollten kein Anlass zur Resignation, sondern Ansporn zum weiteren Einüben der neuen Muster sein.
- Es kann auch nützlich sein, mit der Patientin zu klären, ob und gegebenenfalls in welchem Umfang sie einen *Einbezug von Angehörigen oder des Partners* in die Therapie wünscht.

Folgendes sollte darüber hinaus bedacht werden:

- Der *Umfang der Information* sollte sinnvoll bemessen und begrenzt sein, wobei eine Therapiesitzung als Richtschnur dienen kann. Entscheidend ist, dass die psychoedukativen Maßnahmen der Patientin Orientierung geben und sie nicht zusätzlich verwirren. Wenn die Patientin emotional zu stark dysreguliert ist oder die noch bestehende Unsicherheit in der aktuellen therapeutischen Beziehung einer umfassenderen Informationsaufnahme im Wege steht, kann die Psychoedukation auch portioniert werden, sodass zunächst nur die wichtigsten Informationen gegeben werden und zu späteren Zeitpunkten bei passender Gelegenheit weitere Informationen nachgeliefert werden.
- Zur Unterstützung der psychoedukativen Maßnahmen hat es sich bewährt, *schriftliches Informationsmaterial* auszugeben, auf dessen Grundlage die Patientin auftretende Probleme ansprechen kann, die dann gemeinsam diskutiert werden.
- Die Patientin wird ermutigt, jederzeit *nachzufragen*, wenn ihr etwas nicht klar ist. Sie soll verstehen, dass dies Ausdruck ihrer aktiven Mitwirkung an der Therapie ist und einer kontraproduktiven passiv-rezeptiven Haltung entgegenwirkt.
- Es ist nützlich, Patienten darauf aufmerksam zu machen, dass *einzelne in der Therapie genutzte Worte negative Emotionen hervorrufen können*, weil sie mit ihnen verknüpfte traumatische Erinnerungen wachrufen können. Da es der Therapeutin nicht möglich ist, dies im Einzelfall vorher zu wissen, werden die

Patienten gebeten, dies sofort anzusprechen. Es kann dann leicht ein alternativer Begriff gefunden werden.

- Die Therapeutin ist gut beraten, durch aktives Nachfragen zu überprüfen, ob die Patientin die gegebene Information verstanden hat. Auf diese Weise können eventuell aufgetretene *Missverständnisse* rasch geklärt werden.
- Auch kann es hilfreich sein, während des gesamten Prozesses auf *dissoziative Phänomene* zu achten. Denn es kann, besonders bei Patienten mit schwerer dissoziativer Komorbidität, vorkommen, dass ein anderer als der aktuell präsente Persönlichkeitsanteil der Patientin die gegebene Information aufgenommen hat, und der jetzt mit der Therapeutin im Kontakt stehende Persönlichkeitsanteil sie deshalb nicht abrufen kann.

CHECKLISTE 7-1 FÜR DIE THERAPEUTIN: PSYCHOEDUKATION

- Habe ich die Informationen ausreichend auf die aktuelle emotionale und kognitive Aufnahmebereitschaft der Patientin abgestimmt?
- Habe ich die Patientin ausreichend ermutigt, selbst Fragen zu stellen?
- Hat die Patientin die Information verstanden?

DURCHARBEITEN: SITZUNGSVERBINDENDE REFLEXION ODER ÜBUNG

7-1 Offene Fragen

In dieser Reflexionseinheit wird die Patientin gebeten, bislang noch offen gebliebene Fragen zu formulieren. Dabei soll sie angeben, ob die Beantwortung der Frage für sie Vorrang hat, oder ob sie zu einem späteren Zeitpunkt, wenn es gut passt, beantwortet werden soll.

8 Imaginatives Containment intrusiver Phänomene und die Aktivierung positiver Selbstzustände

8.1 Strukturbezogenes Arbeiten und die Nutzung imaginativer Techniken

Die nachfolgenden therapeutischen Interventionen verstehen sich als Elemente strukturbezogener Psychotherapie, die auf eine Verbesserung basaler Ich-Funktionen abzielen (Rudolf 2013). Ausgehend von den theoretischen Überlegungen zu autonomen Ich-Funktionen im Rahmen der psychoanalytischen Ich-Psychologie (Hartmann 1939/1958) wurde ein breites Spektrum von Interventionen bereitgestellt, das sich eignet, um die strukturellen Defizite komplex traumatisierter Patienten zu behandeln (Bellak et al. 1973; Blanck & Blanck 1980; Leichsenring et al. 2010; Rudolf 2013; Streeck & Leichsenring 2011). Bei Patienten mit komplexen Traumafolgestörungen haben wir es vor allem mit defizitär ausgebildeten *Ich-Funktionen aus den Bereichen der Affektregulierung und differenzierten Affektwahrnehmung, der Selbst- und Fremdwahrnehmung und der Impulskontrolle* zu tun, die eine umfassende Umbildung der inneren Repräsentanzenwelt bewirken und kompensatorisch maladaptive Verhaltensmuster auf den Plan rufen (Arbeitskreis OPD 2014).

Die Aktivierung positiver Selbst- und Objektrepräsentanzen wird zum zentralen therapeutischen Instrument ressourcenbasierter psychodynamischer Therapie, wenn es darum geht, eine Verbesserung der Emotionsregulation zu erreichen. In der Sprache der OPD-2 (Arbeitskreis OPD 2014) würde man dies dem *Strukturfokus »Kommunikation nach innen«* zuordnen, und zwar den Aspekten »Internalisierung« oder *»Fantasien nutzen«*.

Da das OPD-Strukturelement der »Nutzung von Fantasien« ein wesentlicher Teil der hier dargestellten strukturbezogenen Arbeit ist, sollte die Therapeutin *die Arbeit mit imaginativen Techniken allgemein einführen* und ihren Stellenwert im Rahmen der Arbeit an Ich-Funktionen erläutern. Wie bei allen der im Folgenden vorgestellten Techniken handelt es sich um therapeutische Angebote, die sich bei einer Vielzahl von Patienten in hohem Maße bewährt haben. Dies sollten die Patienten wissen, auch, dass sie sich nur bei sehr wenigen Patienten als unwirksam erwiesen haben. Dies gilt ungeachtet der Tatsache, dass nicht alle Imaginationen bei allen Patienten in gleicher Weise hilfreich sein können. Allerdings hängt ihre Wirksamkeit wesentlich auch von der Bereitschaft der Patienten ab, die Techniken einzuüben und an die eigenen Bedürfnisse anzupassen.

Da Patienten *unterschiedliche Präferenzen für einzelne imaginative Techniken* zeigen, empfiehlt es sich, verschiedene Techniken zur Auswahl anzubieten. Nicht selten geben Patienten an, dass bei ihnen imaginative Techniken nicht geholfen haben. In aller Regel haben sie dann nicht die notwendige Unterstützung im Umgang mit den nahezu regelhaft auftretenden Schwierigkeiten gefunden.

> Eine Patientin hatte sich über lange Zeit geweigert, imaginative Techniken anzuwenden. Erst nach vielen Monaten, nachdem auch theoretisch über den Sinn der Techniken gesprochen worden war, berichtete sie, dass sie schon in der Kindheit ein Land imaginiert hatte, in dem alle Menschen nicht nur gut und freundlich miteinander umgingen, sondern auch fliegen konnten. Der Grund, warum sie sich nun geweigert hatte, Imaginationsübungen anzuwenden, lag daran, dass sie bei der Ausgestaltung ihres inneren sicheren Ortes einen Raum imaginiert hatte, der dem glich, in dem sie als Kind mehrfach vergewaltigt worden war.

8.2 Imaginatives Containment mithilfe der Tresor-(Container-)Technik

Wenn traumatische Intrusionen oder stark belastende Gedanken, Affekte oder Körperempfindungen im Vordergrund des klinischen Bildes stehen, kann es notwendig sein, die therapeutische Arbeit mit der Vermittlung von *Techniken zum Containment,* d. h. zum haltenden Aufbewahren intrusiver traumatischer Bilder, Gerüche, Geräusche, Gedanken, Affekte oder auch negativer Körperempfindungen oder Schmerzen, zu beginnen.

Der *Begriff des »Containing«* ist durch die einflussreichen Theorien von Bion (1962) zu einem Kernelement des psychodynamischen Beziehungsverständnisses geworden. Im Zusammenhang mit der Funktionsweise der projektiven Identifizierung hatte Bion in seinem »*Container-Contained-Modell*« metaphorisch den klinisch häufig anzutreffenden selbstregulatorischen Vorgang beschrieben, bei dem eine Patientin unerträgliche Affekte oder Selbstanteile in die Therapeutin »deponiert«, die diese in sich aufbewahrt, um sie zu einem geeigneten Zeitpunkt »gereinigt« der Patientin wieder zur Verfügung zu stellen. Dieser Form des »Containment« (oder »Containing«), bei dem die Therapeutin sich selbst als »Container« für die deponierten Affekte und Selbstzustände der Patientin anbietet, kommt fraglos auch in dem hier präsentierten Konzept eine wichtige Bedeutung zu (▶ Kap. 9.4). Doch wird ihr nun als Alternative die Möglichkeit an die Seite gestellt, in der Imagination einen »Container« zu finden, der eine vergleichbare selbstregulatorische Funktion erfüllen kann.

Eine bewährte imaginative Technik, die sich hervorragend eignet, um intrusives oder stark belastendes Erleben besser modulieren zu können, ist die *Tresor-* oder *Container-Technik.* Wenn belastende Erinnerungen oder Erinnerungsfragmente in Form von Bildern, Vorstellungen, Gedanken, Gefühlen oder Körperempfindungen auftreten und die Alltagsfunktionalität beeinträchtigen, hilft diese Übung den Patienten, Kontrolle über das traumatische Material zu gewinnen, indem sie diese Inhalte aktiv und bewusst, zumindest für einige Zeit »verdrängen«. Dies ist häufig eine Voraussetzung dafür, um mit der Arbeit fortfahren zu können. Da insbesondere Flashbacks als sehr bedrohlich erlebt werden und ihr

Auftreten den therapeutischen Prozess in der Regel stark beeinträchtigt, sollte die Patientin schon zu einem frühen Zeitpunkt in der Therapie instruiert werden, sie mithilfe dieser Technik »wegzupacken«.

Ein solches imaginatives »Wegpacken« der unerträglichen Erinnerungen und der zugehörigen Bilder bedeutet nicht, sie komplett zu unterdrücken oder auszuschalten. Vielmehr geht es darum, sie so *»aufzubewahren«*, dass sie gegebenenfalls zu einem späteren Zeitpunkt bei ausreichender Stabilität wieder einer traumatherapeutischen Bearbeitung zugeführt werden können. Die Patientin schließt traumatisches Material in den imaginären Tresor (Container) ein und entscheidet selbst, ob und ggf. wann sie Teile daraus wieder entnimmt, um sie zu bearbeiten.

> Ein Patient wurde durch traumatische Intrusionen und die mit ihnen einsetzenden Affekte und physiologischen Reaktionen an der Ausübung seiner alltäglichen Verpflichtungen in solchem Maße gehindert, dass es zur Aufrechterhaltung seiner Alltagsfunktionalität zunächst geboten erschien, Distanz zu den sich aufdrängenden Bildern, Gedanken und Gefühlen herzustellen. Mit der Tresor-(Container-)Technik konnte ein Ort der Aufbewahrung für sie gefunden werden.

In der Regel sind die Patienten dankbar, wenn ihnen imaginative Containment-Techniken zur Verfügung gestellt werden, da die Erfahrung sie gelehrt hat, dass ein übereiltes Sprechen über traumatische Erinnerungen zur Verschlechterung ihres Befinden beigetragen hat. Das darf jedoch nicht dazu führen, dass Patienten, die über das Schreckliche, das ihnen widerfahren ist, *in einer therapeutisch geschützten Atmosphäre sprechen* und die Erfahrung zugewandter Zeugenschaft erleben möchten, daran gehindert werden sollten; lediglich sollten sie dafür stabil genug sein. Ein schematisches Vorgehen ist hier ebenso abzulehnen wie bei allen anderen Interventionen dieses Ansatzes. Entscheidend ist, ob die Erfahrung des Containments oder diejenige des Sprechendürfens die größere Entlastung vermittelt.

Das im Folgenden exemplarisch darstellte Vorgehen kann und sollte – wie auch bei allen anderen imaginativen Techniken – in Abstimmung mit der Patientin und im Einklang mit ihren Bedürfnissen modifiziert werden:

- Die Patientin wird gebeten, sich einen *Behälter vorstellen*, in den man alles störende, traumatische Material verstauen und *verschließen* kann. Dies kann eine Kiste, eine Truhe, ein Tresor oder ein anderer Behälter sein. Der Behälter sollte gut verschließbar sein. Es empfiehlt sich, sich diesen Behälter sehr plastisch nach Aussehen, Form, Besonderheiten und Verschlussmöglichkeiten beschreiben zu lassen.
- Die Patientin soll sich dann vorstellen, wie sie alles Belastende – wie intrusive Bilder, Erinnerungen, Gefühle, Gedanken, Sorgen und Ängste – in diesen Tresor (Container) *hineinlegt*.
- Anschließend soll sie ihn *verschließen* und an einen *entfernten Ort bringen*. Dort kann er nach Wunsch der Patientin versteckt oder vergraben werden. Anders als bei Techniken, bei denen das abgelegte Material zerstört oder verbrannt wird, wird es aufbewahrt, um gegebenenfalls noch einer späteren Bearbeitung zugänglich zu bleiben.

- Die Therapeutin erläutert, dass die Patientin *bestimmen* kann, wie lange das Abgelegte in dem Tresor (Container) bleiben soll. Es kann dauerhaft in ihm verschlossen bleiben oder aber zu einem späteren Zeitpunkt der Therapie zur weiteren Bearbeitung wieder entnommen werden.

Den meisten Patienten gelingt die Anwendung der Tresor-(Container-)Technik problemlos. Manche benötigen jedoch einige *zusätzliche Hinweise*, wie sie den negativen Bildern oder Gedanken in ihrer Fantasie eine materielle Gestalt geben können, die sich in den Tresor (Container) legen lässt:

- Ein *intrusives Bild* kann als Fotografie vorgestellt werden; *traumatische »Filme«* oder akustische Flashbacks wie *Geräusche oder Stimmen* können als entsprechende Video- oder Audio-Dateien imaginiert werden.
- Gelegentlich verbinden Patienten mit der Tresor-(Container-)Technik die Erwartung, dass einmal in den Tresor (Container) abgelegte negative Bilder dauerhaft in ihm bleiben werden und es deshalb nicht wieder zu Intrusionen kommen dürfte, und reagieren ratlos, wenn doch wieder Intrusionen auftreten. Daher sollte der Patientin erläutert werden, dass die Praxis des Wegpackens bei jedem Auftreten von Intrusionen zu *wiederholen* ist – so lange, bis keine Intrusionen mehr auftreten.

CHECKLISTE 8-1 FÜR DIE THERAPEUTIN: TRESOR-(CONTAINER-)TECHNIK

- Hatte die Patientin ausreichend Gelegenheit, über die Schwierigkeiten, die bei der Durchführung aufgetreten sind, zu sprechen?
- Sind beim selbstständigen Einüben der Technik negative Emotionen aufgetreten?

DURCHARBEITEN: SITZUNGSVERBINDENDE REFLEXION ODER ÜBUNG

8-1 Tresor-(Container-)Technik

Nachdem die Patientin die Tresor- bzw. Container-Technik kennengelernt hat, wird sie in dieser Übungseinheit gebeten, die Technik selbständig einzuüben und hierfür ein negatives Bild, einen negativen Gedanken oder irgendetwas Belastendes auszuwählen, das sie zumindest für die nächste Zeit wegpacken möchte. Anschließend kann sie die dabei aufgetretenen Schwierigkeiten auflisten, damit diese in der nächsten Therapiesitzung besprochen und Lösungen gesucht werden können.

8.3 Aktivitäten zur Generierung positiver emotionaler Selbstzustände

Im nächsten Schritt sollte sich die Therapeutin der affektiven Dysregulation zuwenden, die sich so gut wie immer bei komplexen Traumafolgestörungen wiederfindet. Wegen der Dominanz negativer Emotionen kommt es darauf an, die Patienten anzuleiten, aktiv *Zustandswechsel in Richtung positiver emotionaler Zustände* herbeizuführen. Dies kann auf verschiedenen Wegen geschehen.

Eine erste Möglichkeit besteht in der Anwendung von *Aktivitäten*, die eine Verbesserung der Emotionsregulierung bewirken. Welche Aktivität sich am besten eignet, um Stimmungswechsel herbeizuführen, ist individuell verschieden.

> Einige Patienten haben die Erfahrung gemacht, dass es ihnen hilft, ihre Stimmung zu regulieren, indem sie etwas malen, andere, indem sie Musik hören oder selbst musizieren, wieder andere, indem sie sich körperlich bewegen und zum Beispiel Jogging praktizieren.

Die Patienten werden gebeten, stimmungsregulierende Aktivitäten zu benennen, die ihnen bereits in der Vergangenheit bei der Bewältigung negativer emotionaler Zustände geholfen haben. Wenn, was häufig vorkommt, in der näheren Vergangenheit keine Aktivitäten genannt werden können, kann die Patientin versuchen, an freudvolle Erfahrungen, die aus der Teenager- oder Kinderzeit stammen, anzuknüpfen. Möglicherweise erinnert sie sich, dass es ihr als Kind Freude bereitete, Seil zu springen oder zu schaukeln.

DURCHARBEITEN: SITZUNGSVERBINDENDE REFLEXION ODER ÜBUNG

8-2 Bewährte Aktivitäten zur Verbesserung der Stimmungslage

Bei dieser Übung kann die Patientin Aktivitäten benennen, die ihr schon einmal geholfen haben, ihr Befinden zu verbessern, als es ihr schlecht ging, und diese in einer Liste hilfreicher Aktivitäten zusammenstellen.

Die Therapeutin kann auch zusätzliche Aktivitäten benennen und die Patienten anregen, diese zu auszuprobieren.

8.4 Stärkung positiver Selbstrepräsentanzen mithilfe von Erinnerungsbildern und Objektfantasien

Nachhaltiger als die Durchführung stimmungsregulierender Aktivitäten wirkt die Beeinflussung der inneren Repräsentanzenwelt durch die *Aktivierung positiver Erinnerungsbilder* und durch die *Nutzung von Fantasien mithilfe imaginativer Techniken* (► Kap. 8.4). Durch diese Möglichkeiten werden Patienten in ihrer Stimmungsregulierung auch unabhängiger von den äußeren Umständen, die ihnen die Durchführung der dazu geeigneten Aktivitäten nicht immer gestatten. Dies kann auf zwei Wegen geschehen:

- Zum einen ist die *Aktivierung positiver Erinnerungen* zu nennen, die die Repräsentanz einer positiven Objektbeziehung enthalten. Dabei kann es sich um Erinnerungen an eigene Kompetenzerfahrungen oder um Erinnerungen an Begegnungen mit Menschen handeln, die wertschätzend oder unterstützend mit der Patientin umgegangen sind. Manchmal genügen auch Erinnerungen an positive Filmszenen, die zur Identifikation einladen und ebenso positive Emotionen generieren können.

> Eine Patientin mit schwerer dissoziativer Symptomatik und massiven Misshandlungserfahrungen in ihrer Ursprungsfamilie kann eine spezifische Erinnerung an ihre Schulzeit als Ressource nutzen. Auch wenn sie sich in den Interaktionen mit Mitschülern immer minderwertig und inkompetent gefühlt hatte, hatte von der Direktorin des Gymnasiums Wertschätzung und Wohlwollen erfahren. Wenn sie sich jetzt an den Moment erinnert, als diese ihr das Abiturzeugnis überreichte, kommt bei ihr noch heute ein diskretes, aber an ihrer Gesichtsmimik deutlich erkennbares Gefühl von Stolz und Freude auf. Sie nahm das Stichwort »Abiturzeugnis« in die Liste ihrer Ressourcenstichwörter auf, die sie bei Schwierigkeiten der Emotionsregulation zu Hilfe nahm.

- Zum anderen nutzt die Therapeutin die Fähigkeiten der Patientin, *Fantasien von positiven Objektbeziehungsmustern* zu erzeugen. Verschiedene Imaginationen werden eingesetzt, um die Gefühle von Sicherheit und Wohlbefinden zu erhöhen und den Patienten zu helfen, die überwältigenden traumatischen Emotionen und Bilder zu modulieren. Die positive Beziehungsfantasie muss nicht – wie es bei der Imagination der »inneren Helfer« (► Kap. 8.6) der Fall ist – an belebte Objekte geknüpft sein. Auch von einer Imagination wie dem »sicheren Ort« – bei der zumindest anfangs keine Personen vorkommen sollten (► Kap. 8.5) – kann die Fantasie einer schützenden und Wohlbefinden erzeugenden Objektbeziehung ausgehen. Ziel der ressourcenaktivierenden Imaginationen ist es, der negativen Bildwelt der traumatischen Erfahrungen innere positive Bilder entgegenzusetzen, die nicht durch traumatische Erfahrungen vergiftet sind. Auf eine formale Tranceinduktion sollte nach Möglichkeit verzichtet werden; sie könnte mit dem Gefühl verbunden sein, Kontrolle abgeben zu müssen. Außerdem fällt den meisten traumatisierten Patienten das Imaginieren nicht schwer.

8.5 Die Imagination eines sicheren Ortes

Die Imagination eines »sicheren Ortes« ist eine imaginative Technik, deren vorrangiges Ziel es ist, das subjektive Gefühl von Sicherheit und Wohlbefinden zu erhöhen. Es ist auch möglich, statt von einem »sicheren Ort« von einem »*Wohlfühlort*« zu sprechen. Aktiviert wird eine innere Objektbeziehung, bei der das Selbst sich als durch ein schützendes und Wohlbefinden vermittelndes Objekt geschützt und aufgehoben erleben kann.

Bei der praktischen Durchführung können folgende Hinweise hilfreich sein:

- Die Patientin wird gebeten, in der Imagination einen Ort zu schaffen, der ein Gefühl von Sicherheit und Wohlbefinden vermittelt. Dabei kann es sich um einen Ort handeln, der der Patientin bekannt ist, oder um einen Ort, der in der Fantasie neu geschaffen wird. Die Patientin soll verstehen, dass sie in ihrer Fantasie völlig frei ist, den Ort so zu gestalten, wie sie es möchte. Entscheidend ist, dass sich die Gefühle von Sicherheit und Wohlbefinden einstellen. Es kann hilfreich sein, darauf hinzuweisen, dass der Ort noch nicht fertig ausgestaltet sein muss, sondern sich von Mal zu Mal auch wieder verändern kann. Ein solcher Hinweis wird in der Regel als entlastend erlebt. Die Patientin sollte lediglich darauf achten, dass sich nach Möglichkeit an dem sicheren Ort *keine weiteren Menschen* außer ihr selbst aufhalten. Dies hat sich bewährt, weil menschliche Beziehungen nie frei von Konflikten sind und das Verhältnis zu ihnen nie ohne Ambivalenzen ist. Keine Einwände bestehen hingegen, wenn die Patienten als innere Helferfiguren »gute Tiere« oder »nur gute« Wesen aus Märchen oder ihrer Fantasie (▶ Kap. 8.6) mit an den sicheren Ort nehmen.

- Die Erarbeitung eines sicheren Ortes ist ein *dialogischer Prozess*, der zwischen der Patientin und der Therapeutin stattfindet. Aus diesem Grunde genügt es nicht, der Patientin eine schriftliche Anleitung zur Durchführung der Übung auszuhändigen. Es ist eher die Regel als die Ausnahme, dass *Schwierigkeiten und Probleme* beim ersten Versuch der Installation des sicheren Ortes auftreten. Sie sollten in der therapeutischen Sitzung besprochen werden, damit gemeinsam Lösungen gefunden werden können. Die Modifikationen, die in gemeinsamer Arbeit an dem sicheren Ort vorgenommen werden, sind von einer für die Patientin noch ungewohnt konkreten Art: So können Mauern hochgezogen werden, um die Sicherheit zu erhöhen, oder Temperatur und Helligkeit verändert werden, um das Wohlbefinden zu verbessern – und vieles mehr. Anschließend sollte die Patientin die Imagination erneut einüben und so lange die auftretenden Schwierigkeiten registrieren und in der Therapiesitzung besprechen, bis der Ort ihr ein uneingeschränktes Gefühl von Sicherheit vermittelt. Werden diese Schritte nicht beachtet, gelangen Patienten vorschnell zu der Schlussfolgerung, dass die Imagination ihnen nicht helfe.
- Um der Patientin ein hohes Maß an Sicherheit zu geben, empfiehlt es sich, das Vorgehen *Schritt für Schritt zu erklären* und dann in der Therapiestunde umzusetzen. Dies entspricht nicht einem schematischen Vorgehen, sondern dient als ein sicherer Rahmen, an dem die Patientin sich orientieren kann.
- Kontrolle und Sicherheit kann auch hergestellt werden durch die Option, die Imagination mit *offenen oder alternativ mit geschlossenen Augen* durchzuführen.
- Die Patientin kann durch ein vorher vereinbartes *Körpersignal,* z. B. Handheben, die Übung jederzeit unterbrechen; Schwierigkeiten können dann in der Therapiestunde besprochen werden.
- In der Regel werden die Patienten der Therapeutin mitteilen, *welchen sicheren Ort* sie ausgewählt haben und wo er sich befindet. Manche Patienten fühlen sich jedoch sicherer, wenn die Therapeutin dies nicht weiß. Die Therapeutin sollte dann lediglich in Erfahrung bringen, wie er beschaffen ist und wie das unmittelbare Umfeld des sicheren Ortes aussieht, um auszuschließen, dass ein ausgesprochen ungeeigneter Ort ausgewählt wird – etwa ein Ort auf einem Friedhof oder an einem Abgrund. Letzteres kann ein Hinweis darauf sein, dass ein Sicherheitsgefühl nur in Verbindung mit Suizidalität und den damit einhergehenden Fantasien von Ruhe, Friede und Erlösung vorstellbar ist.

Eine Patientin suchte ihren imaginären sicheren Ort in der Nähe eines stinkenden Abflusses. Die Therapeutin war darüber zunächst irritiert, doch verstand sie schließlich, dass die Patientin diesen Ort gewählt hatte, »weil dort niemand hinkäme«, und nur ein Sicherheitsgefühl entwickeln konnte, wenn sie sich imaginativ dort aufhielt.

Eine andere Patientin wählte einen Platz auf einem Kinderfriedhof und sehnte sich danach, in Frieden neben den anderen Kindern liegen zu dürfen. Es konnte geklärt werden, dass diese Sehnsucht vor allem von den kindlichen Persönlichkeitsanteilen der Patientin ausging. Daher riet die Therapeutin der Patientin, für diese Kindanteile einen anderen Ort – einen inneren sicheren Kinderort – auszusuchen, an dem sie sich sicher und geborgen fühlen durften.

- Wie schwer es für diese Gruppe von Patienten, deren Urvertrauen und deren Vertrauen in die Weltordnung erschüttert ist, sein kann, ein Gefühl von Sicherheit zu entwickeln, ohne auf pathologische Rückzugsorte narzisstisch-omnipotenter Prägung zurückzugreifen (Meltzer 2005; Steiner 2013), wird deutlich, wenn die Therapeutin erlebt, wie ein innerer sicherer Ort allen Bemühungen zum Trotz *immer wieder unsicher wird.* Hier ist viel Geduld auf Seiten der Therapeutin gefragt, und auch eine erneute Reflexion, inwieweit die therapeutische Beziehung als sicher erlebt wird. Es empfiehlt sich, im Laufe der Therapie gelegentlich nachzufragen, ob die Patientin den sicheren Ort noch nutzt. Manchmal ist er »unsicher« geworden, weil sich bei einzelnen Elementen assoziative Verbindungen zu traumatischen Erinnerungen eingestellt haben. Dann ist es ratsam, den Ort zu modifizieren oder einen anderen Ort zu suchen. Wenn ein sicherer Ort trotz vieler Bemühungen immer wieder unsicher wird, sollte auch an die Möglichkeit gedacht werden, dass es im realen Leben der Patientin zu einer Bedrohung gekommen ist. In diesem Fall hat die äußere Sicherheit Vorrang.

CHECKLISTE 8-2 FÜR DIE THERAPEUTIN: SICHERER ORT

- Hatte die Patientin ausreichend Gelegenheit, über die Schwierigkeiten, die bei der Durchführung der Imagination des sicheren Ortes aufgetreten sind, zu sprechen?
- Sind beim selbstständigen Einüben der Imagination negative Emotionen aufgetreten?

DURCHARBEITEN: SITZUNGSVERBINDENDE REFLEXION ODER ÜBUNG

8-3 Sicherer Ort

Nachdem die Patientin die Imagination des sicheren Ortes selbständig eingeübt hat, wird sie in dieser Reflexionseinheit gebeten, dabei aufgetretene Schwierigkeiten aufzulisten, damit diese in der nächsten Therapiesitzung besprochen werden können.

8.6 Imagination der inneren Helfer

Eine weitere wertvolle imaginative Technik, um gute innere Objekte zu aktivieren, ist die Imagination der »inneren Helfer«. Sie gestattet es den Patienten, *in der Fantasie ideale Wesen* zu erschaffen, die als ausschließlich gut und hilfreich fantasiert werden und die jederzeit zu Hilfe gerufen oder um Rat gefragt werden können.

Die inneren Helferfiguren können imaginativ mit allen Fähigkeiten ausgestattet werden, die die Patienten benötigen: Stärke, Ruhe, Klugheit, Zuverlässigkeit oder Schnelligkeit. Wann immer sie gebraucht werden, sind sie zur Stelle. Häufig gewählt werden Figuren aus Märchen, Schutzengel oder eine »gute Fee«, eine alte weise Frau, »gute« Tiere oder Idole aus Film und Fernsehen. *Nicht geeignet sind reale Menschen*, die der Patientin nahestehen, da nahe Beziehungen nie frei von Ambivalenz sind. Vorstellbar sind hingegen fernstehende idealisierte Personen, zu denen kein realer Kontakt besteht, oder solche, die bereits verstorben sind, wie eine verständnisvolle Oma. Die Patientin kann sich beliebig viele innere Helferfiguren schaffen.

Die Imagination der inneren Helfer hat den Vorteil, dass das nachvollziehbare Bedürfnis nach Hilfe und Unterstützung auf der inneren Bühne gewürdigt wird, ohne dass regressive Tendenzen auf der Ebene der therapeutischen Beziehung gefördert werden. Stattdessen werden die Ressourcen der Patientin aktiviert, Hilfe im eigenen Inneren zu finden, ohne auf das positive Gefühl, Hilfe und Unterstützung zu erfahren, verzichten zu müssen.

> Als »innere Helferfigur« hatte eine Patientin sich eine alte weise Frau ausgesucht, zu der sie in der Imagination Kontakt aufnahm. In schwierigen Situationen fragte sie sie um Rat und gewann auf diese Weise eine hilfreiche Orientierung.

> Ein Patient nutzte einen Elefanten als innere Helferfigur, die ihm Stärke und Ruhe gab. Er stellte sich vor, der Elefant befände sich in seiner Nähe und sei bereit, ihn zu unterstützen, wenn es benötigt würde.

> T: Ich kann Ihren Wunsch nach einem konkreten Rat gut verstehen. Ich vermute aber, dass Sie in Ihrem Inneren einen Rat erhalten können, der möglicherweise noch genauer Ihre Bedürfnisse trifft als ein Rat, den ich Ihnen geben könnte. Haben Sie schon Ihre inneren Helfer gefragt, was sie Ihnen raten?

Innere Helferfiguren können auch in hervorragender Weise die *Arbeit mit inneren Kindanteilen* (▶ Kap. 10) unterstützen. Besonders dann, wenn sich die Patientin mit ihren erwachsenen Persönlichkeitsanteilen noch nicht stark oder stabil genug fühlt, um selbstfürsorglich mit den inneren Kindanteilen umzugehen, kann sie die Aufgabe der Selbstfürsorge auf der inneren Bühne an ihre inneren Helfer »delegieren«.

Wie bei allen Imaginationen benötigen die Patienten konkrete Anleitung und den Hinweis, dass regelmäßiges Üben notwendig ist. Besonders zu Beginn sollte die Therapeutin von der Patientin öfter eine *Rückmeldung* erbitten, ob sie die Übung der inneren Helfer erfolgreich anwenden kann. Es kann vorkommen, dass innere Helfer ihre Fähigkeit zu helfen verlieren. Dann kann die Patientin sie erneut imaginativ mit den fehlenden Kräften und Eigenschaften ausstatten, oder sie kann in der Fantasie weitere Helferfiguren erschaffen.

P: Mein innerer Helfer, ein ruhiger, gutmütiger Elefant, kann mir nicht mehr helfen.
T: Haben Sie eine Idee, was ihm fehlen könnte?
P: Energie und Antrieb.
T: Was können Sie tun, um ihm diese Fähigkeiten zurückzugeben?
P: Ich könnte ein anderes Tier bitten, ihm davon etwas abzugeben.
T: Das ist eine gute Idee. Versuchen Sie das!
P: Ein guter Tiger hat genügend Energie und Mut, er wird dem Elefanten etwas davon abgeben.

CHECKLISTE 8-3 FÜR DIE THERAPEUTIN: INNERE HELFER

- Hatte die Patientin genügend Gelegenheit, über die Probleme, die bei der Imagination der inneren Helfer aufgetreten sind, zu sprechen?
- Sind beim selbstständigen Einüben der Imagination der inneren Helfer negative Emotionen aufgetreten?

DURCHARBEITEN: SITZUNGSVERBINDENDE REFLEXION ODER ÜBUNG

8-4 Innere Helfer

Nachdem die Patientin die Imagination der inneren Helfer eingeübt hat, wird sie in dieser Reflexionseinheit gebeten, dabei aufgetretene Schwierigkeiten aufzulisten, damit diese in der nächsten Therapiesitzung besprochen werden können.

Es sei an dieser Stelle angemerkt, dass noch verschiedene andere Imaginationen, die hier nicht im Einzelnen dargestellt werden können, mit Gewinn angewendet werden können. Viele davon sind bei Reddemann (2019) ausführlich beschrieben. So eignet sich zum Beispiel die *Imagination des »inneren Gartens«* in besonderer Weise dazu, einen imaginären Raum zu schaffen und ihn mit hilfreichen Naturelementen zu füllen. In der Regel wird der innere Garten mit Blumen und Bäumen bepflanzt, die beruhigend und belebend wirken können. Es können sich auch Tiere in dem Garten befinden, denen positive Eigenschaften zugeschrieben werden. Auf diese Weise kann ein Fantasieraum geschaffen werden, der durch die Aktivierung von immer auch vorhandenen positiven verinnerlichten Objektbeziehungen eine Ressourcenwirkung ausübt. Die Fantasie einer im positiven Sinne »verschmelzenden«, nahen und nährenden Beziehung kann zum Beispiel durch die *»Baumübung«* erzeugt werden.

Eine Patientin, die sich vorstellt, einen alten Baum zu umarmen, entwickelt während dieser Imagination ein Gefühl von Halt und Stabilität. Sie fühlte sich »genährt« durch ihn und entwickelte ein Empfinden, als ginge die Lebendigkeit des Baumes in sie über.

8.7 Aktivierung von positiven Erinnerungen

Um positive Selbst- und Objektrepräsentanzen zu erzeugen, kann es auch nützlich sein, *Erinnerungen an eigene Kompetenzerfahrungen* oder *positive Erfahrungen mit anderen Menschen* zu aktivieren: Menschen, die sich respektvoll oder wertschätzend über die Patientin geäußert oder ihr in anderer Weise gut getan haben. Die Erinnerung an einen persönlichen Erfolg zielt beispielsweise darauf ab, das Selbstwertgefühl zu verbessern, indem eine positive verinnerlichte Objektbeziehung aktiviert wird. Die Erinnerung an eine positive menschliche Begegnung aktiviert die verinnerlichte Objektbeziehung eines Selbst, das von einem guten Objekt geschätzt und mit Achtung behandelt wird. Selbstverständlich dürfen unter den Erinnerungen an positive Beziehungserfahrungen auch solche sein, die die Patientin in der Therapie gemacht hat. Denn auch da können berührende Momente geteilter Freude entstehen, die sich als Ressourcenerinnerung gut eignen.

Dabei kommt es nicht darauf an, wie oft die Kompetenzerfahrung oder die positive Beziehungserfahrung tatsächlich vorgekommen ist, sondern ob es gelingt, das mit der Erinnerung an diese Momente verbundene *positive Körpergefühl* zu erzeugen. Auch hier kann es vorteilhaft sein, der Patientin zu erläutern, dass die Suche nach den positiven Erinnerungen Teil der Behandlungstechnik ist und nicht so verstanden werden darf, als solle ihr Leiden bagatellisiert oder als würde die große Anzahl ihrer negativen Beziehungserfahrungen übersehen werden.

Dazu wird die Patientin gebeten, die folgenden Schritte auszuführen:

1. Sie soll in ihrer Erinnerung nach Episoden kleiner persönlicher Erfolge oder wohltuender menschlicher Begegnungen suchen – selbst wenn es sich dabei in ihren Augen um seltene Ausnahmeerscheinungen angesichts einer Überzahl von Misserfolgen oder negativen Beziehungserfahrungen handelt. Als Beispiel könnte die Therapeutin anführen, dass die Patientin es als »kleinen Erfolg« betrachten kann, wenn sie trotz Beschwerden pünktlich zur Sitzung gekommen ist.
2. Wenn ein derartiger Moment in der Erinnerung aufgefunden wurde, fordert die Therapeutin die Patientin auf, die entsprechende Szene lebendig zu imaginieren.
3. Die Patientin soll dann das dabei entstehende positive Gefühl benennen und intensiv spüren.
4. Nach Möglichkeit sollte die Patientin auch das zugehörige positive Körpergefühl deutlich wahrnehmen und dieses, wenn möglich, benennen.

Einige Hinweise sind dabei zu beachten:

- Bei der Aktivierung positiver Erinnerungsmomente ist zu bedenken, dass diese ihre *ressourcenaktivierende Qualität leicht verlieren können*, wenn eine zu große assoziative Nähe zu Erinnerungen an Verluste oder andere negative Erfahrungen gegeben ist. Beispiele dafür sind Erinnerungen an positive Begegnungen mit Menschen, zu denen der Kontakt durch Trennung oder Tod nicht mehr besteht. Ungeeignet sind auch positive Erinnerungen an Begegnungen mit Menschen, zu denen früher eine problematische Beziehung bestand. Deshalb wird die Therapeutin, nachdem die Patientin eine positive Erinnerung aufgefunden hat, diese bitten, darauf zu achten, ob die Erinnerung auch *stabil positiv bleibt*, wenn die Patientin länger an sie denkt. Sollte die Erinnerung dann ins Negative »umkippen«, empfiehlt es sich, stattdessen nach einer anderen Ressourcenerinnerung zu suchen.

> Eine Patientin erinnerte einen Spaziergang mit einem Partner, von dem sie inzwischen getrennt lebt. Die positive Erinnerung erwies sich nicht als stabil, denn schon nach kurzer Zeit dominierte beim Gedanken an den Verlust des früheren Partners ein negativer Affekt.

- Ob die Patientin in Kontakt mit einer Ressource gekommen ist, ist in aller Regel an ihrem Gesichtsausdruck zu erkennen: Ein Ressourcenkontakt teilt sich durch eine *momentane Entspannung der Gesichtsmuskulatur* oder auch durch ein *leichtes Lächeln* mit. Fehlen diese nonverbalen Signale, ist anzunehmen, dass die Patientin lediglich kognitiv, aber nicht emotional mit einer als Ressource verwertbaren Erinnerung in Kontakt gekommen ist. In manchen Fällen genügt dies als erster Schritt und trägt bereits zu einer Entlastung bei. Berichtet die Patientin keine Entlastung, sollte eine andere Ressourcenerinnerung gesucht werden.
- Entscheidend ist nicht, ob die Therapeutin mit der von der Patientin aufgefundenen Erinnerung etwas Positives verbindet, sondern *was die Patientin selbst dabei erlebt!* Allerdings sollte die Therapeutin mit dem positiven Gefühl, das die Patientin beschreibt, aufrichtig mitschwingen können. Kann sie dies nicht, spricht dies dafür, dass die Therapeutin einen konflikthaften Aspekt der Erinnerung gespürt hat, der diese als ausschließlich positive Ressourcenerinnerung untauglich machen könnte.
- Es kann vorkommen, dass *»positive Gefühle«* wahrzunehmen kaum oder nur eingeschränkt möglich ist. Hier sind bereits ein »neutrales« Gefühl, das mit einer positiven Erinnerung verknüpft ist, und ein »neutrales Körpergefühl« das Positive. So kann auch ein »neutrales Gefühl« am »sicheren Ort« schon hinreichend und für die Patientin entlastend sein. Entscheidend ist der Aspekt der Wahrnehmung von Sicherheit. In diesem Fall würde man nur vom »Sicheren Ort« und nicht von einem »Wohlfühlort« sprechen, da letzteres in sich schon eine Belastung darstellen könnte, weil ein Wohlfühlen nicht herstellbar ist.
- Manche Patienten reagieren ungünstig auf die Aufforderung, positive Inhalte zu erinnern. Sie verbinden damit die Erinnerung an Bezugspersonen, die angesichts ihres Leidens wegschauten und sie mahnten, »positiv« zu denken. Bei einer derartigen Beziehungserfahrung kann ein Ausweg darin bestehen, *an etwas »Neutrales« zu denken.*

> Eine Patientin war von ihrer Mutter, die den Missbrauch durch den Vater wiederholt bagatellisiert hatte, immer wieder gemahnt worden, sie solle »positiv denken« und sich darüber im Klaren sein, dass sie es gut habe, während andere Kinder Hunger leiden müssten.

- Gelegentlich kommt es vor, dass eine Patientin die Aufforderung, das positive Körpergefühl deutlich zu spüren, als belastend empfindet, weil allein *das Wort »Körper«* schon traumatische Erinnerungen weckt. In diesem Fall sollte sie lediglich das positive Gefühl und nicht auch die zugehörige Körperempfindung aktivieren.

> T: Lassen Sie sich Zeit. Wenn Sie in Kontakt zu der positiven Erinnerung gekommen sind, dann können Sie mir das kurz mit einem Nicken andeuten. Wenn Sie jetzt im Körper einmal nachspüren, ist da ein positives oder auch einfach ein neutrales Gefühl im Körper für Sie wahrnehmbar? Wenn ja, dann können Sie mir das kurz mit einem Nicken andeuten.
> *(Wenn kein Nicken kommt oder ein Kopfschütteln als Zeichen, dass ggf. ein negatives Körpergefühl aufgetaucht ist)* Dann lade ich Sie ein, mit Ihrer Aufmerksamkeit wieder in den Raum und die Gegenwart zurückzukommen. Wir haben nun Zeit, das zu besprechen. Es ist ein gutes Zeichen, dass Sie auf sich achten konnten und mir Rückmeldung gegeben haben.

CHECKLISTE 8-4 FÜR DIE THERAPEUTIN: POSITIVE ERINNERUNGEN AN (KLEINERE) ERFOLGE ODER WOHLTUENDE BEGEGNUNGEN

- Haben sich die von der Patientin aktivierten positiven Erinnerungsbilder als stabil erwiesen?
- War dem Gesichtsausdruck der Patientin zu entnehmen, dass diese tatsächlich im Kontakt mit einer Ressource war?

DURCHARBEITEN: SITZUNGSVERBINDENDE REFLEXION ODER ÜBUNG

8-5 Erinnerung an (kleine) persönliche Erfolge und/oder hilfreiche menschliche Begegnungen

Diese Übung gestattet es der Patientin, Erinnerungen an (kleine) persönliche Erfolge und/oder hilfreiche menschliche Begegnungen aufzusuchen. Sie wird gebeten, jeweils zu prüfen, ob das damit verbundene positive Gefühl anhält, bzw. ob es wieder auftritt, wenn sie das nächste Mal die Erinnerung aufruft.

8.8 Vorgehen bei depressiver Komorbidität

Eine komorbide depressive Störung kann eine Änderung des Vorgehens erforderlich machen. Besonders wenn die depressive Störung das klinische Bild stark prägt und Gefühle des Versagens, Minderwertigkeits-, Scham- oder auch Schuldgefühle im Vordergrund stehen, kann die Patientin mit der aktiven Anwendung therapeutischer Techniken zur Veränderung von Selbstzuständen *überfordert* sein.

Dann haben *beruhigende, entlastende und ermutigende Interventionen*, oft auch die Aufforderung zu *körperlicher Bewegung*, eventuell in Kombination mit einer antidepressiven *Pharmakotherapie*, Vorrang vor aktiven Anstrengungen, eine Veränderung der Selbstzustände herbeizuführen. Letztere könnten sich andernfalls nicht nur als wirkungslos erweisen, sondern das innere Druckgefühl der Patientin noch verstärken. Ressourcenaktivierende Interventionen wären – ebenso wie sitzungsverbindendende Reflexionen oder Übungen zwischen den Therapiesitzungen – dann kontraproduktiv, wenn sie bei den Patienten das Gefühl entstehen ließen, von ihnen werde eine Leistung erwartet, die sie nicht erbringen können.

> Eine Patientin mit manifester depressiver Episode vor dem Hintergrund eines sexuellen Missbrauchs in der Kindheit war außer Stande, sich auf die Imagination des sicheren Ortes einzulassen. Sie erfuhr dadurch keine Entlastung, sondern empfand die Beschäftigung mit dieser Imagination als eine zusätzlich belastende Verpflichtung, der sie nicht genügend nachkommen konnte. Das Gefühl, versagt zu haben, verstärkte ihre Depression weiter. Bei ihr waren Interventionen hilfreicher, die die Entbindung von nicht zu bewältigenden Verpflichtungen und die Entlastung von Schuld- und Versagensgefühlen zum Inhalt hatten.

Andererseits lässt sich das Vorgehen bei komorbider Depression nicht schematisieren. So kann es auch vorkommen, dass Patienten trotz depressiver Komorbidität günstig auf ressourcenaktivierende Interventionen mit dem Ziel der Zustandsänderungen ansprechen. Die Therapeutin ist daher gut beraten, *unterschiedliche Strategien* bereit zu halten und das weitere Vorgehen von der Reaktion der Patientin abhängig zu machen.

Auf den Umgang mit latenter oder manifester Suizidalität wurde bereits in Kap. 6.8 eingegangen.

CHECKLISTE 8-5 FÜR DIE THERAPEUTIN: DEPRESSIVE KOMORBIDITÄT

- Ist eine antidepressive Pharmakotherapie indiziert?
- Habe ich eine mögliche Suizidalität ausreichend abgeklärt?
- Spricht die Patientin auf das Angebot ressourcenaktivierender Interventionen an?

8.9 Umgang mit dissoziativen Symptomen

Dissoziative Phänomene können Teil des Störungsbilds der komplexen posttraumatischen Belastungsstörung sein, aber auch eine eigene Diagnose begründen. Bei schwereren dissoziativen Symptomen sollte man prüfen, ob die dissoziative Störung so im Vordergrund steht, dass sie eines eigenen therapeutischen Konzepts bedarf (Gast & Wabnitz 2017; Mattheß & Nijenhuis 2013; Mattheß & Sack 2010; Reddemann et al. 2011; Wöller 2017; Wöller 2020).

Dissoziative Phänomene können außerordentlich vielfältig sein und neben psychischen Störungen der Aufmerksamkeit und der Erinnerungsverarbeitung auch eine Vielzahl körperlicher Phänomene wie Einschränkungen im Bereich der Bewegung oder der Sinnesorgane oder psychogene Anfälle umfassen. An dieser Stelle soll es um die psychischen Phänomenen gehen. Sie können in unterschiedlichen Schweregraden auftreten: Kürzeres »Wegdriften«, Gefühle der Betäubung oder kürzere Episoden der Depersonalisation und Derealisation bilden den einen Pol des Spektrums; schwere dissoziative Amnesien und die – noch in der ICD-10 als »Multiple Persönlichkeit« unzutreffend, jedoch in der ICD-11 (Reed et al. 2018) zutreffend benannte – Dissoziative Identitätsstörung finden sich am anderen Ende des Spektrums.

Um einen geeigneten Umgang mit dissoziativen Phänomenen zu finden, kann ein *psychodynamisches Verständnis der Dissoziation* nützlich sein. In diesem Kontext können dissoziative Symptome als unspezifische Reaktionsmodi sowohl auf intrapsychische und interpersonelle Konflikte wie auch auf reaktivierte Traumaerinnerungen verstanden werden. Sie stellen eine Abwehrleistung dar, die ursprünglich das Ziel hatte, die Integration des Ich zu sichern. Tatsächlich bestehen die Folgen dieser Abwehr jedoch in einer *Desintegration* wichtiger psychischer Funktionen im Bereich von Sinneswahrnehmungen, motorischer Kontrolle, Erinnerungen und des Identitätsbewusstseins, die erhebliche Einschränkungen der Alltagsfunktionalität mit sich bringen. Dissoziative Symptome können in allen *Abstufungen der Schweregrade* vom normalpsychologischen Erleben bis zu schwerer psychischer Pathologie auftreten.

Wenn dissoziative Symptome das klinische Bild prägen, steht zunächst ein *bewältigungsorientiertes Vorgehen* im Vordergrund. Dabei besteht die therapeutische Aufgabe darin, die Patienten anzuleiten, die Affektwahrnehmung zu schärfen und anstelle eines dissoziativen »Wegtretens« im »Hier und Jetzt« zu bleiben. Zuvor sollte den Patienten die Funktion der dissoziativen Symptombildung erklärt worden sein.

> T: Früher hat Sie ein »Wegtreten« aus der Situation geschützt, heute ist das nicht mehr notwendig. Im Gegenteil, wenn Sie weggehen, haben Sie keine Kontrolle mehr darüber, was im Hier und Jetzt geschieht. Lassen Sie uns daran arbeiten, wann das »Wegtreten« *(oder jeder andere Begriff, den die Patientin dafür wählt)* geschieht und wie Sie es unterbrechen können.

Dabei können Hilfsmittel, die sensorische Reize vermitteln, wie z. B. ein Igelball, ein Eisbeutel oder Duftstoffe, insbesondere Aroma-Stoffe, unterstützend wirken. Auch Konzentrationsübungen wie das Rückwärts-Zählen von 5 bis 0 oder von 100 bis 90 können bei der Reorientierung hilfreich sein.

> T: Damit die Therapie erfolgreich sein kann, ist es zunächst notwendig, dass Sie die Neigung, in schwierigen Situationen zu dissoziieren, unter Kontrolle bringen. Dabei kommt es darauf an, dass Sie sich bewusst dafür entscheiden, im Hier und Jetzt bleiben zu wollen und sich nicht damit abfinden, dass Sie in den dissoziativen Zustand abrutschen. Wir können gemeinsam daran arbeiten, wie Sie es schaffen können, im Hier-und-Jetzt zu bleiben. Verschiedene Hilfsmittel können Sie dabei unterstützen. Natürlich könnten Sie dann leicht in unangenehme emotionale Zustände geraten, auch solche, vor denen

die Dissoziation Sie geschützt hätte. Es lohnt sich aber, das auszuhalten. An der Regulation dieser Emotionen können wir gemeinsam arbeiten.

T: Ich spüre gerade, dass Sie nicht mehr ganz bei der Sache sein können. Ich sehe das an Ihrem starren Blick, als könnten Sie mir nicht mehr folgen. Versuchen Sie bitte, wieder zurück in den Kontakt mit mir zu kommen. Vielleicht ist es dabei hilfreich, mit Ihren Händen einmal über die Stuhllehne zu streichen und festzustellen, wo das Holz in Metall übergeht? Oder mich vielleicht sogar anzuschauen? Wenn es ganz schwierig ist, können Sie auch gerne aufstehen. Ich kann Ihnen auch einen Igelball oder einen Stein geben, damit Sie ihn fühlen können.

Gelegentlich auftretende schwere dissoziative Krisen können es erforderlich machen, dass die Therapeutin *Reorientierungstechniken* aktiv mit der Patientin durchführt. Wenn eine Patientin durch einen akuten dissoziativen Zustand den Kontakt zur äußeren Realität verloren hat, leitet die Therapeutin sie an, sich zu reorientieren, indem sie die Aufmerksamkeit auf äußere visuelle, akustische oder körperliche Reize oder auf rationales Denken lenkt.

T: Sehen Sie mich an. Mein Name ist … Es ist jetzt das Jahr 2020. Sie befinden sich in … Sie sind jetzt in Sicherheit. Sehen Sie sich dieses Zimmer an. Das ist das Büro von Dr. …

CHECKLISTE 8-6 FÜR DIE THERAPEUTIN: DISSOZIATIVE KOMORBIDITÄT

- Habe ich ausreichend darauf geachtet, ob die Patientin während der Sitzung im »Hier und Jetzt« war?
- Habe ich Anzeichen bemerkt, die eine Dissoziation ankündigen?
- Ist die Patientin in der Lage, sich im Bedarfsfall zu reorientieren, oder benötigt sie dabei Hilfe?
- Erinnert die Patientin, was in der letzten Sitzung besprochen wurde?

DURCHARBEITEN: SITZUNGSVERBINDENDE REFLEXION ODER ÜBUNG

8-6 Dissoziative Erinnerungsverluste

Bei dieser Reflexionseinheit hat die Patientin die Möglichkeit, dissoziative Erinnerungsverluste zu notieren und die zeitliche Dauer ihrer »Abwesenheit« einzuschätzen.

Darüber hinaus ist es möglich, mit der Patientin in der Sitzung ein Arbeitsblatt zu entwickeln, aus dem hervorgeht, wie mit ihr umgegangen werden sollte, falls eine dissoziative Reaktion auftritt. Darin sollte auch aufgeführt werden, welche der diskutierten Maßnahmen die Patientin gerade *nicht* als hilfreich erlebt, beispielsweise das Riechen an einer Ammoniakflasche oder eine körperliche Berührung, Maßnahmen, die anderen Patienten durchaus helfen können, im Einzelfall aber ungeeignet sind.

DURCHARBEITEN: SITZUNGSVERBINDENDE REFLEXION ODER ÜBUNG

8-7 Gewünschter Umgang mit dissoziativen Reaktionen

In dieser Übung kann die Patientin angeben, welche Verhaltensweisen anderer Menschen sie im Umgang mit ihr bei dissoziativen Reaktionen als hilfreich und welche sie als nicht hilfreich erlebt.

Nicht selten manifestiert sich eine dissoziative Symptomatik auch in einer *inkohärenten Redeweise,* die Brüche in der logischen Struktur erzählter Beziehungsepisoden enthält. Hier besteht die Aufgabe der Therapeutin darin, die Patienten bei der Produktion kohärenter Narrative zu unterstützen. Indem sie geduldig nachfragt, kann es ihr gelingen, logisch nachvollziehbare Abfolgen in den Erzählungen der Beziehungsepisoden der Patientin zu erzeugen.

Wann immer möglich, sollte die Therapeutin versuchen, gemeinsam mit der Patientin zu verstehen, *warum es zu einer dissoziativen Reaktion gekommen ist.* Die Patientin mag durch eine besprochene Thematik oder eine Äußerung der Therapeutin mit traumabezogenen Affekten oder Erinnerungsfragmenten in Berührung gekommen sein und durch die dissoziative Reaktion unbewusst den schmerzhaften Affekt vermieden haben. In anderen Fällen kann das dissoziative Wegtreten aus der therapeutischen Beziehung auch handlungsdialogisch als eine auf andere Weise nicht mitteilbare Botschaft an die Therapeutin verstanden werden, beispielsweise, dass diese die Belastungsgrenzen der Patientin besser als bisher respektieren möge (Wöller 2017).

T: Jetzt, da es etwas besser geht, lassen Sie uns schauen, was Sie vorhin in diesen Zustand der Depersonalisierung gebracht hat. Ich weiß noch, wie wir von … geredet haben. Können Sie sich daran erinnern? Kann es sein, dass das zu belastend für Sie war?

8.10 Verbesserung der Affektwahrnehmung und -differenzierung

Schwere und anhaltende Traumatisierungen sind mit Phänomenen der *Affektentdifferenzierung und Affektregression* verbunden (Krystal 1978). Unter dem Druck der unlösbaren intrapsychischen Konflikte kommt es zu einem Zusammenbruch der Fähigkeit zur Symbolbildung und damit auch der Fähigkeit zur Differenzierung der Affekte. Versuche, auf symbolischer Ebene eine Konfliktlösung und damit eine Affektregulation zu erzielen, scheitern oft an der Globalität, Unvereinbarkeit und Widersprüchlichkeit der Konflikte und Über-Ich-Ansprüche (Wurmser 1987).

Die *undifferenzierten Affektzustände,* die typischerweise bei komplex traumatisierten Patienten auftreten, werden als diffus, bedrohlich und überwältigend empfunden. In ihrem Zentrum finden sich Gefühle der Ohnmacht und/oder Verlassenheit, aber auch Gefühle der Scham, der Verzweiflung, der ohnmächtigen Wut oder auch Schuldgefühle. Meist können diese Gefühle nicht in Worte gefasst werden; die Patienten können dann lediglich angeben, dass es ihnen äußerst schlecht geht. In vielen Fällen werden statt der undifferenzierten Affektzustände körpernahe Spannungszustände erlebt. Zur Auslösung der undifferenzierten Affektzustände kommt es in der Regel, wenn – äußerlich betrachtet eher geringfügige – belastende Alltagssituationen Merkmalsähnlichkeit mit spezifischen traumatischen Situationen der kindlichen Vergangenheit aufweisen. Diese Triggersituationen des Alltags sind in ihrer Intensität und in ihrem Gegenwartscharakter intrusiven Bildern vergleichbar.

> Frau K. berichtet, wie sie nach der Begegnung mit einem Patienten, der vor ihr die Praxis verlassen hatte, in einen emotionalen Ausnahmezustand geraten war. Es konnte gemeinsam erarbeitet werden, dass dieser Mann sie an ihren Cousin erinnerte, was bei ihr starke Eifersuchtsgefühle und Misstrauen geweckt hatte. Andererseits gelang ihr dadurch der Einstieg, um über missbrauchsnahe Situationen aus der Vergangenheit sprechen zu können. Hilfreich war immer wieder, an der Wahrnehmung der Unterschiede zwischen Vergangenheit und Gegenwart zu arbeiten. Dies nahm sich Frau K. auch als Reflexion bis zur nächsten Sitzung als Übung vor.

Als Folge der Vermischung von Vergangenheit und Gegenwart enthalten die undifferenzierten Affektzustände Elemente, die aus der traumatischen Vergangenheit stammen, und solche, die sich aus der aktuellen Situation erklären lassen. Da die undifferenzierten Affektzustände traumatisierter Patienten weitaus schwerer zu ertragen sind als klar voneinander differenzierte Affekte, können *Techniken zur Förderung der Affektdifferenzierung* entlastend und beruhigend wirken. Meist haben die Patienten ein Gespür dafür, dass der Ursprung der aktuell belastenden Affektzustände nicht in der Gegenwart, sondern in der Vergangenheit liegt; in anderen Fällen ist dies therapeutisch zu erarbeiten.

Die Therapeutin bittet die Patientin, ihr aktuelles emotionales Erleben differenziert zu betrachten. Unter Nutzung der Ich-Funktion der Realitätsprüfung soll sie erkennen, dass das aktuelle Erleben nicht die Gegenwart widerspiegelt, sondern zu großen Teilen der traumatischen Vergangenheit zuzuordnen ist. Sie wird nun angeregt, die *Vergangenheitsanteile der undifferenzierten Affektzustände von den Gegenwartsanteilen zu differenzieren* und anschließend die *Vergangenheitsanteile mithilfe der Tresor-(Container-)Technik* (► Kap. 8.2) *imaginativ »wegzupacken«* (Allen 2001; Wöller 2013).

> Eine Patientin gerät in bestimmten Situationen des Alltags, die, äußerlich betrachtet, keine nennenswerte Bedrohung für sie darstellen, jedoch assoziativ mit Traumatisierungen der Kindheit verknüpft sind, immer wieder in schwer erträgliche emotionale Zustände, die sie als »total erdrückend und schlimm« empfindet und in denen sie sich ohnmächtig und hilflos fühlt. Ihr ist klar, dass ihre Reaktion der auslösenden Situation gegenüber unangemessen ist, doch ändert diese Erkenntnis nichts an der Intensität ihres Gefühlszustandes. Die Therapeutin schlägt ihr vor, die ihr bereits bekannte imaginative Tresor-(Container-)

Technik einzusetzen, um den Anteil des Gefühls, der zur Vergangenheit gehört, »wegzupacken«.

Im Einzelnen geht die Therapeutin wie folgt vor:

- Sie fordert die Patientin auf, sich das undifferenzierte Gefühl als einen konkreten Gegenstand *vorzustellen.*
- Anschließend bittet sie die Patientin, intuitiv anzugeben, *wie viel Prozent* dieses Gefühls sie der aktuellen Situation und wie viel davon sie der traumatischen Vergangenheit zuordnen möchte. Meist wird der größere Teil der Vergangenheit zugeordnet.
- Schließlich soll die Patientin den *Vergangenheitsanteil in den Tresor (Container) legen* und diesen verschließen. In der Regel tritt eine deutliche Entlastung ein, weil mit dem Vergangenheitsanteil auch die »traumatischen« Affektanteile der Ohnmacht und des verzweifelten Alleingelassenseins in den Tresor (Container) gelegt wurden.
- Wenn notwendig, kann die Therapeutin die Patientin anschließend unterstützen, sich mit *der realen Situation,* die den Affektzustand ausgelöst hat, und deren konfliktbehafteten Aspekten auseinandersetzen.

Zur Vertiefung dieses Vorgehens kann die Therapeutin eine Reflexions- oder Übungseinheit vorschlagen, zum Beispiel die folgende:

DURCHARBEITEN: SITZUNGSVERBINDENDE REFLEXION ODER ÜBUNG

8-8 Differenzierung emotionaler Zustände

In dieser Reflexionseinheit wird die Patientin gebeten, häufiger auftretende negative emotionale Zustände des Alltags zu benennen. Anschließend kann sie selbstständig versuchen, zwischen Vergangenheits- und Gegenwartsanteilen zu differenzieren, um dann den Vergangenheitsanteil »wegzupacken«.

TEIL IV Die mittlere Phase

9 Übertragung, Gegenübertragung und die Arbeit mit wechselnden Selbstzuständen – Regulation der therapeutischen Beziehung

9.1 Die mittlere Phase der Behandlung

Die mittlere Phase oder Hauptphase der Therapie ist durch eine Intensivierung der therapeutischen Beziehung gekennzeichnet, die einerseits erwünscht ist, durch die größere Nähe in der Beziehung aber auch Auslöser von Übertragungen und stärkeren Belastungen in der Gegenübertragung der Therapeutin sein kann.

Kap. 9 handelt von den häufigsten *Übertragungsmustern* und den wichtigsten Gegenübertragungsreaktionen bei komplex traumatisierten Patienten. Auch wenn durch eine konsequente Beachtung der in Kap. 6 dargestellten Grundsätze der Beziehungsgestaltung die therapeutische Arbeitsbeziehung nicht in besonderem Maße durch manifeste negative Übertragungen belastet ist, sollte die Therapeutin immer davon ausgehen, dass es mit hoher Wahrscheinlichkeit auch Persönlichkeitsanteile gibt, die latent eine negative Übertragung auf sie richten, ohne dass dies sofort bemerkt wird. Ebenso sollte die Therapeutin sich darüber im Klaren sein, dass auch bei einer offenkundig guten Arbeitsbeziehung unbewusste Aspekte ihrer *Gegenübertragung* auf den therapeutischen Prozess Einfluss nehmen und ihn beeinträchtigen können. Aus diesen Gründen sollte sie mit Phänomenen von Übertragung und Gegenübertragung in ihren traumaspezifischen Ausprägungen vertraut sein und mit ihnen umgehen können.

Kap. 10 widmet sich der Stärkung der kindlichen Aspekte der Selbstrepräsentanz, die die jüngeren verletzten Anteile enthält, mithilfe der *Arbeit mit inneren Kindanteilen*. Diese Arbeit stellt bereits eine Vorstufe der im nachfolgenden Kap. 11 vorgestellten traumakonfrontativen Arbeit dar. Soweit nötig, sollte auch die Arbeit mit den täteridentifizierten destruktiven Persönlichkeitsanteilen aufgenommen werden.

In Kap. 11 wird das Vorgehen bei der *konfrontativen Arbeit* mit traumabezogenen Belastungen in der Gegenwart und traumatischen Erinnerungsfragmenten der Vergangenheit dargestellt. Das Ziel der konfrontativen Arbeit ist es, die abgespaltenen traumatischen psychischen Inhalte auf schonende Weise mit der nunmehr im positiven Sinne gestärkten Selbstrepräsentanz zu assoziieren.

9.2 Übertragung

Die Therapeutin sollte mit den häufigsten Übertragungsmustern bei Patienten mit komplexen Traumafolgestörungen vertraut sein. Sie sollte sich darüber im Klaren sein, dass das Auftreten von Übertragungen bei komplex traumatisierten Patienten eher die Regel als die Ausnahme ist. Die Übertragungsmuster lassen sich gut mithilfe des Täter-Opfer-Retter-Schemas strukturieren (Dalenberg 2000; Gabbard 1995; Wilson & Lindy 1994).

- Bei einer *Täter-Übertragung* erwartet die Patientin bewusst oder unbewusst Schädigungen und Übergriffe durch die Therapeutin; sie geht davon aus, dass sie mit hoher Wahrscheinlichkeit von ihr erneut ausgebeutet, alleingelassen oder in anderer Weise geschädigt werden wird. Dies kann dazu führen, dass eine Patientin sich den vermeintlichen Wünschen der Therapeutin vollständig anpasst, weil sie davon überzeugt ist, dass die Therapeutin sich rächen würde, wenn ihre Wünsche oder Bedürfnisse nicht erfüllt werden. Täter-Übertragungen können weitgehend in der Latenz bleiben oder durch idealisierende Retter-Übertragungen überlagert sein. Wenn eine Täter-Übertragung aktiv ist, kann prinzipiell jede Intervention als verurteilend, verführend, zurückweisend oder entwertend erlebt werden. Als Folge der negativen Übertragung kann sich bei der Patientin ein Gefühl entwickeln, dem Willen der Therapeutin ohnmächtig ausgeliefert zu sein, ohne dass sie die Möglichkeit hat, darüber mit ihr sprechen zu können.

> In der Gruppentherapie fragte eine neue Co-Therapeutin bei einer Patientin, die über viele Sitzungen nichts von sich erzählt hatte, interessiert nach, wie es ihr ging. Obwohl alle Gruppenteilnehmer wie auch die Gruppentherapeutin dieses vorsichtige Nachfragen angemessen fanden, fühlte sich die Patientin »wie nackt ausgezogen« und wollte die Gruppentherapie verlassen.

- Die *Übertragung der nicht schützenden Bezugsperson* umfasst auch die Übertragung der emotional vernachlässigenden und nicht schutzgewährenden Bezugsperson, die von dem Missbrauch oder der Misshandlung wusste, wegschaute oder der Patientin die Schuld daran gab. Ist diese Übertragung aktiv, wird die Patientin davon ausgehen, dass die Therapeutin sie bei selbstgefährdenden Handlungen nicht schützen und ihr allenfalls Vorwürfe deshalb machen würde. Diese Übertragungsdisposition kommt häufiger vor als meist angenommen wird, sodass es sich empfiehlt, sie aktiv anzusprechen.
- Bei der *Übertragung des hilflosen, versorgungsbedürftigen Elternteils* geht eine Patientin wie selbstverständlich davon aus, dass sie für das Wohlbefinden der Therapeutin zu sorgen hat, und wird sich folglich zuallererst deren vermeintlichen Wünschen anpassen, bevor sie daran denkt, eigene Bedürfnisse zu artikulieren.

Eine Patientin konnte ihrer Therapeutin erst nach mehr als zwei Jahren von ihrer aktiven Prostitution erzählen. Nach dem Grund dafür gefragt, gab sie an, dass sie Angst gehabt habe, dass die Therapeutin diese Mitteilung nicht verkraftet und deshalb die Therapie abgebrochen hätte.

- Bei einer *Retter-Übertragung* wird die Therapeutin als rettende Bindungsfigur wahrgenommen, während die Patientin sich selbst als schwach und rettungsbedürftig sieht. Die Patientin ist der festen Überzeugung, dass sie die benötigte Hilfe nur von der aktuell behandelnden Therapeutin erhalten kann. Eine Retter-Übertragung geht in ihrer Intensität und realitätsverzerrenden Qualität deutlich über das Ausmaß einer idealisierenden Übertragung hinaus, die manchen Patienten überhaupt erst die Aufnahme einer Psychotherapie möglich macht. Die Retter-Übertragung birgt die Gefahr einer malignen Abhängigkeitsentwicklung, die sich auf Dauer nur schlecht auflösen lässt. Sie kann auch leicht in eine Täter-Übertragung umschlagen, wenn sich herausstellt, dass die Therapeutin den hoch gesteckten Erwartungen nicht gerecht werden kann. Aus diesem Grunde sind ressourcenstärkende, auf die Selbstheilungskräfte der Patientin setzende und die Autonomie fördernde Interventionen günstiger als die Herstellung allzu enger therapeutischer Bindungen.
- Von einer *Flashback-Übertragung* wird gesprochen, wenn bestimmte Aspekte der Therapeutin bei der Patientin fragmentierte Traumaerinnerungen in Form von Flashbacks auslösen. Das kann die Stimme, die Kleidung, eine Körperbewegung oder ein Parfüm sein. In diesen Zuständen nimmt die Patientin die Therapeutin als Täterin wahr.

Der Anblick eines roten Regenschirms der Therapeutin im Therapiezimmer löste bei einer Patientin eine völlig unvorhersehbare heftige dissoziative Reaktion aus, in der sie unfähig war zu sprechen. Erst in der nächsten Sitzung konnte sie mitteilen, dass sie Angst hatte, die Therapeutin würde sie mit dem Schirm halb totschlagen.

- Schließlich gibt es bei der *Opfer-Übertragung* noch eine Konstellation, bei der die Therapeutin in die Rolle des Opfers einer in Täteridentifikation quälend, entwertend oder grenzüberschreitend agierenden Patientin gerät.

Die Therapeutin sollte auch damit rechnen, dass ihre *Worte* durch assoziative Anklänge an traumatische Erfahrungen wie Trigger wirken und zu Verunsicherungen, ängstlichen Reaktionen oder gar zu Flashbacks führen können. Dies ist meist nicht vorhersehbar. Oft findet sich für den gleichen Sachverhalt eine andere Wortwahl, die keine Triggerwirkung hat.

Eine Patientin empfand das Wort »Entspannung« als triggernd. Es konnte erarbeitet werden, dass der Täter sie bei sexuellen Übergriffen aufgefordert hatte, sich zu »entspannen«. Die Therapeutin bat die Patientin, nach einem anderen Wort zu suchen, das diese Triggerwirkung nicht hatte. Die Patientin schlug dann vor, von »weniger Spannung« zu sprechen, eine Wortwahl, die nicht triggernd wirkte.

Auch wenn es sich nicht vermeiden lässt, dass sich Übertragungsmuster ausbilden, sollte die Therapeutin darauf achten, dass diese unter der Therapie nicht noch zunehmen. Durch eine ressourcenorientierte therapeutische Haltung ist es möglich, sie zu reduzieren. Angestrebt wird eine gemeinsame *Haltung positiver Zusammenarbeit*. Sie entspricht dem emotionalen »Band« (Bordin 1979), das für die Herstellung einer therapeutischen Allianz mindestens ebenso wichtig ist wie die Gemeinsamkeit der Ziele und Aufgaben. Auf der emotionalen Ebene entspricht dem eine mild positive Elternübertragung, d.h. die Übertragung einer guten und wohlwollenden *Elternfigur* auf die Therapeutin. Da komplex traumatisierte Patienten, anders als Patienten auf höherem Strukturniveau, nicht über die reale Erfahrung einer guten und wohlwollenden Elternfigur verfügen, sollte die Therapeutin damit rechnen, dass sich eine stark idealisierende Übertragung ausbilden kann oder dass Täteraspekte auf sie übertragen werden.

Aufgabe der Therapeutin ist es daher, darauf zu achten, ob *Übertragungsauslöser* aus der aktuellen therapeutischen Situation die therapeutische Arbeitsfähigkeit beeinträchtigt und zu einer – wenn auch geringfügigen – »Ruptur« der therapeutischen Allianz (▶ Kap. 6.11) geführt haben. Übertragungsbedingte Störungen der therapeutischen Arbeitsbeziehung teilen sich oft nur subtil mit: durch einen veränderten Blick der Patientin, eine leicht ängstliche Stimme, eine besondere Vorsicht bei Mitteilungen, eine Neigung, über Beiläufiges zu sprechen, und viele andere Phänomene, die als »Widerstandsverhalten« aufgefasst werden können und die dafür sprechen können, dass die Patientin, ausgelöst durch eine Äußerung oder ein Verhaltensmerkmal der Therapeutin oder einen Aspekt der therapeutischen Situation, die Therapeutin als schädigend, ausbeuterisch oder übergriffig wahrnimmt.

> Frau C. berichtete erst in der 10. Stunde, nachdem sie sich wiederholt in Nebensächlichkeiten verloren und dabei desorientiert gewirkt hatte, von einem für sie lebensverändernden Ereignis: Ihre beste Freundin war vom Zug erfasst worden, als sie 9 Jahre alt war. Sie fühlte sich selbst verantwortlich dafür und hatte zudem der Therapeutin die Erzählung dieses schrecklichen Erlebnisses nicht zumuten wollen.

CHECKLISTE 9-1 FÜR DIE THERAPEUTIN: ÜBERTRAGUNGEN

- Wirkt die Patientin mir gegenüber ungewöhnlich angepasst?
- Hat sie möglicherweise Angst vor mir?
- Fürchtet sie vielleicht, dass meine Interventionen ihr schaden könnten?
- Passt sie sich mir aus Angst vor Zurückweisung oder Strafe an?
- War sie unangemessen aggressiv mir gegenüber?

Entsteht auf Seiten der Therapeutin ein solcher Eindruck, ist es immer lohnend, dies anzusprechen. Im günstigen Fall stellt sich heraus, dass der Eindruck unzutreffend war; häufiger erweist sich eine Nachfrage jedoch als fruchtbar für den weiteren therapeutischen Prozess, und oft lassen sich so Missverständnisse klären.

T: Ich hatte den Eindruck, dass Sie ein wenig irritiert waren (dass Sie sich etwas unwohl fühlten), als ich … zu Ihnen sagte. Ist das möglich?
P: Ja, irgendwie schon.
T: Könnten Sie versuchen, zu sagen, was Sie da gestört hat?
P: Ich hatte so ein Gefühl … ich dachte, Sie wollen nicht, dass ich da etwas für mich alleine tue, etwas, was nur mir und nicht den anderen nützt.
T: Können Sie sich noch erinnern, woran Sie das festgemacht haben?
P: Ziemlich zu Beginn der Sitzung haben Sie … gesagt, da hatte ich ziemlich stark das Gefühl, dass ich das so nicht machen soll.
T: Wirklich? Ich kann mich nicht erinnern, dass so gesagt zu haben, möglicherweise habe ich mich nicht klar genug ausgedrückt. Gut, dass Sie das so deutlich benennen können. Dann können wir das Missverständnis klären und ich kann Ihnen sehr deutlich sagen, dass ich das völlig in Ordnung fand, was Sie gemacht haben.
P: Das hätte ich nicht gedacht … da bin ich jetzt ziemlich erleichtert.
T: Geht es Ihnen öfter so, dass Sie so etwas denken?

Eine Patientin berichtete fast am Ende der Behandlung, dass sie zu Anfang der Therapie über viele Monate hinweg Schwierigkeiten mit einem Glasschrank in der Praxis der Therapeutin hatte. Dieser sei so ähnlich wie der Schrank, in dem der Eierlikör und die Gläser gestanden hätten, aus denen die Patientin immer den Alkohol habe trinken müssen, bevor die Mutter sie mit zur Prostitution genommen habe. Es habe ihr damals immer wieder geholfen – ohne dass sie dies je konkret in der therapeutischen Situation so benannt habe –, dass die Therapeutin mehrfach verdeutlicht habe, dass die Patientin sich nun im Therapieraum befinde und dass die damaligen belastenden Situationen mit der Mutter mehr als 30 Jahre zurücklägen. Dies habe gereicht, die immer wieder aufbrechende Wut auf den alten Schrank im Therapieraum zurückzudrängen.

Wegen der häufigen negativen Übertragungsentwicklungen bei komplex traumatisierten Patienten empfiehlt es sich, stets damit zu rechnen, dass sich übertragungsbedingte *Wahrnehmungsverzerrungen* ausgebildet haben. Die Therapeutin sollte daher immer wieder einmal taktvoll nachfragen, wie die Patientin ihre Intervention verstanden hat: *wie es sich für sie anfühlt und wie es ihr mit dem geht, was die Therapeutin gesagt hat.* Auf diesem Wege ist es meist frühzeitig möglich, zu klären, ob die Patientin eine Intervention der Therapeutin im Sinne ihrer Übertragungserwartung als zurückweisend, vorwurfsvoll oder beschämend erlebt hat.

T: Wie fühlt sich das für Sie an, was ich soeben gesagt habe?

So gut wie immer lässt sich die Klärung von interaktiven »Mismatches« (Tronick & Gianino 1986) oder »Brüchen« (Safran & Muran 2000) in der therapeutischen Allianz vorteilhaft für die therapeutische Beziehung nutzen; meist trägt eine solche Klärung sogar zur *Stärkung der therapeutischen Allianz* bei. Ein besonders günstiger Effekt auf die Allianz ergibt sich durch die Erfahrung, dass die therapeutische Beziehung einen »Bruch«, möglicherweise sogar eine krisenhafte Zuspitzung, durch die Klärung eines Missverständnisses oder einer übertragungsbedingten Wahrnehmungsverzerrung überstanden hat.

> T: Offensichtlich war das Thema sehr beängstigend für Sie. Ich würde Sie gerne fragen, ob meine Vermutung zutrifft, dass Sie mit mir darüber nicht sprechen konnten, weil Sie angenommen haben, dass ich Sie deshalb kritisieren würde. Kann das sein?

Oft ist es auch hilfreich, wenn die Therapeutin aktiv etwas anbietet, das im Erleben der Patientin eine Rolle gespielt haben könnte. Indem sie *eigene Überlegungen* formuliert, gibt sie der Patientin ein Beispiel für einen mentalisierenden Umgang mit der Thematik.

> T: Ich habe zu Ihnen … gesagt, und womöglich haben Sie mich da als eine strenge oder entwertende Therapeutin erlebt, die vernichtend mit Ihren bedürftigen Gefühlen umgeht?
> T: Ich überlege, ob es auch sein kann, dass Sie mich dann in dieser Not von sich stoßen müssen, weil Erinnerungen an ganz schmerzliche Erfahrungen dabei in Ihnen auftauchen.

Wenn Patienten ärgerlich, ängstlich oder in anderer Weise emotional negativ reagieren, sollte sich die Therapeutin zunächst fragen, ob es einen *Anlass im Hier und Jetzt der therapeutischen Beziehung* gibt. Sie sollte immer auf das Hier und Jetzt Bezug nehmen und nicht vorschnell Zusammenhänge mit der traumatischen Vergangenheit herstellen. Trifft die Therapeutin grobe, übertragungsbedingte Wahrnehmungsverzerrungen an, so hat sie die Möglichkeit, klärend auf die Realität der therapeutischen Situation hinzuweisen.

> T: Mir ist es ganz wichtig, dass Sie meine Absichten und meine Vorstellungen von der Therapie richtig verstehen. Ich weiß, dass es leicht zu Missverständnissen kommen kann. Deshalb möchte ich Ihnen gerne noch einmal erläutern, worin Ihr Beitrag zur Therapie bestehen könnte und was ich selbst dazu beitragen kann.

DURCHARBEITEN: SITZUNGSVERBINDENDE REFLEXION ODER ÜBUNG

9-1 Irritationen in der therapeutischen Beziehung

In dieser Reflexionseinheit wird die Patientin gebeten, zu überlegen, ob es in den letzten Sitzungen Situationen gab, in denen sie sich in der Beziehung zur Therapeutin unwohl gefühlt hat, oder Situationen, in denen sie sich durch Äußerungen oder Verhaltensweisen der Therapeutin irritiert gefühlt hat.

- Die Therapeutin sollte auch bedenken, dass für Patienten, die in einem beziehungstraumatischen Umfeld aufgewachsen sind, eine akzeptierende und verständnisvolle therapeutische Haltung sehr fremd und möglicherweise auch bedrohlich sein kann. Sie trauen dieser neuen Erfahrung nicht und rechnen vielmehr damit, von der Therapeutin enttäuscht zu werden; sie misstrauen ihrer einfühlsamen und akzeptierenden Haltung und fürchten, dass diese eines Tages unvermittelt in eine feindselige und zurückweisende Haltung umschlägt. Dabei kann es nützlich sein, diese *Schutzfunktion der negativen Übertragung* explizit anzuerkennen.

T: Ich finde es – nach allem, was Sie erlebt haben – nachvollziehbar, dass Sie immer noch damit rechnen – oder dass eine Seite von Ihnen immer noch damit rechnet –, dass Sie, nachdem Sie sich auf die Beziehung zu mir eingelassen haben, von mir enttäuscht werden und ich plötzlich kalt und abweisend mit Ihnen umgehe. Von daher verstehe ich, dass es da immer noch ein Bedürfnis gibt, sich zu schützen und nicht alles preiszugeben. Was denken Sie dazu?

9.3 Gegenübertragung

Die sorgfältige Beachtung der Gegenübertragung ist ein zentraler Bestandteil der psychodynamischen Therapie komplex traumatisierter Patienten.

Die Gegenübertragung kann unterschiedliche Quellen haben:

- Zunächst hat schon die *Tatsache der Traumatisierung* selbst einen Einfluss auf die Gegenübertragung der Therapeutin. Zu wissen, dass eine Patientin in ihrer Kindheit misshandelt wurde oder Übergriffen ausgesetzt war, kann bei der Therapeutin eine breite Skala von Emotionen und Impulsen hervorrufen, angefangen von Mitgefühl und Impulsen, die Patientin zu trösten und zu beschützen, bis hin zu Gefühlen der Abscheu, des Ekels und des Abgestoßenseins.
- Weiterhin kann die Gegenübertragung durch *Verhaltensweisen der Patientin* beeinflusst werden, insbesondere durch solche, die selbstschädigend sind und kompensatorisch gegen eine defizitäre Emotionsregulierung eingesetzt werden. Eine Patientin, die sich immer wieder Schnittwunden zufügt oder ein risikoreiches Verhalten im Dienste der Emotionsregulierung zeigt, wird die Therapeutin emotional berühren.
- Vor allem schlagen sich Manifestationen von *Übertragungen* in der Gegenübertragung der Therapeutin nieder. Eine Täter-Übertragung kann bei der Therapeutin sowohl Enttäuschung wie auch Ratlosigkeit oder Hilflosigkeit, Ärger und Misstrauen hervorrufen, wenn sie sich in ihren guten Absichten und ihrem Wunsch zu helfen missverstanden fühlt.
- Weiterhin kann die Gegenübertragung durch die Aktivierung *ungelöster Konflikte oder früherer traumatischer Erfahrungen* der Therapeutin beeinflusst werden. Eine Therapeutin, die ähnliche traumatische Erfahrungen machen musste wie die Patientin, wird in ihrer Gegenübertragung stärkere Emotionen erleben oder durch Abwehr verarbeiten als eine Therapeutin, die diese Erfahrungen nicht gemacht hat. Oder sie neigt dazu, die Schwere der Traumatisierungen ihrer Patientin zu bagatellisieren, um sich selbst vor der Aktivierung ihrer eigenen Traumaerinnerungen zu schützen.
- Schließlich kann die Gegenübertragung der Therapeutin durch Emotionen beeinträchtigt sein, die mithilfe des Mechanismus der *projektiven Identifizierung* in sie »deponiert« wurden. Darauf soll in Kap. 9.4 besonders eingegangen werden.

Die Therapeutin wird wie in jeder psychodynamischen Therapie großen Wert darauf legen, ihre eigenen *Gegenübertragungsreaktionen wahrzunehmen und zu steuern*, um ihren Patienten empathische Präsenz und verlässliche therapeutische Grenzen zu vermitteln. Nur so wird sie der Gefahr von Grenzverletzungen und damit einhergehendem Überschreiten des sicheren therapeutischen Rahmens erfolgreich entgegenwirken können. Indem sie ihre Gedanken, Fantasien und Impulse bewusst wahrnimmt, wird sie es am ehesten vermeiden, sich in eine Überidentifikation mit der Patientin hineinziehen zu lassen oder übermäßige Impulse der Distanzierung auszuagieren. Dabei ist sie sich darüber im Klaren, dass sie nur einen geringen Teil ihrer Gegenübertragung bewusst wahrnehmen kann. Es ist jedoch schon viel gewonnen, wenn sie die bewussten Anteile ihrer Gegenübertragung im Blick hat.

CHECKLISTE 9-2 FÜR DIE THERAPEUTIN: GEGENÜBERTRAGUNG

- Habe ich der Patientin gegenüber Gedanken, Gefühle oder Handlungsimpulse, die sich deutlich von denjenigen unterscheiden, die ich gegenüber anderen Patienten habe?
- Behandle ich die Patientin anders als ich andere Patienten behandle?
- Spüre ich Impulse, die Patientin über das professionelle Maß hinausgehend zu unterstützen?
- Spüre ich Impulse, die professionellen Grenzen zu der Patientin aufzuweichen?
- Gibt es unangemessene Impulse der Distanzierung?
- Spüre ich Impulse, der Patientin die Schuld für den Missbrauch oder die Misshandlung anzulasten?
- Bemühe ich mich um den Fortgang der Therapie mehr als es die Patientin tut?

9.4 Der Mechanismus der projektiven Identifizierung

Die Therapeutin sollte mit der Wirkungsweise des Abwehrmechanismus der projektiven Identifizierung (Bion 1962; Ogden 1977) vertraut sein, der bei Patienten mit komplexen Traumafolgestörungen von besonderer Bedeutung ist. Eine Kenntnis dieses Mechanismus kann es der Therapeutin sehr erleichtern, schwierige Situationen in der therapeutischen Beziehung aufzulösen, und ihr helfen, sich aus einer ungünstigen emotionalen Verfassung zu befreien, um so zu einer empathischen therapeutischen Grundhaltung zurückzufinden.

Mit dem interaktionellen Abwehrmechanismus der projektiven Identifizierung steht vielen Menschen, namentlich solchen mit Ich-strukturellen Störungen, eine Möglichkeit zur Verfügung, die es ihnen gestattet, *Gefühle und Selbstanteile, die ihnen selbst unerträglich sind*, nicht oder nicht in vollem Umfang selbst erleben zu müssen und sie dennoch ihren Interaktionspartnern zu kommunizieren. Das Phänomen lässt sich besonders in der therapeutischen Situation beobachten; es kann aber ebenso bei Interaktionen des Alltagslebens auftreten. Die genaue Wirkweise dieses Mechanismus ist noch nicht hinreichend erforscht. Es ist anzunehmen, dass daran Prozesse der Affektansteckung unter Mitwirkung der Spiegelneuronen beteiligt sind (Schore 2007).

Charakteristisch ist, dass eine Therapeutin sich im oder nach dem Kontakt mit einer Patientin gelähmt, ohnmächtig, hilflos oder unfähig fühlt oder Schuldgefühle entwickelt, weil sie glaubt, der Patientin nicht zu genügen. Gelegentlich treten regelrechte Minderwertigkeitsgefühle oder Gefühle der Inkompetenz auf, unter deren Wirkung die Therapeutin davon überzeugt ist, den Anforderungen der Therapie nicht gewachsen zu sein oder in ihrer professionellen Rolle versagt zu haben. Bei einem näheren Verständnis, das meist erst nachträglich möglich ist, wird deutlich, dass ein solches Erleben der Therapeutin weitgehend dem entspricht, wie die Patientin sich zuletzt gefühlt hatte: gelähmt, ohnmächtig, hilflos, unfähig, voller Schuld- oder auch Scham- und Minderwertigkeitsgefühle. Offensichtlich waren diese Gefühlsqualitäten für die Patientin so unerträglich geworden, dass sie sie ganz oder teilweise von ihrem bewussten Erleben abspalten musste. Dabei, so lautet die Annahme, muss sie sie der Therapeutin gleichwohl auf nonverbalem Wege kommuniziert haben, sodass diese sich selbst als gelähmt, ohnmächtig, hilflos usw. gefühlt hat. Da die Therapeutin jedoch zunächst nicht in der Lage war, zu erkennen, dass es sich dabei um emotionale Qualitäten handelt, deren Ursprung mit hoher Wahrscheinlichkeit überwiegend in der Patientin zu suchen sind, hat sie sie erst einmal als ihre eigenen erlebt und sich entsprechend schlecht gefühlt.

Bion (1962) hat in seiner *Theorie des »Container-Contained«* diesen Vorgang metaphorisch als *»Deponieren«* bezeichnet, wobei in der Regel wichtige Bezugspersonen und insbesondere Therapeuten als »Container« für die unerträglichen Gefühle und inakzeptablen Selbstanteile der Betroffenen verwendet werden. Nach Bion (1962) sollte die Therapeutin in einem Prozess der *Transformation* die »unverdauten« negativen Emotionen der Patientin in sich aufnehmen, sie »metabolisieren« und sie anschließend der Patientin »gereinigt« in Form einer Deutung wieder zur Verfügung stellen.

In praktischer Hinsicht ist bedeutsam, dass Therapeutinnen es durchweg als *erleichternd* erleben, wenn sie entdecken, dass die quälenden Gefühle der Ohnmacht, der Lähmung oder des Nicht-Genügens zumindest zum großen Teil als in sie projizierte Selbstanteile der Patientin aufgefasst werden können. Hat die Therapeutin dies in Bezug auf ihre eigenen negativen emotionalen und körperlichen Zustände erkannt, löst sich oft das quälende Gegenübertragungsgefühl in diesem Moment auf und eine einfühlsame und verständnisvolle Beziehung zur Patientin wird wieder möglich.

Auch wenn diese Erkenntnis, die vor allem dem Verständnis der Therapeutin dient, in der Regel nicht unmittelbar der Patientin zur Verfügung gestellt wird, kann sich daraus gelegentlich, wie in den folgenden Beispielen, eine *empathische Intervention* entwickeln:

> T: Manchmal kommen bei mir einige schlimme Gefühle an, von denen ich glaube, dass sie zu Ihnen gehören. Auf diese Weise habe ich wahrscheinlich etwas von dem gespürt, was an negativen Gefühlen in Ihnen ist. Vielleicht habe ich jetzt eine bessere Ahnung, von dem, was Sie so oft quält.

T: Sie zeigen mir auf diese Weise, wie quälend und unerträglich sich dies in Ihnen anfühlt.

T: Gerade fühle ich mich sehr traurig und verzweifelt. Sie haben gerade gesagt, dass Sie gar nichts spüren und nur funktionieren. Und vielleicht ist es gerade auch gut so, dass Sie nicht so viel spüren. Aber könnte es sein, dass, wenn Sie etwas spüren würden, genau dies Ihre Gefühle wären? Schauen Sie mit Abstand einmal darauf. Mir wäre es aber wichtig, dass Sie den Schutz, gerade nichts zu fühlen, ruhig aufrechterhalten.

CHECKLISTE 9-3 FÜR DIE THERAPEUTIN: PROJEKTIVE IDENTIFIZIERUNG

- Habe ich mich während der letzten Sitzungen mit der Patientin schlecht gefühlt? Müde? Aufgeregt? Gelähmt? Voller Scham-, Schuld- oder Minderwertigkeitsgefühle?
- Fühle ich mich nach einer Therapiestunde mit dieser Patientin anders als nach Therapien anderer Patienten?
- Könnte ein Teil der von mir erlebten negativen Gefühle als »deponierte« Gefühle der Patientin verstanden werden?

9.5 Gefühle der Hilflosigkeit auf Seiten der Therapeutin

In der Behandlung komplex traumatisierter Patienten kann es leicht vorkommen, dass Therapeutinnen in Gefühle der Hilflosigkeit und der Lähmung geraten. Die Therapeutin sollte darauf vorbereitet sein, um vom Auftreten dieser Gefühle nicht allzu sehr überrascht zu werden. Für den Fortgang der Therapie und für das Wohlbefinden der Therapeutin ist es entscheidend, ob sie die zugrundeliegende Psychodynamik zügig identifiziert und so ihre therapeutische Handlungsfähigkeit wiedergewinnt.

Gefühle der Hilflosigkeit auf Seiten der Therapeutin können im Wesentlichen in den folgenden Situationen zustande kommen:

- Sie können entstehen, wenn eine Patientin *wiederholt dazu neigt, die Vorschläge der Therapeutin abzulehnen*, weil sie ihrem Empfinden nach darin keinen gangbaren Weg sieht, sei es, dass sie die von der Therapeutin vorgeschlagene Vorgehensweise schon ausprobiert und als erfolglos befunden hat, sei es, dass sie sie im Vorhinein für aussichtslos hält. »Das geht nicht«, lautet eine typische Formel von Patienten, die geeignet ist, um Gefühle der Hilflosigkeit bei der Therapeutin auszulösen. In diesem Fall sollte die Therapeutin zunächst innerlich anerkennen, dass die Patientin mit der Umsetzung ihrer Vorschläge *wegen spezifischer Ich-Funktionsdefizite oder traumaspezifischer Ängste mit hoher Wahrscheinlichkeit überfordert* ist. Eine solche Perspektive kann der Therapeutin helfen, das Gefühl der Hilflosigkeit zu überwinden und zu einer aktiven Position des Intervenierens zurückzufinden, indem sie die Ich-Funktionsdefizite und Ängste der Patientin genauer fokussiert (► Kap. 9.4).
- Ein Gefühl der Ratlosigkeit oder Hilflosigkeit kann sich bei der Therapeutin einstellen, wenn die Patientin – wie viele komplex traumatisierte Patienten – auf eine Frage der Therapeutin *keine genaue Antwort* gibt oder ausweichend

reagiert. Häufig ist die Antwort »*Ich weiß es nicht*« zu hören. In der Regel liegt diesem ausweichenden Antwortverhalten der Patientin eine *übertragungsbedingte Angst* zugrunde, sie könnte etwas Falsches sagen und dafür kritisiert oder bestraft werden. In anderen Fällen hat die Patientin möglicherweise das Gefühl, etwas Verbotenes auszusprechen und ein *verinnerlichtes Schweigegebot* zu übertreten. Häufig haben die Patienten auch die Erfahrung gemacht, als Lügner bezeichnet zu werden, vor allem wenn als Folge dissoziativer Symptome größere Erinnerungslücken bestehen. Fast immer ist das ausweichende Antwortverhalten Ausdruck einer Vorsicht der Patientin, die nur aufgrund der traumatischen Beziehungserfahrungen zu verstehen ist. Schließlich kann es vorkommen, dass die Patientin tatsächlich das Gefühl hat, auf die Frage der Therapeutin keine Antwort zu wissen. Dies kann Ausdruck einer *Regression auf den Erlebensmodus eines kleinen Kindes* sein, dem die Welt der Erwachsenen verschlossen ist und das von den Vorgängen in diesem Bereich nichts weiß. Wann immer die Patientin mit den Worten »Ich weiß es nicht« reagiert, ist jedoch eine geduldige und ermutigende Haltung hilfreich, möglicherweise verbunden mit dem Hinweis, dass die Patientin nur so viel zu sagen braucht, wie sie sagen möchte.

- Das Erleben der Hilflosigkeit kann ebenfalls dadurch entstehen, dass immer wieder wechselnde Gefühle in der Gegenübertragung auftreten, wenn eine Patientin innerlich – vielleicht äußerlich gar nicht bemerkbar – in einen *anderen Persönlichkeitszustand* überwechselt (»switcht«). Das führt oft zu Gefühlen der Verwirrung oder Diffusität bei der Therapeutin, wenn sie das Erleben ihrer Patientin nicht einordnen kann, manchmal auch zu Ärger oder dem Wunsch, sich von der Patientin zu trennen.
- In Gefühle der Hilflosigkeit kann eine Therapeutin auch leicht geraten, wenn sie mit *suizidalen oder selbstschädigenden Impulsen* oder versteckten Drohungen der Patientin konfrontiert ist und sich unsicher ist, wie sie damit umgehen soll. Sie sollte daher ein klares Konzept im Umgang mit Suizidalität oder Selbstschädigung haben (► Kap. 6.8).
- Weiterhin können auf dem Wege der *projektiven Identifizierung* unerträgliche Gefühle der Hilflosigkeit von der Patientin in die Therapeutin deponiert worden sein (► Kap. 9.4).
- Schließlich kann die Patientin mit einem mächtigen, durchsetzungsstarken oder auch *aggressiven Persönlichkeitsanteil* identifiziert sein, der, um eigene Gefühle der Ohnmacht und der Hilflosigkeit besser bewältigen zu können, alles daransetzt, um die Therapeutin ohnmächtig und hilflos zu machen. Die Patientin versetzt damit die Therapeutin in die Position des ohnmächtigen und hilflosen Kindes, in der sich die Patientin selbst einmal befunden hat, während sie selbst die Rolle der misshandelnden Eltern einnimmt (Porder 1987). Eine Analyse der patientenseitigen Identifikation mit einem derartigen Persönlichkeitsanteil kann der Therapeutin helfen, die für den Erfolg jeder Therapie notwendige Handlungsfähigkeit wiederzugewinnen, und darauf zu bestehen, dass die Patientin zu einer kooperativen Mitwirkung an der Therapie bereit ist (► Kap. 10.5).

10 Selbstfürsorge auf der inneren Bühne

10.1 Die Arbeit mit inneren Kindanteilen und ihre psychodynamische Einordnung

Psychodynamische Therapie der komplexen PTBS zielt darauf ab, die mit traumatischen Erinnerungen verbundene Stressbelastung auf dem Weg über eine *Veränderung der inneren Repräsentanzenwelt* der Patientin zu reduzieren. Sie trägt damit der Tatsache Rechnung, dass komplex traumatisierte Patienten nicht nur unter der Kernsymptomatik der PTBS, sondern auch unter ausgeprägten Störungen der Selbst- und Beziehungsregulation leiden. Dem liegt die Annahme zugrunde, dass an die Stelle der Selbstrepräsentanz einer ungeliebten, ungeschützten und wert- und wehrlosen Person schrittweise die Repräsentanz einer liebenswerten, geschützten und zu respektierenden Person treten kann, die es verdient hat und in der Lage ist, für sich und ihre eigenen Interessen zu sorgen. Weiterhin wird angenommen, dass eine solchermaßen gestärkte Selbstrepräsentanz in der Lage ist, auch abgespaltene psychische Inhalte aus traumatischen Erfahrungen zu assoziieren, die sich zuvor nicht oder kaum integrieren ließen.

Die bisherige Arbeit hatte durchgängig das Ziel, die innere Repräsentanzenwelt der für die Alltagsbewältigung verantwortlichen Teile der Persönlichkeit (die *»Erwachsenenpersönlichkeit«*) soweit emotional zu stärken, dass eine Alltagsbewältigung möglich wurde. Um jedoch den Einbruch traumatischen Materials in die Alltagswelt in Form von Flashbacks und die Auslösung traumaassoziierter Affektzustände nachhaltiger zu beeinflussen, sollte auch der Teil der Selbstrepräsentanz modifiziert werden, in dem die Erinnerungen an die Traumatisierungen der Kindheit gespeichert sind.

Es kann bei weiteren Traumatisierungen im jugendlichen oder im Erwachsenenalter auch vorkommen, dass sich innere Anteile entwickeln, denen die Patientin ein entsprechend höheres Lebensalter als Jugendliche oder junge Erwachsene zuordnet. Der Einfachheit halber wollen wir uns hier aber den kindlichen Seiten zuwenden.

Um nun auch auf der *Ebene des kindlichen Selbst* eine Modifikation der Repräsentanzenwelt zu erreichen, ist es erforderlich, symbolisch einen reparativen Prozess einzuleiten, bei dem an die Stelle der Repräsentanz eines ungeliebten, wehrlosen und vernachlässigten Kindes schrittweise die Repräsentanz eines geliebten, geschützten und wertgeschätzten Kindes tritt. Dies soll durch die Arbeit mit inneren Kindanteilen geschehen. Diese therapeutische Technik macht sich den durch die moderne Gedächtnisforschung (Dudai & Eisenberg 2004) hinreichend belegten Sachverhalt zunutze, dass es möglich ist, *durch Imaginationen Repräsentanzen zu verändern oder auch neu zu erzeugen.* Gleichzeitig soll der Stress traumatischer Erinnerungen reduziert werden (Abrams 1990; Price 1996; Reddemann 2017) (► Kap. 10).

Es handelt sich bei der Arbeit mit inneren Kindanteilen um eine besondere *Form der Arbeit mit Persönlichkeitsanteilen.* Das Wirkprinzip besteht in der Entwicklung einer positiv versorgenden Repräsentanz und deren Verknüpfung mit der Vorstellung der Patientin als das Kind, das sie einmal war. An dieser Stelle ist der Hinweis wichtig, dass die Arbeit mit inneren Kindanteilen, die von Patienten und Therapeuten oft auch als »Arbeit mit dem inneren Kind« bezeichnet wird, unter keinen Umständen zu einer iatrogenen Idee oder auch Verstärkung einer sich anbahnenden Persönlichkeitsspaltung führen darf. Auf die gleichzeitige Präsenz eines Erwachsenenanteils sollte immer geachtet werden.

Wie bereits angedeutet, soll durch die Arbeit mit inneren Kindanteilen die *Repräsentanz eines durch eine liebevolle Bezugsperson emotional gut versorgten Kindes* geschaffen werden, das zwar Traumatisierungen erlitten hat, diese jedoch integrieren und verarbeiten konnte. Dabei wird angenommen, dass eine positiv gestärkte Repräsentanz des kindlichen Selbst – in Verbindung mit einer ebenfalls positiv gestärkten Repräsentanz des »erwachsenen« Selbst – besser als zuvor in der Lage ist, traumaassoziierte Alltagsstressoren oder Erinnerungsfragmente von Traumen der jüngeren Vergangenheit zu integrieren, d. h. die mit ihnen verbundenen psychischen Inhalte – Emotionen, Handlungsimpulse, Gedanken, Sichtweisen und Fantasien – mit den Repräsentanzen des Alltags zu assoziieren. Dies soll dazu führen, dass (1) traumaassoziierte Alltagsstressoren ihre traumatische Affektintensivität verlieren und (2) Traumen der jüngeren Vergangenheit als ein abgeschlossenes Geschehen und nicht mehr als Teil der Gegenwart erlebt werden.

Die Methode hat *zwei Vorteile*, die sie für die Arbeit mit komplex traumatisierten Patienten als besonders geeignet erscheinen lassen:

- Zum einen hat die Methode den Vorteil, dass *regressives Erleben* auf Seiten der Patientin zugelassen werden kann, *ohne dass es zu einer Regression in der therapeutischen Beziehung kommen muss.* Da sich die regressiven Wünsche und Bedürfnisse der Patientin nicht auf die Therapeutin richten, wird die therapeutische Beziehung von Übertragungserwartungen und -ängsten, die sich als Widerstandsphänomene auswirken können, entlastet. Wie in der gesamten Therapie sollte eine mild positive Übertragung auf die Therapeutin vorherrschend sein. Diese nimmt eher die Rolle einer wohlwollenden und hilfreichen Begleiterin als die einer mütterlichen Bezugsperson ein. Dadurch vermindert sich die Wahrscheinlichkeit des Auftretens von Retter- und Täter-Übertragungen und anderer Übertragungsmanifestationen.
- Ein weiterer Vorteil der Arbeit mit inneren Kindanteilen ist die *Breite ihres Anwendungsspektrums.* Die Technik eignet sich speziell für Patienten mit chronischem Bindungstrauma, kumulativen Traumatisierungen und einer Vorgeschichte emotionaler Vernachlässigung. Sie ist auch dann anwendbar, wenn keine Indikation für Techniken besteht, die eine Konfrontation mit traumatischen Erinnerungsfragmenten und traumaassoziierten Belastungen vorsehen. Zudem besitzt diese Arbeit Nachhaltigkeit, da sie den selbstfürsorglichen Umgang mit sich selbst unterstützt und auch nach Abschluss der Therapie von der Patientin selbstständig weitergeführt werden kann.

Die Arbeit mit inneren Kindanteilen umfasst zwei grundlegende Arbeitsschritte:

- In einem ersten Schritt geht es um die *Identifizierung und Symbolisierung* der Anteile des Erlebens und Verhaltens der Patientin, die ihren Ursprung in ihrer Kindheit haben und klinisch als regressive Erlebens- und Verhaltensmuster imponieren. Die zunächst schwer einzuordnenden und manchmal auch unverständlichen Aspekte des Erlebens und Verhaltens, die offensichtlich nicht zu einer »erwachsenen« Alltagsbewältigung passen, erfahren in einem gemeinsamen Verstehens- und Deutungsprozess eine sinnhafte Zuschreibung, indem sie als Ausdruck residualer kindlicher Bedürfnisse verstanden werden, die in dem traumatischen Umfeld ihrer Kindheit unzureichend befriedigt wurden. Sie erhalten so eine *symbolische Repräsentanz als Ausdruck unbefriedigt gebliebener kindlicher Beziehungsbedürfnisse*. Es handelt sich dabei in einem weiteren Sinne um eine Unterstützung der Mentalisierungsfunktion, indem die schwer einzuordnenden oder auch nicht verständlichen Aspekte des Erlebens und Verhaltens eine symbolische Repräsentanz und damit einen »Ort« innerhalb der Selbstrepräsentanz erhalten. Um eine biografische Zuweisung zu ermöglichen, hat sich die Metapher des »kindlichen Persönlichkeitsanteils« oder die des »inneren Kindes« als nützlich erwiesen. Sie hat den Vorteil, dass die anfangs als Ich-synton erlebten Gefühle, Sichtweisen und Verhaltensmuster über diese Symbolisierung als Ich-dyston eingeordnet und damit besser wahrgenommen, mentalisiert und modifiziert werden können.
- In einem zweiten Schritt, der die eigentliche Arbeit mit den inneren Kindanteilen ausmacht, wird eine *spezifische Form der Selbstfürsorge* erarbeitet, die zur Modifikation der kindlichen Anteile der Selbstrepräsentanz führen soll. Sie geschieht, indem die Patientin mit ihren »erwachsenen« Persönlichkeitsanteilen die verletzten kindlichen Persönlichkeitsanteile auf der »inneren Bühne« symbolisch versorgt (Reddemann 2017; Reddemann & Wöller 2017; Schwartz 2008; Watkins & Watkins 2012; Wöller 2013, S. 462 ff.).

Für die Arbeit des zweiten Schrittes sind die folgenden Voraussetzungen notwendig:

- Die Patientin sollte mithilfe der Therapeutin in der Lage sein zu *erkennen*, welche Erlebens- und Verhaltensweisen eher einem kindlichen, und welche eher einem erwachsenen Muster entsprechen. Sie sollte dann diese kindlichen Sicht- und Erlebensweisen *einer biografischen Phase* zuordnen können, in der dieses Erleben für sie häufig aufgetreten ist. Falls dies möglich ist, sollte sie sich das Kind vorstellen können, das sie damals war und gemeinsam mit der Therapeutin erarbeiten, warum diese Sicht- und Erlebensweise damals hilfreich war und warum das Verhalten, das aktuell irritiert, zum damaligen Zeitpunkt das adaptivste war, das dem Kind zur Verfügung stand.
- Die weitere Arbeit mit inneren Kindanteilen erfordert ein *Setting*, bei dem die Therapeutin eine therapeutische Arbeitsbeziehung mit dem Persönlichkeitsanteil der Patientin eingeht, der bereit ist, einen anderen Persönlichkeitsanteil, der das traumatisierte kindliche Selbst repräsentiert, symbolisch zu versorgen. Dazu wird die Patientin ermutigt, sich das Kind, das sie zum Zeitpunkt der

traumatischen Beziehungserfahrung war, vorzustellen und ihm die zurzeit mögliche elterliche Unterstützung und Zuwendung zukommen zu lassen.
- Voraussetzung für die Arbeit mit inneren Kindanteilen ist die Fähigkeit zu einer Form der *»therapeutischen Ich-Spaltung«*, die sich jedoch von der »klassischen« therapeutischen Ich Spaltung (Sterba 1934) dadurch unterscheidet, dass sie sich nicht in der therapeutischen Beziehung, sondern in der Beziehung der erwachsenen Patienten zu ihren kindlichen Persönlichkeitsanteilen manifestiert. Keinesfalls dürfen damit konkretistische Vorstellungen eines real existierenden Kindes als getrennte »Person« gefördert werden!
- Eine weitere Voraussetzung ist eine hinreichende Fähigkeit der Patienten zur *Regulierung ihrer Emotionen*. Sie muss über die Stärke und Kraft verfügen, die notwendig sind, um dem inneren Kindanteil die dringend benötigten Qualitäten von Zuwendung, Aufmerksamkeit, Interesse und Liebe zukommen zu lassen. Wenn Patienten imaginäre Helferfiguren (Reddemann 2019) (► Kap. 8.6) geschaffen haben, können diese auch der Arbeit mit inneren Kindanteile zur Verfügung stehen.

Vorsorglich sei nochmals darauf hingewiesen, dass immer auf die *Präsenz des »erwachsenen« Teils der Patientin* zu achten ist. Von diesem »erwachsenen« Teil soll die Versorgung des kindlichen Anteils ausgehen. Gerade das macht den ressourcenstärkenden Anteil der Arbeit aus![3] Eine detaillierte Durcharbeitung der traumatischen Szenen ist *nicht* Teil der Arbeit mit inneren Kindanteilen. Die traumatischen Erinnerungen werden nur indirekt oder implizit bearbeitet, während die Aufmerksamkeit der Patientin ganz auf die symbolische Selbstfürsorge und die damit erzeugte positive Emotionalität gerichtet ist. Auf diese Weise kann auch eine Überflutung der erwachsenen Seite der Patientin mit traumatischen Erinnerungsfragmenten vermieden werden.

10.2 Symbolisierung kindlicher Erlebens- und Verhaltensmuster und Bedürfnisse

In diesem ersten Teil der therapeutischen Arbeit mit inneren Kindanteilen geht es darum, einen *Prozess der Symbolisierung* einzuleiten, der die Patientin in die Lage versetzt, bestimmte Muster des Erlebens und Verhaltens, die nicht zu dem Repertoire an Erlebensmustern einer erwachsenen Person passen, als Manifestationen »kindlicher Persönlichkeitsanteile« zu identifizieren und in ihnen gleichzeitig den Ausdruck kindlicher Bedürfnisse zu sehen, die in dem beziehungstraumatischen Umfeld ihrer Kindheit unzureichend befriedigt wurden.

Muster des Erlebens und Verhaltens, die nicht zu dem Repertoire an Erlebensmustern einer erwachsenen Person passen, können sowohl in der therapeutischen Beziehung wie auch in den Alltagsbeziehungen der Patientin vorkommen. Je nachdem, ob die regressiven Muster deutlicher in der therapeutischen Beziehung oder stärker in den Außenbeziehungen manifest werden, wird sich die therapeutische Arbeit mehr dem einen oder dem anderen Beziehungstyp zuwenden.

Auf die Notwendigkeit, regressives Patientenverhalten schon früh im Therapieprozess zu identifizieren und zu begrenzen, hatten wir bereits im Zusammenhang mit der Herstellung einer therapeutischen Arbeitsbeziehung hingewiesen (Kap. 6.9).

Werden regressive Erlebens- und Verhaltensformen *in der therapeutischen Beziehung* manifest, geht die Therapeutin folgendermaßen vor:

- Eine Patientin, die, von außen betrachtet, kindlich imponierende Verhaltensmerkmale in der therapeutischen Beziehung präsentiert, wird diese in der Regel zunächst nicht als »kindlich« einordnen. Es bedarf dazu einer therapeutischen Intervention, um die Ich-synton erlebten Muster *Ich-dyston* werden zu lassen. Dazu hat es sich bewährt, die Patientin zu bitten, sich vorzustellen, sie würde bestimmte Verhaltens- oder Erlebensmuster, die sie selbst zeigt, bei einer anderen, ihr vergleichbaren Person antreffen, und einzuschätzen, inwieweit dieses Muster ihrem Lebensalter adäquat ist. In der Regel wird die Patientin am Beispiel dieser vorgestellten anderen Person das dem aktuellen Lebensalter nicht adäquate Verhalten schnell als altersunangemessen oder »kindlich« identifizieren. Meist können Patienten auch intuitiv spüren, dass sie wie ein Kind in einem bestimmten Lebensalter empfinden oder auch denken, wenn man sie darauf aufmerksam macht (▶ Kap. 6.9).
- Wenn es (vor allem zu Beginn der Behandlung) häufiger vorkommt, dass Patienten in der therapeutischen Beziehung regressive Muster zeigen, sollte die Therapeutin sie jeweils anregen, zu prüfen, ob es sich um »erwachsene« Muster handelt oder um solche, die eher einem kindlichen Erleben zugehörig sind. Nach und nach wird die Patientin den kindlichen Ursprung dieser Muster erkennen und ihn als Ich-dyston erleben. Die Therapeutin kann ihr als Symbol für die Gesamtheit der kindlichen Erlebens- und Verhaltensmuster den *Begriff des »kindlichen (Persönlichkeits-)Anteils« oder den des »inneren Kindes«* anbieten.
- Die Therapeutin kann die Patientin nun fragen, ob sie es für möglich hält, dass in diesen kindlichen Mustern *Bedürfnisse* zum Ausdruck kommen, die die Patientin als Kind einmal hatte, die jedoch unter den damaligen Umständen nicht ausreichend befriedigt wurden. Sie kann die Patientin fragen, was dem Kind von damals fehlte und was es gebraucht hätte.

Eine Patientin sagt über das Kind, das sie selbst einmal war, dass es sich gewünscht hätte, von den Eltern häufiger in den Arm genommen zu werden, und auch, dass es gerne wertschätzende Blicke oder Äußerungen von seinen Eltern erhalten hätte. Im Falle einer anderen Patientin hätte sich das Kind gewünscht, dass ein Elternteil mit ihm ab und an ein Spiel gespielt hätte oder sie gemeinsam eine Kindersendung angeschaut und anschließend darüber gesprochen hätten. Vielleicht hätte es sich auch ein bestimmtes Spielzeug gewünscht, das ihm verwehrt worden war. Ein älteres Kind hätte andere Bedürfnisse gehabt, vielleicht nach mehr Freiräumen, mehr Möglichkeiten zu Sport und Spiel, oder auch nur nach einer Atmosphäre des Verständnisses und der Wertschätzung.

T: Vielleicht versuchen Sie einmal, sich das Kind, das Sie damals waren, vorzustellen, wie Sie es gerade beschrieben haben: Allein, ohne Kontakt und ohne zu wissen, wann die

> Mutter wiederkommt. Ist dies das gleiche Gefühl? Wenn Sie heute darüber nachdenken: Was hätte Ihnen damals als Kind geholfen? Wie würden Sie heute, als Erwachsene, einem Kind helfen, das in einer ähnlichen Situation ist? Wollen Sie einmal mit meiner Hilfe versuchen, sich imaginativ vorzustellen, wie Sie dieses Kind gut versorgen und trösten?

In ähnlicher Weise wird die Therapeutin vorgehen, wenn eine Patientin in der therapeutischen Sitzung eigene Erlebens- und Verhaltensmuster in *Außenbeziehungen*, d. h. im Kontakt mit Menschen ihres Alltags, schildert, die in bestimmten auslösenden Situationen auftreten und im Verständnis der Therapeutin eher dem Repertoire kindlicher als demjenigen erwachsener Muster zuzuordnen sind. Besonders wenn die Muster als Ich-synton erlebt werden, bietet sich ein dem soeben geschilderten Vorgehen analoges Prozedere an, um aus diesen zunächst Ich-syntonen Mustern Ich-dystone Muster werden zu lassen. Auch hier kann die Therapeutin die Patientin fragen, inwieweit sie die berichteten Erlebens- und Verhaltensmuster, wenn sie sie bei anderen Menschen antrifft, als der Altersstufe angemessen oder unangemessen einschätzt.

Manche Patienten erleben diese Muster jedoch bereits als Ich-dyston, d. h. als etwas, das ihnen fremd ist und das sie eigentlich nicht beabsichtigt hatten, das ihnen stattdessen eher unterläuft oder unterlaufen ist. Sie können von sich aus sagen, dass sie in bestimmten Situationen »wie ein Kind« reagieren.

In beiden Fällen wird die Therapeutin die Patientin fragen, ob in den kindlichen Mustern *Bedürfnisse* des Kindes, das sie selbst einmal war, zum Ausdruck kommen, und sie bitten, zu überlegen, was dem Kind gefehlt hat.

> Eine Patientin berichtete von einer großen emotionalen Belastung, als sie die erste »richtige« Wohnung bezog: Zuvor hatte sie hauptsächlich in besetzten oder in Abbruchhäusern gelebt. In der frühen Kindheit war sie durch den Großvater, Leiter einer sehr strengen pietistischen Gemeinde, sexuell missbraucht worden. Sie hatte nach der Trennung der Eltern zusammen mit ihrem um ein Jahr jüngeren Bruder an zahlreichen wechselnden Orten gelebt, meist bei der Mutter. Die Mutter hatte viele verschiedene Affären, die Kinder hatte sie schon im Grundschulalter mehrmals für zwei oder drei Tage alleine gelassen. Ihre Partner hatten die Kinder jeweils nur geduldet. Nachdem es im Alter von 16 Jahren zu sexuellen Übergriffen durch einen Partner der Mutter gekommen war, war die Patientin von zuhause weggelaufen. Sie lebte mehrere Jahre im Drogenmilieu.
> In der Therapie konnte herausgearbeitet werden, dass der aktuelle Umzug in eine »richtige« Wohnung zwei kindliche Anteile der Patientin in Angst und Unruhe versetzt hatte. Hierdurch waren bei diesen beiden Anteilen Erinnerungen an frühere Situationen im Zusammenhang mit den vielen Umzügen aktiviert worden, die mit Ängsten verbunden sind: mit der Angst, ihre zwar schäbige, aber für sie dennoch sichere Wohnung zu verlieren, der Angst, wie früher obdachlos zu sein, und der Angst, im neuen Umfeld nicht willkommen zu sein. In der Therapiesitzung gelang es der Patientin, gute Orte für diese zwei inneren Anteile im Alter von 5 und 16 Jahren zu finden, wobei diese Orte sogar in der neuen Wohnung lagen. Sie verstand es, die beiden jüngeren Anteile gut zu versorgen, indem sie sich vornahm, wichtige Dinge wie Bilder und Decken gleich aus den Kartons auszupacken, damit sie den jüngeren Anteilen Sicherheit und Geborgenheit spenden konnten. In der nächsten Sitzung berichtete sie, dass sie sich mittlerweile in der neuen Wohnung schon richtig

wohl fühlen könne, und fügte dem hinzu: »Und die Kinder sitzen auf meiner Couch und lachen.«

10.3 Das Vorgehen bei der Arbeit mit inneren Kindanteilen

Der zweite Teil der Arbeit mit inneren Kindanteilen umfasst die Selbstfürsorge für die eigenen kindlichen Persönlichkeitsanteile. Unabhängig davon, ob die regressiven Erlebens- und Verhaltensmuster in der therapeutischen Beziehung oder in Außenbeziehungen aufgetreten sind, besteht das Prinzip der therapeutischen Arbeit darin, Kontakt mit dem Teil der Persönlichkeit aufzunehmen, der in der Lage ist, den bedürftigen kindlich-verletzten Persönlichkeitsanteil zu »versorgen«.

Die Therapeutin geht auf folgende Weise vor:

1. *Erläuterung des Vorgehens*
   Nachdem die Patientin ein Verständnis für sich selbst als Kind in einem bestimmten Lebensalter gewonnen hat, erläutert die Therapeutin die Arbeit mit inneren Kindanteilen. Sie schlägt der Patientin vor, von dem 3-jährigen oder 5-jährigen »Kind« zu sprechen, um den kindlichen Persönlichkeitsanteil zu bezeichnen, der noch heute darunter leidet, dass viele wichtige Bedürfnisse nicht ausreichend befriedigt wurden. Sie sollte von dem »Kind« sprechen, wenn es darum geht, was die Patientin selbst in diesem Lebensalter erlebt, empfunden, gedacht oder gebraucht hätte. Sie macht deutlich, dass eine Annäherung behutsam erfolgen und ein Kontakt nicht mit den traumatisierten, sondern mit den ressourcenreichen Seiten des Kindes beginnen sollte. Erst wenn mit dem inneren Kind ein guter Kontakt möglich ist und auch seine Ressourcenseiten ausreichend in den Blick genommen werden konnten, sollte die erwachsene Patientin beginnen, das Kind zu trösten und zu versorgen.

2. *Klärung der Bereitschaft und Fähigkeit des »erwachsenen« Anteils*
   Anschließend verschafft sich die Therapeutin einen Eindruck, ob die Patientin mit ihrer erwachsenen Seite willens und in der Lage ist, eine fürsorgliche und liebende Haltung gegenüber dem inneren Kindanteil einzunehmen, oder ob negative Emotionen oder Vorbehalte sie davon abhalten. Letztere müssten zuvor durchgearbeitet werden (► Kap. 10.4 und 10.5). Wenn es der Patientin nicht in ausreichendem Maße gelingt, einen Teil in sich zu identifizieren, der »reif«, »stark« und »erwachsen« genug ist, um sich dieser Arbeit zu widmen, stehen ihr zwei Alternativen zur Verfügung:
   - Sie kann versuchen, sich die *Person* vorzustellen, die sie in der Zukunft, d. h. nach erfolgreich verlaufener Therapie, *sein wird oder sein möchte*, und für sich klären, ob diese Person dem Kind begegnen kann.
   - Sie kann sich eine *imaginäre Helferfigur* (► Kap. 8.6) schaffen und diese Helferfigur mit der Versorgung des verletzten kindlichen Persönlichkeitsanteils beauftragen.

3. *Klärung des Arbeitsauftrags*
   Daraufhin klärt die Therapeutin mit der Patientin, *um welchen jüngeren Persönlichkeitsanteil (»Kind«)* die Patientin (oder eine von ihr »beauftragte« Helferfigur) sich als erstes bemühen sollte. Die Therapeutin sollte eine Vorstellung davon haben, wie alt der innere Kindanteil in etwa ist, mit dem die »erwachsene« Patientin arbeiten möchte.

4. *Vorsichtige Annäherung und Fokussierung der positiven Emotionalität*
   Es ist wichtig, dass die Therapeutin den imaginierten Prozess der Annäherung der »erwachsenen« Patientin an den inneren Kindanteil *sorgfältig steuert.* Keinesfalls sollte die Vorstellung einer schnellen körperlichen Annäherung induziert werden. Eher kommt es darauf an, dass die Patientin als Erwachsene das innere Kind wahrnimmt und ihm eine liebevolle Haltung signalisiert. Die Imagination einer zu schnellen Annäherung könnte sowohl auf Seiten des »Kindes« wie auch auf der der »Erwachsenen« unterschiedliche Ängste hervorrufen, auf die in den Kap. 10.4 und 10.5 eingegangen wird, und die Arbeit blockieren. In diesem Fall sind zunächst die Ängste und Widerstände zu bearbeiten.

   Oft kommt auf die Frage, was das Kind, das die Patientin einmal war, braucht, als erste Antwort eine stereotype Reaktion, etwa der Vorschlag, das Kind in den Arm zu nehmen. Bei behutsamem Nachfragen wird so gut wie immer deutlich, dass dies viel zu viel wäre und dass es dem inneren Kind im ersten Schritt schon ausreichen würde, lediglich nicht ganz allein zu sein. In einem Fall genügte es dem »Kind«, eine Katze, die schnurrt und dadurch Sicherheit und ein wenig Nähe gibt, im Raum zu haben.

   Zum anderen soll die Therapeutin darauf achten, dass nicht die traumatischen Erinnerungen, denen das Kind ausgesetzt war, zum dominierenden Gegenstand der therapeutischen Arbeit werden, wie dies bei einem traumakonfrontativen Vorgehen der Fall wäre. Keinesfalls sollen bei diesem Vorgehen Erinnerungen an traumatische Erfahrungen vertieft werden! Sollten dennoch Erinnerungen an traumatische Erfahrungen stärker ins Bewusstsein treten, wird die Therapeutin diese immer unmittelbar mit dem liebevoll verstehenden und annehmenden Beziehungsangebot der »erwachsenen« Patientin und dem damit einhergehenden positiven Affekt verknüpfen. Entscheidend ist – und darauf sollte die Therapeutin besonders achten –, *dass immer der positive und nicht der negative Affekt dominiert.* Wenn dies nicht der Fall ist, ist zuvor die Einstellung der erwachsenen Seite der Patientin gegenüber dem traumatisierten Kindanteil zu klären (► Kap. 10.5).

5. *Imagination von Aktivitäten mit der Funktion symbolischer Selbstfürsorge*
   Erst dann, wenn die Patientin sich dazu bereit und in der Lage fühlt, regt die Therapeutin die Patientin dazu an, zu überlegen, welche Aktivitäten sie in der Imagination ausführen könnte, die geeignet wären, um dem »Kind«, das sie selbst einmal war, auf der symbolischen Ebene das Gefühl zu geben, gesehen,

geliebt, wertgeschätzt und umsorgt zu werden. Die Therapeutin sollte die Patientin nach Möglichkeit *selbst entwickeln lassen,* was das Kind gebraucht hätte. Nur dann, wenn eine Patientin sehr große Schwierigkeiten hat, eigene Vorstellungen zu entwickeln, kann die Therapeutin auch einmal Vorschläge machen: ein liebevoller Blick, die ruhige und wohlwollende Anwesenheit einer erwachsenen Person, eine ermutigende oder auch tröstende Geste oder eine gemeinsame Aktivität wie ein gemeinsames Spiel oder ein gemeinsamer Spaziergang. Auch könnte das Kind in der Vorstellung an einen inneren sicheren Kinderort gebracht und dort gut und liebevoll von einer inneren Helferfigur (► Kap. 8.6) versorgt werden. Es muss aber deutlich werden, dass es sich dabei nur um Ideen handelt, die aus der Erfahrung mit anderen Patienten stammen und die die Patientin zum Ausgangspunkt für eine eigene Ausgestaltung nehmen kann; keinesfalls sollten sie als konkrete Vorschläge zu verstehen sein, nach denen die Patientin sich richten sollte.

Nicht selten kommt es vor, dass Patienten beschreiben, dass die inneren Kindanteile stark verletzt und sehr krank sind. Hier kann die Vorstellung helfen, eine innere Intensivstation für die Kindanteile einzurichten, in der diese medizinisch gut versorgt werden und liebevolle Zuwendung erhalten. Als die Therapeutin diese Idee mitteilte, berichtete eine Patientin, dass sie schon seit vielen Jahren, schon vor Beginn der Therapie, die innere Vorstellung von einem Baum hatte, in dem die inneren Kinder wie bei den Indianern in Hängematten oder auch auf Tragebrettern, sicher verschnürt, von einer alten weisen Schamanin versorgt wurden.

6. *»Transfer« in die Gegenwart*
   Zum Abschluss der inneren Arbeit vergewissert sich die »erwachsene« Patientin, ob ihr ein »Transfer« des positiven Gefühls in die Gegenwart gelungen ist. Sie fragt sich beispielsweise: Wie fühlt es sich an, wenn das erwachsene Ich von heute weiß, dass der verletzte Kindanteil von damals am sicheren Ort ist? Oder: Wie fühlt es sich an, wenn die erwachsene Patientin sich klar macht, dass der innere verletzte Anteil gut versorgt ist? Durch diese Art der Überprüfung wird unterstrichen, dass nicht eine Durcharbeitung des Erlebten im »Dort-und-Damals« der Vergangenheit Ziel der Arbeit mit dem inneren Kindanteil ist, sondern eine *Modifikation des kindlichen Teils der Selbstrepräsentanz im »Hier-und-Jetzt«.*

Zwar entspricht es der Erfahrung der mit dieser Methode arbeitenden Therapeuten, dass in der Mehrzahl der Fälle die Arbeit mit inneren Kindanteilen von den Patienten sehr gut akzeptiert wird und in der Regel problemlos verläuft, doch sollte die Therapeutin auf das Auftreten spezifischer, zumeist jedoch lösbarer Probleme eingestellt sein. Tatsächlich können bei der Arbeit mit inneren Kindanteilen *Schwierigkeiten* auftreten, an denen konkret in der Therapiesitzung gearbeitet werden kann. Diese lassen sich als Folge von Übertragungen und Gegenübertragungen »auf der inneren Bühne« konzeptualisieren (► Kap. 10.4 und 10.5).

10.4 Die Ängste des »Kindes« vor dem erwachsenen Persönlichkeitsanteil – die »Übertragung« auf der inneren Bühne

Auch wenn die Arbeit mit inneren Kindanteilen ausdrücklich das Ziel verfolgt, das Auftreten negativer Übertragungen gegenüber der Therapeutin zu begrenzen, können Übertragungsphänomene dennoch eine Rolle spielen, allerdings verlagert auf die innere Bühne. Analog zur Beziehung zwischen Patientin und Therapeutin kann man hier von »Übertragungen« des inneren Kindanteils auf den »erwachsenen« Persönlichkeitsanteil der Patientin sprechen. Diese können sich im Sinne eines *»Übertragungswiderstandes auf der inneren Bühne«* auswirken. Das »Kind« kann demnach eine »Übertragung auf der inneren Bühne« zur »erwachsenen« Patientin entwickeln, indem es Ängste und Erwartungen auf sie richtet, die seine traumatischen Beziehungserfahrungen widerspiegeln.

Wenn metaphorisch von dem »inneren Kind« oder dem »Kindanteil« gesprochen wird, sollte sich die Therapeutin immer darüber im Klaren sein, dass es auch *mehrere »Kinder«* geben kann, die durch unterschiedliche Adaptationsleistungen während der Entwicklung entstanden sind und folglich auch zu unterschiedlichen Übertragungsmanifestationen führen können. Dies sei impliziert, wenn im Folgenden von »dem kindlichen Anteil« oder »dem Kind« die Rede ist.

Eine negative Übertragung auf der inneren Bühne kann darin zum Ausdruck kommen, dass ein »inneres Kind« vor dem Hintergrund der Erfahrungen, die es mit erwachsenen Menschen gemacht hat, Angst vor einer möglichen Schädigung – einer Misshandlung, einer Zurückweisung oder einem Übergriff – durch die erwachsenen Anteile der Patientin hat und aus diesem Grunde misstrauisch oder ablehnend auf ihre Angebote reagiert. Die negative Übertragung äußert sich dann beispielsweise als *Misstrauen* gegenüber der Zuwendung der erwachsenen Patientin, weil das innere Kind die Erfahrung gemacht hat, dass auf Zuwendung eine umso stärkere Zurückweisung oder Misshandlung folgt.

> Frau K. hatte bereits gute Erfahrungen mit der Tresor-Arbeit gemacht und für sich einen »sicheren Ort« gefunden, an dem sie sich innerlich erholen konnte. Es gelang ihr aber nicht, Kontakt mit einem inneren Kindanteil aufzunehmen. Sie konnte sich auch nicht vorstellen, dass sie selbst als Kind eine derartige Kontaktaufnahme gewollt hätte. Es habe ihr nie jemand beigestanden, sie habe sich immer selbst um sich und ihre Geschwister kümmern müssen. In der Folge berichtete sie von mehreren vergeblichen Versuchen in ihrer Kindheit, sich Hilfe zu holen. Erst nach der Durcharbeitung der Angst des Kindanteils, erneut enttäuscht zu werden, konnte die Patientin sich auf die innere Kindarbeit einlassen.

Hier ist es wichtig, dass die Patientin als Erwachsene lernt, diese *Ängste nachzuvollziehen* und mit einfühlendem Verständnis anzunehmen, ohne sich aus Frustration über die Ablehnung ihrer gut gemeinten Angebote aus der Arbeit mit den inneren Kindanteilen zurückzuziehen. Stattdessen sollte sie die notwendige Geduld aufbringen, um zunächst aus einer Distanz heraus einen *vorsichtigen*

Kontakt mit dem Kindanteil aufzunehmen, um ihm so Gelegenheit zu geben, langsam Vertrauen zu fassen.

T: Vielleicht ist es eine gute Idee, dieses innere Kind in den Arm zu nehmen oder aus der belastenden Situation zu retten. Ich möchte Sie dennoch bitten, kurz innezuhalten und zu versuchen nachzuspüren, ob dies auch wirklich genau das ist, was dieses innere Kind gerade braucht. Manchmal kann weniger auch mehr sein. Wollen Sie sich ein wenig in dieses innere Kind einfühlen und nachfragen?

Da die direkte Versorgung der inneren Kindanteile und speziell der körperliche Kontakt oft mit Ängsten und manchmal auch mit Widerwillen verbunden ist, reichte einer Patientin die Vorstellung, dass das innere Kind, welches ihre eigene tiefe Traurigkeit repräsentierte, allein unter einem Tisch auf einer Matte lag, wobei sich jedoch im gleichen Raum auch eine Katze befand, die so laut schnurrte, dass sie dieses Kind auch mit räumlicher Distanz beruhigen konnte.

CHECKLISTE 10-1 FÜR DIE THERAPEUTIN: ÜBERTRAGUNG AUF DER INNEREN BÜHNE

- Hat das innere Kind ängstlich oder ablehnend auf das Kontaktangebot reagiert?
- Wenn ja: Konnte die erwachsene Seite der Patientin die Ängste des inneren Kindes nachvollziehen?
- War die Kontaktaufnahme vorsichtig genug?

DURCHARBEITEN: SITZUNGSVERBINDENDE REFLEXION ODER ÜBUNG

10-1 Arbeit inneren Kindanteilen: Schwierigkeiten des »Kindes«

In dieser Reflexionseinheit wird die Patientin gebeten zu prüfen, ob es auf Seiten des »Kindes« Schwierigkeiten oder Probleme gibt, sich auf die Arbeit mit den inneren Kindanteilen einzulassen.

10.5 Die emotionalen Reaktionen des erwachsenen Persönlichkeitsanteils gegenüber dem inneren Kindanteil – die »Gegenübertragung« auf der inneren Bühne

In ähnlicher Weise wie von Phänomenen der »Übertragung« kann man auch von Phänomenen der »Gegenübertragung« sprechen, die in der Beziehung der erwachsenen Patientin gegenüber dem inneren Kindanteil auftreten können. Hier kann in Analogie zur Beziehung zwischen Patientin und Therapeutin von einem »Gegenübertragungswiderstand auf der inneren Bühne« gesprochen werden. Die erwachsene Patientin nimmt dann in ihrer »Gegenübertragung auf der inneren Bühne« *Gefühle, Fantasien, Erwartungen und Ängste gegenüber dem »Kind«* wahr, die sich aus der Art der Traumatisierungen und ihrer spezifischen Verarbeitung einschließlich ihrer Abwehr der damit verbundenen Gefühle ergeben. Hier gilt, was schon im Zusammenhang mit Übertragungen auf der inneren Bühne gesagt wurde: Die Gegenübertragung auf der inneren Bühne kann höchst unterschiedlich ausfallen, je nachdem, mit welchem der unterschiedlichen »Kinder« die erwachsene Patientin gerade konfrontiert ist.

> Eine Patientin konnte sich nicht vorstellen, dass sich jemand dem »hässlichen und unangenehmen« Kind zuwenden könne. Sie »mochte« als erwachsene Frau das »Kind« nicht; man könne es, bei dem was vorgefallen sei, auch gar nicht mögen. Sie konnte sich erst der inneren Kindarbeit zuwenden, nachdem sie sich vorgestellt hatte, das Kind sei die Tochter einer Freundin, und sich ausgemalt hatte, was dieses Kind in einer ähnlichen Situation gebraucht hätte.

Nicht selten empfindet der erwachsene Anteil der Patientin eine heftige *Abneigung* gegenüber dem Kindanteil. Innerlich wirft er dem Kindanteil vor, bei dem sexuellen Missbrauch »mitgemacht« oder sich nicht genügend gegen die Misshandlungen zur Wehr gesetzt zu haben. Zu dieser Abneigung können Gefühle des *Ekels* und der *Scham* hinzukommen, wenn die erwachsene Seite der Patientin sich erinnert, dass das sexuell missbrauchte Kind, das sie einmal war, ein sexualisierendes Verhalten angenommen hatte, weil für das Kind Sexualität und Bindung eng miteinander verbunden waren. Diese Form der aversiven Gegenübertragung gegenüber dem Kindanteil sollte Anlass sein, die »erwachsene« Patientin zu einer genaueren *Prüfung der Realität* aufzufordern. Die Patientin soll in ihrer Erwachsenenposition eine *reflektierende Haltung* einnehmen und überlegen, inwieweit ein Kind unter den Bedingungen eines traumatisierenden familiären Umfeldes tatsächlich für sein damaliges Verhalten verantwortlich gemacht werden kann.

> T: Versuchen Sie, die Situation tatsächlich aus der Position einer Erwachsenen zu betrachten! Denken Sie auch daran, wie Sie urteilen würden, wenn es um andere Kinder ginge, die Ähnliches wie Sie erleben mussten – würden Sie ihnen auch die Schuld an der Misshandlung oder dem Missbrauch geben?

Ein weiterer Grund für eine Blockade, sich auf die Arbeit mit inneren Kindanteilen einzulassen, kann darin bestehen, dass die Patientin als Erwachsene befürchtet, dass das innere Kind, wenn es einmal die Erfahrung liebevoller Zuwendung gemacht hat, *maßlos* werden und immer mehr Zeit und Zuwendung von der erwachsenen Patientin einfordern könnte. In diesem Fall sollte die erwachsene Patientin dahingehend instruiert werden, dass sie nicht nur das Recht, sondern auch die Pflicht hat, die Art und den Umfang der *Zuwendung zu dem inneren Kindanteil zu strukturieren und nötigenfalls zu begrenzen.* Hier können auch imaginäre Helferwesen oder ideale Elternfiguren unterstützend mitwirken. Sie sind gut geeignet, um die notwendige Zeit zu begrenzen, die der Erwachsenenanteil auf die innere Kindarbeit aufwenden muss, und tragen dazu bei, dass die »Erwachsene« im Alltag funktionstüchtig sein kann. Der »erwachsene« Teil der Patientin kann seiner Alltagsaktivität nachgehen und sich gleichzeitig vorstellen, dass der innere Kindanteil von den inneren Helfern gut versorgt ist.

Auch könnte auf Seiten des erwachsenen Persönlichkeitsanteils die Befürchtung entstehen, dass dieser durch die Konfrontation mit den erlittenen Traumatisierungen *destabilisiert* wird. Eine solche Befürchtung mag durchaus ihre Berechtigung haben, wenn nicht sorgfältig auf ein explizit ressourcenaktivierendes Vorgehen geachtet wird. Besteht Anlass zu der Annahme, dass durch den Kindanteil Erinnerungen an traumatische Erfahrungen mobilisiert werden, könnte der erwachsene Teil der Patientin dem Kindanteil beibringen, diese in den Tresor (Container) zu legen. Dabei darf allerdings auf Seiten des Kindanteils nicht das Gefühl entstehen, mit berechtigten Anliegen zurückgewiesen oder erneut alleingelassen zu werden. Vielmehr sollte der erwachsene Anteil dem Kindanteil erläutern, dass sein Anliegen sehr wohl berechtigt ist, auch wenn der Zeitpunkt für eine Beschäftigung mit den Traumatisierungen sorgfältig gewählt werden muss.

Ähnlich wie sich die Gegenübertragung der Therapeutin gegenüber der Patientin auch nonverbal in Form *körperlicher Spannungszustände* oder in Gestalt von *Körpersymptomen* äußern kann, können derartige Symptome bei der erwachsenen Seite der Patientin auf noch nicht hinreichend bewusste Aspekte der »Gegenübertragung auf der inneren Bühne« hinweisen. Wann immer die Patientin bei der Arbeit mit inneren Kindanteilen über eine Verschlechterung ihres körperlichen Befindens klagt, sollte die Therapeutin sie dazu anhalten, die Arbeit mit inneren Kindanteilen so lange zu unterbrechen, bis die Patientin sich mehr Klarheit über ihre emotionale Reaktion auf den Kindanteil verschafft hat, und die Arbeit erst dann wieder aufnehmen, wenn die emotionale Reaktion ausreichend verstanden und durchgearbeitet ist.

CHECKLISTE 10-2 FÜR DIE THERAPEUTIN: GEGENÜBERTRAGUNG AUF DER INNEREN BÜHNE

- Teilt die Patientin mit, dass die erwachsene Seite ihrer Persönlichkeit Ablehnung, Angst, Hass oder Ekel gegenüber dem inneren Kindanteil empfindet?
- Wenn ja: Kann die Patientin als Erwachsene Distanz zu diesen Gefühlen herstellen?
- Würde sie andere misshandelte oder missbrauchte Kinder ähnlich beurteilen?
- Kann sie auf der kognitiven Ebene anerkennen, dass ein misshandeltes oder missbrauchtes Kind nicht Hass oder Ekel, sondern Zuwendung und Fürsorge verdient?

DURCHARBEITEN: SITZUNGSVERBINDENDE REFLEXION ODER ÜBUNG

10-2 Arbeit mit inneren Kindanteilen: Schwierigkeiten der/des »Erwachsenen«

Die Patientin soll prüfen, ob es auf Seiten der »Erwachsenen« Schwierigkeiten oder Probleme gibt, sich auf die Arbeit mit den inneren Kindanteilen einzulassen.

10.6 Eigenständige Arbeit mit inneren Kindanteilen

Die Patientin sollte die Arbeit mit inneren Kindanteilen in der Folge auch selbstständig durchführen. Anders als in der therapeutischen Situation, in der die selbstfürsorglichen Aktivitäten nur imaginiert werden können, hat die Patientin außerhalb der Therapiesitzungen die Gelegenheit, auch *reale Handlungen* durchzuführen, bei denen sie sich vorstellt, sie führe sie gemeinsam mit dem inneren Kindanteil aus. Auch hier sollte die Therapeutin die Patientin selbst entwickeln lassen, was dem inneren Kindanteil in der jeweiligen Altersstufe gut getan oder Trost vermittelt hätte, und nur in Ausnahmefällen darüber berichten, welche Aktivitäten ihr von anderen Patienten als hilfreich bekannt geworden sind.

> Einige Patienten können ihren Kindanteilen durch das gemeinsame Betrachten von Bilderbüchern diese Art der symbolischen Selbstfürsorge vermitteln; andere, indem sie in eine Eisdiele gehen und sich dabei vorstellen, die »Erwachsene« säße mit dem Kind an einem Tisch und sähe, wie dieses ein Eis genießt. Wieder andere gehen in ein Spielwarengeschäft und kaufen dem »Kind« genau das Spielzeug, nach dem es sich früher gesehnt, das es aber nie bekommen hatte. Oder sie spielen ein Spiel, basteln oder schauen eine kindgerechte Fernsehsendung an und stellen sich dabei vor, sie würden dies gemeinsam mit dem »Kind« tun.

Auch muss der Patientin klar sein, dass es sich dabei um *zeitlich begrenzte Aktivitäten* handelt, die ihre Alltagsfunktionalität nicht beeinträchtigen dürfen. Keineswegs dürfen sich regressive Verhaltensmuster ausbreiten, die zu einer Vermeidung von Verantwortung in der Rolle der Erwachsenen beitragen. Die Therapeutin erläutert der Patientin, dass die im Rahmen der Arbeit mit dem inneren Kind durchgeführten Aktivitäten nicht die Alltagsbewältigung stören dürfen. Sie empfiehlt ihr daher, ein tägliches *Zeitfenster* – u. U. nicht mehr als 15 oder 30 Minuten – zu definieren, während dessen die Aktivitäten durchgeführt werden.

Sollten Kindanteile während eines Arbeitsalltags ihre Bedürfnisse – wahrgenommen, berücksichtigt und wertgeschätzt zu werden – durch emotionale Einbrüche oder störende Symptome kundtun, können sie »um etwas Geduld gebeten« und auf dieses Zeitfenster verwiesen werden.

Im Rahmen des Durcharbeitens hat die Patientin auch hier die Möglichkeit, die sitzungsverbindenden Reflexionen und Übungen dazu zu nutzen, um auftretende Schwierigkeiten bei der eigenständigen Arbeit mit Kindanteilen zu registrieren. Diese können in der nächsten Therapiesitzung besprochen werden.

CHECKLISTE 10-3 FÜR DIE THERAPEUTIN: ARBEIT MIT INNEREN KINDANTEILEN

- Wie hat die Patientin emotional auf den Vorschlag, mit dem inneren Kindanteil zu arbeiten, reagiert?
- Ist die Patientin innerlich bereit, eine fürsorgliche und liebende Haltung gegenüber den kindlichen Teilen ihrer Person einzunehmen?

- Hat die Patientin genügend Ideen, wie eine Arbeit mit dem inneren Kindanteil konkret aussehen könnte?
- Inwieweit ist es der Patientin gelungen, Kontakt mit dem inneren Kindanteil aufzunehmen?
- Konnte die Patientin bei der Annäherung an den inneren Kindanteil ein positives Grundgefühl bewahren?
- Wie hat der innere Kindanteil auf die Kontaktaufnahme reagiert?

DURCHARBEITEN: SITZUNGSVERBINDENDE REFLEXION ODER ÜBUNG

10-3 Arbeit mit inneren Kindanteilen

Bei dieser Übung wird die Patientin gebeten, sich Gedanken zu machen, welche positiven Beziehungserfahrungen dem inneren Kindanteil am meisten gefehlt haben. Im zweiten Schritt kann sie Ideen entwickeln, welche liebevoll-fürsorglichen Maßnahmen mit einfachen Mitteln auf symbolischer Ebene realisiert werden können, ohne die Alltagsfunktionalität der Patientin einzuschränken.

10.7 Die Arbeit mit verletzenden und aggressiven Persönlichkeitsanteilen (sog. Täterintrojekte und Täteridentifikation)

Ähnlich wie die Arbeit mit den verletzten inneren Kindanteilen kann im Modell der Arbeit mit Persönlichkeitsanteilen die Arbeit mit selbstschädigenden oder aggressiven Persönlichkeitsanteilen hilfreich sein, insbesondere dann, wenn – manchmal schon zu Beginn der Therapie – ein Verhalten auftritt, das den Therapieverlauf gefährdet oder sogar unmöglich macht. Es kann sich in *selbstschädigenden Verhaltensweisen oder aber in grenzüberschreitenden oder destruktiven Verhaltensweisen* »starker« Persönlichkeitsanteile äußern, die dringender Begrenzung und Bearbeitung bedürfen, um den Fortgang der Therapie nicht zu behindern.

Psychodynamisch betrachtet, handelt es sich dabei um das Wirken von Persönlichkeitsanteilen, die in dem einen Fall aus der *Introjektion* traumatischer Beziehungsmuster, im anderen Fall aus der *Identifikation* mit aggressiven Aspekten von Bezugspersonen mit Täterschaft stammen, wie sie von Ferenczi (1933/1972) beschrieben wurden (▸ Kap. 2.2). Beide Vorgänge hatten unter den Umständen traumatischer Gewalt eine adaptive sowie eine Schutzfunktion im Sinne des Überlebens und des Erhalts der Bindungsbeziehung.

- Im Fall eines *Täterintrojekts* verhält sich die Patientin gegenüber sich selbst so, wie sie früher von dem Täter oder den Tätern behandelt wurde. Im vorliegenden Konzept wird die Entstehung von Täterintrojekten als Schutzmechanismus gesehen, der die Betroffenen zum Zeitpunkt der Misshandlung vor noch größerer Gefährdung bewahrt hat. So kann zum Beispiel ein Redeverbot tatsächlich vor noch schlimmerer Gewalt geschützt haben und eine Unterwerfung das Überleben gesichert haben. Darüber hinaus schützt eine Täterintrojektion bei intrafamiliärer Misshandlung vor dem Verlust der überlebensnotwendigen wesentlichen Bindungspersonen, die auf diese Weise die »guten Eltern« bleiben können.

- Im Fall der *Täteridentifikation* verhält sich die Patientin ihrer Umwelt gegenüber so, wie sie von einer Bezugsperson, die Täter oder Täterin war, behandelt wurde. Von Täteridentifikation würde man zum Beispiel sprechen, wenn ein traumatisiertes Kind die Täterperson nachahmt und jüngere Geschwisterkinder oder schwächere Mitschüler quält oder misshandelt. Der Mechanismus hat in erster Linie die Funktion, an die Stelle unerträglicher Gefühle von Ohnmacht und Scham das Erleben von Handlungsfähigkeit, Macht und einem besseren Selbstwertgefühl zu setzen. Eine weitere Funktion kann darin bestehen, durch die Imitation des Verhaltensmusters Nähe zur der immer auch geliebten Person des Täters oder der Täterin herzustellen. Sehr häufig dient die Identifikation auch dem Schutz vor heftigen schmerzhaften Gefühlen (Reddemann et al. 2011).

Die Verwendung der Begriffe des »Täterintrojekts« und der »Täteridentifikation« bzw. der »täteridentifizierten Persönlichkeitsanteile« wurde in letzter Zeit zunehmend kritisch diskutiert, besonders wenn sie im Kontakt mit Patienten gebraucht werden. Nicht nur kommen die mit den Begriffen Täteridentifikation und Täterintrojektion beschriebenen Phänomene oft gemeinsam vor und lassen sich dann nur schwer voneinander unterscheiden. Sie könnten auch – durch die Vorstellung, der Täter sei gleichsam »in ihnen« – die Selbsteinschätzung der Patienten, »böse« und moralisch minderwertig zu sein, verstärken und die einstmals adaptiven und schützenden Aspekte zu wenig berücksichtigen. Aus diesen Gründen wurde vorgeschlagen, statt von »Täterintrojekten« oder »Täteridentifikation« von »Täterloyalität« oder »Täterimitation« zu sprechen. Auch hat es sich bewährt – um die Täterassoziation ganz zu vermeiden und dennoch die destruktiven Aspekte nicht zu verharmlosen – von »verletzenden«, »aggressiven«, »destruktiven« oder auch »das Verhalten kontrollierenden« Persönlichkeitsanteilen zu sprechen, die, wie Nijenhuis (2018, S. 109) es formuliert, »groß und mächtig« tun, dahinter aber ihre »fragile und teils ignorante Natur« verbergen.

Wie auch bei der Arbeit mit den inneren verletzten Anteilen ist auch in der Arbeit mit den verletzenden Anteilen ein *stabiles Selbst* (das erwachsene Ich von heute) Voraussetzung. Bei der konkreten Arbeit mit verletzenden oder aggressiven Persönlichkeitsanteilen ist folgendes *Vorgehen* zu empfehlen:

- Im ersten Schritt ist es wichtig, die Patientin dazu zu ermutigen die destruktiven Gedanken, Impulse oder auch Kommentare *bewusst wahrzunehmen*, sie zu formulieren oder ihnen z. B. in Form einer Gestalt Ausdruck zu geben.
- Es kann nützlich sein – ähnlich wie in der Arbeit mit inneren Kindanteilen – die verletzenden Anteile auf der inneren Bühne darzustellen und mit ihnen in einen *Dialog* zu treten. Zumeist fällt es Therapeutinnen leichter, sich mit den verletzten kindlichen Anteilen der Patientin zu beschäftigen. Umso wichtiger ist es, sich in der Arbeit mit verletzenden Anteilen bewusst zu machen, dass auch diese Anteile eine wesentliche *Schutzfunktion* hatten – auch wenn diese

im Moment noch nicht genau verstanden werden kann – und sie dementsprechend willkommen zu heißen.

- Längerfristig muss es darum gehen, sie zur Kooperation einzuladen. Es kann hilfreich sein, sich gemeinsam mit der Patientin darüber klar zu werden, wann dieser Teil entstanden ist und wozu er gedient hat, oder zumindest diesbezüglich Hypothesen zu formulieren. Fast immer hatten die verletzenden (die sog. täteridentifizierten) Anteile – gerade indem sie drohten, beschimpften, bestraften oder entwerteten – eine Schutzfunktion. Die Schutzfunktion dieser Persönlichkeitsanteile kann die Therapeutin der Patientin deutlich machen, indem sie sie fragt, was ihr zugestoßen wäre, wenn sie als Kind bestimmte, von Tätern verbotene Handlungen ausgeführte hätte.
- In einem weiteren Schritt wird die Therapeutin die Patientin anregen, das unter den gegebenen Umständen schützende Verhalten der verletzenden Anteile, so aggressiv es auch gewesen sein mag, zu *respektieren, wertzuschätzen und zu würdigen.* Die Patientin sollte verstehen, dass ihr Verhalten im damaligen Kontext sinnvoll und hilfreich war.
- Des Weiteren sollte die Patientin auch erkennen, *dass das damalige Verhalten heute nicht mehr notwendig ist.* Häufig weiß der verletzende Anteil nicht, wie alt die Patientin jetzt ist und was sie bis heute bewältigt hat.
- Wie die verletzten inneren Kindanteile leben die verletzenden Persönlichkeitsanteile nicht im Hier und Jetzt, sondern im Dort und Damals. Wie auch in der Arbeit mit den verletzten inneren Kindanteilen ist es für die Patientin notwendig zu erkennen, dass sie heute in einer anderen Zeit lebt. Zum Schluss kann ein Transfer in die Gegenwart sinnvoll sein.

Eine Patientin geriet bei jedem von ihr vermuteten Misserfolg in einen Kreislauf von Selbstvorwürfen, aus dem sie sich nur schwer befreien konnte. Erst als sie verstand, welche Funktion der innere Dialog der Selbstvorwürfe in früheren familiären Kontexten eingenommen hatte – vor allem, wie er dazu beigetragen hatte, die misshandelnden Eltern vor dem Vorwurf der Schuld in Schutz zu nehmen – konnte sie Strategien entwickeln, sich »Fehler« im heutigen Alltag zuzugestehen.

Eine andere Patientin entdeckte, dass der Anteil, der so negativ auf kleinste Konflikte reagierte, besonders gerne Barockmusik hörte. Dies eröffnete ihr eine neue Möglichkeit, um diesen Anteil zu beruhigen.

CHECKLISTE 10-4 FÜR DIE THERAPEUTIN: VERLETZENDE ODER AGGRESSIVE PERSÖNLICHKEITSANTEILE

- Gibt es ein Verhalten, das Veränderung blockiert?
- Kann es sich bei dem Verhalten, das die Patientin zeigt, um die Auswirkung eines verletzenden oder aggressiven Persönlichkeitsanteils handeln, der aus Prozessen der Täterintrojektion oder Täteridentifikation stammt?
- Willigt die Patientin ein, daran zu arbeiten?

- Ist es vorstellbar, dass die Patientin, wenn sie erkannt hat, wovor dieser Anteil sie beschützt hat, lernen kann, die Kraft dieses Anteils zu nutzen, falls sie noch einmal in eine ähnliche Situation käme?

DURCHARBEITEN: SITZUNGSVERBINDENDE REFLEXION ODER ÜBUNG

10-4 Arbeit mit verletzenden und aggressiven Persönlichkeitsanteilen

In dieser Reflexionseinheit kann die Patientin überlegen, was sie tun kann, wenn destruktive Persönlichkeitsanteile oder zu ihnen gehörende innere Stimmen versuchen, Sie zu entmutigen, zu verletzen oder abzuwerten.

11 Arbeit mit traumatischen Erinnerungsfragmenten und traumabezogenen Belastungen – Varianten schonender Traumabearbeitung

11.1 Allgemeines zur konfrontativen Behandlung traumatischer Erinnerungsfragmente und traumabezogener Belastungen

Nachdem durch die bisherige therapeutische Arbeit eine ausreichende Kontrolle über die emotionalen Reaktionen erreicht und eine genügende Stabilisierung im Sinne von Alltagsfunktionalität hergestellt werden konnte – indem nicht nur die erwachsenen, sondern auch die kindlichen Anteile der Selbstrepräsentanz der Patientin gestärkt wurden – kann nun mit der *Verarbeitung traumatischer Erinnerungsfragmente* begonnen werden. Dabei sollen die abgespaltenen und/oder extrem stressauslösenden psychischen Inhalte – Erinnerungen, Kognitionen, Affekte – aus dem assoziativen Umfeld traumatischer Erfahrungen so mit der Repräsentanzenwelt des Alltags assoziiert werden, dass es weder zu einer Überflutung durch negative Emotionen noch zur unkontrollierten Aktivierung anderer psychischer Inhalte mit Herkunft aus traumatischen Beziehungserfahrungen kommt.

Die traumatischen Erinnerungsfragmente können Bilder, sensorische Eindrücke wie Geräusche oder Gerüche, aber auch intensive undifferenzierte Affektzustände sein, die nicht ausreichend mit der Repräsentanzenwelt des Alltags assoziiert werden konnten. Sie können in unterschiedlichen Kontexten auftreten:

- Sie können im Zusammenhang mit *traumatischen Erfahrungen der Vergangenheit als »Flashbacks«* auftreten und dann mit einem Erleben von Gegenwärtigkeit verbunden sein, so als sei der Vorgang nicht abgeschlossen und als geschehe das Trauma in der Gegenwart erneut.
- Sie können auch im Zusammenhang mit *Gedanken an Ereignisse und Situationen der Gegenwart oder der nahen Zukunft* auftreten, die assoziativ mit den Traumen der Vergangenheit verbunden sind (sog. »Trigger«) und dann eine der Situation unangemessene Stressbelastung bewirken, die aus der Beimischung »traumatischer Affekte« der Ohnmacht, Hilflosigkeit und/oder des Verlassenseins resultiert.

In beiden Fällen muss es darum gehen, die stresserzeugenden traumatischen Erinnerungsfragmente mit dem positiven Teil der inneren Repräsentanzenwelt zu assoziieren und dadurch den traumatischen Stress zu reduzieren. Auf diese Weise

- sollen bei *Traumen der Vergangenheit* kohärente Erinnerungen an ein abgeschlossenes Geschehen entstehen, die zwar schmerzlich, aber nicht mehr unmittelbar bedrohlich und stresserzeugend sind, verbunden mit einer Stärkung der Realitätsprüfung, dass das, was erinnert wird, längst in der Vergangenheit liegt und nichts mit der Gegenwart zu tun hat;
- soll bei *stressauslösenden Situationen der Gegenwart oder der nahen Zukunft* das Gefühl entstehen, dass diese zwar schwierig, aber nicht mehr unmittelbar bedrohlich sind, und dass sie prinzipiell zu bewältigen sind.

Auf der Ebene der Repräsentanzen bedeutet dies,
- dass im Fall von *Traumen der Vergangenheit* die Repräsentanz eines Selbst entsteht, das eine höchst bedrohliche, verletzende oder demütigende Situation überstanden hat und den Anforderungen der Gegenwart nicht ohnmächtig ausgeliefert, sondern kompetent und handlungsfähig begegnet;
- dass im Fall der *Belastungen der Gegenwart oder nahen Zukunft* die Repräsentanz eines Selbst entsteht, das eine bisher als bedrohlich erlebte Situation nun als Herausforderung erlebt und mit hoher Wahrscheinlichkeit bewältigen wird.

Wie schon dargestellt (▸ Kap. 2.7), erfolgt die Traumabearbeitung nicht, indem das Trauma in der Übertragung auf die Therapeutin durchgearbeitet wird. Vielmehr wird ein *Transformationsprozess* gefördert, bei dem ohne therapeutische Regression die Erinnerungen an die traumatischen Erfahrungen unter geschützten therapeutischen Bedingungen wiederbelebt und mit positiven Ressourcenerfahrungen verknüpft werden. Dabei soll die Erfahrung von Kontrolle eine zentrale Rolle spielen. Die Entscheidung, woran und in welchem Tempo gearbeitet werden soll, bestimmt die Patientin dabei in Abstimmung mit der Therapeutin.

Dabei ist es weder notwendig noch nützlich, mit der Bearbeitung der zentralen Traumatisierungen der Kindheit zu beginnen. Langjährige therapeutische Erfahrung mit komplex traumatisierten Patienten hat gelehrt, dass es nicht sicher genug ist und teilweise sogar schädigend sein kann, mit der traumakonfrontativen Aktivierung der zentralen traumatischen Ereignisse der Kindheit zu beginnen – im Vertrauen darauf, dass die Selbstrepräsentanz der Patientin diese problemlos mit dem Netzwerk der Repräsentanzen der Alltagswelt assoziieren kann. Diese Annahme ist nicht gerechtfertigt; vielmehr sind die in einem Bindungskontext auftretenden intrafamiliären Traumatisierungen nahezu immer in *weitverzweigte Netzwerke kumulativer Traumatisierungen durch emotionale Vernachlässigung oder Gewalt* eingebunden und lassen sich kaum isolieren. Zu groß ist die Gefahr, dass weitere, mit der Erinnerung verbundene assoziative Netzwerke unkontrolliert aktiviert werden und die Assoziation des gewünschten Elements mit der Repräsentanzenwelt des Alltags nicht nur misslingt, sondern sogar eine klinische Verschlechterung eintritt, die die Alltagsstabilität der Patientin bedroht. Wenn Erinnerungen an Traumatisierungen der Kindheit teilweise der Dissoziation unterliegen – wenn zum Beispiel das traumatische Ereignis selbst erinnert wird, Details aber nicht erinnerlich sind –, besteht zusätzlich die Gefahr, dass dissoziative Barrieren durchbrochen und stark belastendes traumatisches Erinnerungsmaterial unkontrolliert freigesetzt wird.

Aus diesen Gründen hat es sich in der Regel bewährt, *mit traumaassoziierten Belastungsmomenten der Gegenwart und der nahen Zukunft zu beginnen*, dann zu Traumatisierungen der jüngeren Vergangenheit überzugehen und biographisch frühere Traumatisierungen, soweit dies noch notwendig ist, später zu bearbeiten.

Die beiden erstgenannten Bedingungen bieten im Allgemeinen bessere Voraussetzungen für eine erfolgreiche und schonende Bearbeitung als die ursprünglichen kumulativen, hoch komplexen und miteinander verwobenen Traumatisierungen der Kindheit. Die Erinnerungen an die jüngeren Traumatisierungen sind in der Regel nicht in dem Maße durch dissoziative Mechanismen abgewehrt und nicht im gleichen Maße in weitverzweigte Netzwerke kumulativer Traumatisierungen eingewoben wie die Traumatisierungen der Kindheit.

Es kann *Ausnahmen* geben. Im Einzelfall kann es auch sinnvoll sein, mit der »schlimmsten« Erfahrung zu beginnen, die in der Vergangenheit liegt. Doch sind es in der Regel lediglich gut abgrenzbare Traumatisierungen der Kindheit mit einem klaren Anfang und Ende, die ein solches Vorgehen nahelegen.

Schließlich sollte die Therapeutin bedenken, dass sie auch dann, wenn sie sich auf Traumatisierungen der jüngeren Zeit beschränkt, und *trotz aller Vorsicht in der Traumabearbeitung mit früher gelegenen, »schlimmsten« Erfahrungen konfrontiert sein kann.* Sie wird dann – je nach Stabilität der Patientin, Klarheit und Abgegrenztheit der Erinnerung und verfügbarem Zeitrahmen der Therapie – entscheiden müssen, ob sie die Patientin bittet, die mit den Traumatisierungen der Kindheit verbundenen Erinnerungen und aktivierten traumatischen Bilder mithilfe der Tresor-(Container-)Technik (▸ Kap. 8.2) »*wegzupacken*«, oder ob sie in Abstimmung mit ihr beschließt, sie *durchzuarbeiten.* Die Therapeutin sollte auf alle Fälle gut dafür gerüstet sein, auch das gemeinsam mit der Patientin zu bewältigen.

Im Einzelnen ist dabei Folgendes zu beachten:

- *Voraussetzungen* für Traumabearbeitung sind ein stabiles Arbeitsbündnis, äußere Sicherheit und eine hinreichende Fähigkeit zur Emotionsregulierung. Alltagsfunktionalität muss gegeben sein. Praktisch sollte von der Patientin erwartet werden, dass sie die imaginative Tresor-(Container-)Technik, die Imagination des »sicheren Ortes« (oder alternativ die Aktivierung eines positiven Erinnerungsbildes) und nach Möglichkeit auch die Imagination der »inneren Helfer« sicher beherrscht (▸ Kap. 8.2 bis 8.6). Täterkontakt mit Retraumatisierungsrisiko stellt in der Regel eine Kontraindikation für eine konfrontative Traumabearbeitung dar.
- Bei der Konfrontation mit traumatischem Material wird strikt darauf geachtet, dass *genügend positive Repräsentanzen* aktiviert worden sind, um die traumatischen Erinnerungsfragmente mit diesen zu assoziieren. Es gilt der Grundsatz, dass nur so viel an traumatischem Material aktiviert werden sollte, wie gut verarbeitet, d. h. mit der aktivierten positiven Repräsentanzenwelt assoziiert werden kann.

CHECKLISTE 11-1 FÜR DIE THERAPEUTIN: VORAUSSETZUNGEN FÜR TRAUMAKONFRONTATIVE ARBEIT

- Ist die Patientin »stabil« genug für traumakonfrontative Arbeit? Ist ihre Fähigkeit zur Emotionsregulierung und Selbstberuhigung ausreichend? Ist sie in der Lage, ihren Alltag zu organisieren?
- Ist die Patientin in der Lage, ein imaginatives Containment für die traumabezogenen Affekte und intrusiven Erinnerungsfragmente herzustellen?
- Kann die Patientin die Tresor-(Container-)Technik, die Imagination des sicheren Ortes, die Imagination der inneren Helfer oder positive Erinnerungsbilder nutzen, um positive oder emotionale Zustände zu generieren?

11.2 Schonende konfrontative Bearbeitungstechniken

Zur Bearbeitung traumatischer Erinnerungsfragmente können unterschiedliche therapeutische Techniken angewendet werden.

Als evidenzbasierte Methode zur Behandlung der PTBS ist sicherlich *EMDR* (»Eye Movement Desensitization and Reprocessing«, Shapiro 2012) von großem Wert, sofern die für die komplexe PTBS erforderlichen Modifikationen beachtet werden (Hofmann 2014; Wöller 2003; Wöller 2013). Seit dem Beschluss des Gemeinsamen Bundesausschusses vom 16. 10. 2014 (GBA 2014) darf EMDR bei bestehender Indikation einer posttraumatischen Belastungsstörung sowohl in tiefenpsychologisch fundierte wie auch in analytische Psychotherapien integriert werden, sodass psychodynamische Therapeuten gut beraten sind, sich diese Methode anzueignen.

Alternativ wurden für Therapeuten, die nicht über eine EMDR-Ausbildung verfügen, in diesem Manual drei klinisch erprobte Techniken ausgewählt. Sie können danach unterschieden werden, in welchem Maße positive Anteile der Selbstrepräsentanz (Elemente des »Ressourcennetzwerkes«) oder stressbelastete traumaassoziierte Elemente – Erinnerungen, Emotionen, Kognitionen, Fantasien oder Körperempfindungen (Elemente des »Traumanetzwerkes«) – aktiviert werden (► Tab. 11-1):

- Bei der Stressabsorptionstechnik wird eine *maximale Aktivierung positiver Anteile der Selbstrepräsentanz* (Elemente des »Ressourcennetzwerkes«) mit einer *minimalen Aktivierung traumatischer Erinnerungsfragmente* (Elemente des »Traumanetzwerkes«) kombiniert (► Kap. 11.3).
- Die »Pendel-Technik« verbindet eine *maximale Aktivierung positiver Anteile der Selbstrepräsentanz* (Elemente des »Ressourcennetzwerkes«) mit einer *etwas stärkeren Aktivierung traumatischer Erinnerungsfragmente* (Elemente des »Traumanetzwerkes«) (► Kap. 11.4).
- Bei der »Bildschirmtechnik« wird nur eine geringfügige oder variable Aktivierung positiver Anteile der Selbstrepräsentanz (Elemente des »Ressourcennetzwerkes«) in Verbindung mit einer ausgeprägten Aktivierung traumatischer

Erinnerungsfragmente (Elemente des »Traumanetzwerkes«) durchgeführt (► Kap. 11.5).

Therapeuten, die eine EMDR-Ausbildung absolviert haben, sind in der Regel mit der Absorptions- und Pendeltechnik vertraut. In beiden Fällen werden die Ressourcenbilder mit langsamer bilateraler Stimulation verankert (Hofmann 2014).

Alle drei Techniken setzen eine ausreichende Alltagsfunktionalität voraus.

Ist diese Bedingung erfüllt, ergibt sich für die drei Techniken ein unterschiedliches Spektrum der Anwendungsbereiche. Auf der Basis klinischer Erfahrungen unterscheiden sie sich hinsichtlich (1) ihrer *Robustheit gegenüber Schwankungen der Emotionsregulierung*, d. h. ihrer Sicherheit gegenüber einer emotionalen Dysregulation der Patientin und (2) ihrer *Wirksamkeit* hinsichtlich ihrer Fähigkeit, traumatische Erinnerungsfragmente bei Traumen der Vergangenheit zu assoziieren:

- Die höchste Sicherheit gegenüber einer emotionalen Dysregulation bietet die *Stressabsorptionstechnik*. Sie ist zwar vermutlich weniger effektiv hinsichtlich der Assoziation traumatischer Erinnerungsfragmente bei Traumen der Vergangenheit als die anderen Techniken, doch bietet sie die Möglichkeit, Bewältigungsstrategien für belastende Situationen zu aktivieren.[4]
- Die höchste Wirksamkeit bezüglich der Fähigkeit zur Assoziation traumatischer Erinnerungsfragmente bei Traumen der Vergangenheit ist vermutlich von der *Bildschirmtechnik* zu erwarten; bei ihr bestehen jedoch die höchsten Anforderungen an eine stabile Emotionsregulierung.
- Die *Pendeltechnik* nimmt eine Mittelstellung ein. Sie ist ausreichend sicher bei Schwankungen der Emotionsregulierung und gleichzeitig hinreichend wirksam in ihrer Fähigkeit zur Assoziation traumatischer Erinnerungsfragmente bei Traumen der Vergangenheit, wenngleich vermutlich nicht so wirksam wie die Bildschirmtechnik.

Tab. 11-1 Techniken zur Bearbeitung traumatischer Erinnerungsfragmente: Wirkfaktoren und Aspekte von Sicherheit und Wirksamkeit

Therapeutische Technik	Aktivierung positiver Anteile der Selbstrepräsentanz (»Ressourcenaktivierung«) und Robustheit gegenüber Schwankungen der Emotionsregulierung	Aktivierung traumatischer Erinnerungsfragmente (»Trauma-Konfrontation«) und Wirksamkeit bezüglich der Fähigkeit zur Assoziation traumatischer Erinnerungsfragmente
Stressabsorptionstechnik	+++	+
Pendeltechnik	++	+
Bildschirmtechnik	+	+++

Auf die klinische Differenzialindikation wird in Kap. 11.6 eingegangen.

11.3 Stressabsorptionstechnik

Mit dieser Form der schonenden konfrontativen Arbeit, die im Kontext des EMDR-Ressourcenprotokolls (Korn & Leeds 2002) entwickelt wurde, können Situationen der Gegenwart oder der nahen Zukunft, die durch die Beimischung traumatischer Affektanteile als stark belastend erlebt werden, verarbeitet werden. Ziel ist es, die aus der Aktivierung traumatischer Erinnerungsfragmente resultierende Stressbelastung zu reduzieren. Dabei werden die *Stressoren der Gegenwart oder der nahen Zukunft lediglich gedanklich kurz fokussiert* und die zu ihrer Bewältigung notwendigen *Kompetenzressourcen aus der eigenen Lebensgeschichte* maximal aktiviert. Dadurch soll eine optimale Stärkung der alltagskompetenten Selbstrepräsentanz erreicht werden, die die aus den traumatischen Affektanteilen resultierende Stressbelastung zu »absorbieren«, d. h. zu assoziieren, vermag. Die Technik ist auch als »Stressabsorptionstechnik« bekannt und im Kontext von EMDR-Behandlungen sehr verbreitet (Hofmann 2014).

Die Therapeutin geht folgendermaßen vor:

- Sie bittet die Patientin, eine belastende Situation in der Gegenwart oder in der nahen Zukunft zu identifizieren und die mit ihr verbundene *subjektive Stressbelastung* zu benennen. Hier empfiehlt sich die schon erwähnte Skala der subjektiven Belastung (SUD) (Wolpe 1969), bei der »0« keine Belastung und »10« die höchste vorstellbare Belastung bedeutet. Wichtig ist dabei, dass die Patientin *nicht den Belastungsgrad zum Zeitpunkt der Stresseinwirkung, sondern den aktuellen Stress beim Gedanken an den Stressor* einschätzt.
- Sie fordert die Patientin auf, die zur Bewältigung der aktuellen oder bevorstehenden Belastung *notwendigen Bewältigungsressourcen im Sinne von Fähigkeiten oder Eigenschaften* zu benennen. In der Regel genügen 3 verschiedene Ressourcen. Dabei sollte sie darauf achten, dass diese nach Möglichkeit verschiedene Qualitäten haben, z. B. Ruhe – Energie – Selbstbewusstsein. (Ressourcen wie »Ruhe«, »Entspannung« und »Gelassenheit« erfüllen fast die gleiche Qualität und sollten als eine Ressource gerechnet werden.)
- In einem nächsten Schritt wird die Patientin ermutigt, nach *Situationen in ihrer Lebensgeschichte* zu suchen, in denen ihr die erste Fähigkeit oder Eigenschaft zur Verfügung gestanden hat.
- Anschließend fordert die Therapeutin die Patientin auf, sich die *Szene*, in der ihr die entsprechende Fähigkeit oder Eigenschaft zur Verfügung gestanden hatte, lebendig vorzustellen und die damit aufgetretene *positive Emotion* ebenso wie das zugehörige *positive Körpergefühl* deutlich zu spüren.[5]
- Die Therapeutin wiederholt das Vorgehen nacheinander *mit den beiden anderen Fähigkeiten oder Eigenschaften* und fordert die Patientin dazu auf, in ihrer Lebensgeschichte Szenen aufzufinden, in denen diese zur Verfügung standen, und sie lebendig und körperlich positiv spürbar werden zu lassen.
- Nun bittet die Therapeutin die Patientin, die positiven Gefühlszustände und die positiven Körperempfindungen beim Gedanken an die drei Kompetenzerfahrungen der Vergangenheit miteinander zu *verbinden* und intensiv das entstehende positive Gesamtgefühl zu spüren.

- Schließlich fordert die Therapeutin die Patientin auf, in diesem Zustand positiver Emotionalität und positiven Körperempfindens an die *belastende Situation* zu denken. In der Regel ist die beim Gedanken an die Situation auftretende Stressbelastung deutlich gesunken.

T: Welche Ressourcen (d. h. persönliche Fähigkeiten oder Kompetenzen) benötigen Sie, um diese belastende Situation zu bewältigen?
P: Mut.
T: Welche noch?
P: Selbstachtung.
T: Und eine dritte?
P: Zuversicht.
T: Bitte suchen Sie in Ihrer Lebensgeschichte eine Situation auf, die ebenfalls schwierig war und in der Ihnen die erste Ressource »Mut« einmal zur Verfügung gestanden hat.
P: *(Nach einiger Überlegung)* Im Jahr 2006, als ich »Nein« zu meinem Chef sagte.
T: Großartig! Versuchen Sie, ein lebendiges Bild dieser Szene mit Ihrem Chef zu entwerfen. Versuchen Sie, das gute Gefühl und das Körpergefühl, das Sie in diesem Moment hatten, wieder zu erleben …
T: *(Nachdem die Patientin in der Lage war, ein positives Gefühl und ein angenehmes Körpergefühl zu erzeugen)* Nun versuchen Sie, für die zweite Ressource – Selbstachtung – ein Erinnerungsbild aufzufinden. Gehen Sie wie bisher vor und suchen Sie die Ressource »Selbstachtung« in Ihrem Leben …
P: Als ich vor der ganzen Klasse meinen ersten Vortrag gehalten habe. … *(Beginnt gleich von sich aus, dies plastisch zu schildern)*
T: … *(Frage nach der dritten Ressource, das Vorgehen ist dabei ähnlich wie oben)*
P: Zuversicht. *(Nach erneuter Nachfrage der Therapeutin, wie oben)* Ich erinnere mich, genau gewusst zu haben, dass ich Fahrradfahren lernen würde, und wie stolz ich darauf war, als ich es später meiner Cousine vorführte.
T: Nun blenden Sie alle drei Fähigkeiten übereinander und versuchen Sie, alle drei guten Gefühle und das Körpergefühl, das Sie bei jedem Erlebnis hatten, wieder zu erleben.

In der Regel gelingt es Patienten leicht, in diese Arbeit einzusteigen. Es kann allerdings auch vorkommen, dass Patienten Mühe haben, positive Ereignisse in der Erinnerung aufzufinden, weil sie davon überzeugt sind, dass es nichts Positives in ihrem Leben gegeben hat. Hier empfiehlt sich Geduld. Mit einigem Suchen werden sich in aller Regel Erinnerungen an Erfahrungen auffinden lassen, die zumindest *»ein wenig« positiv* waren.

Wenn es sinnvoll erscheint, weitere stresserzeugende Situationen in der Gegenwart oder in der nahen Zukunft mit der Stressabsorptionstechnik zu bearbeiten, kann die Patientin im Rahmen des Durcharbeitens mögliche Situationen identifizieren, deren Bearbeitung sie wünscht. Gemeinsam mit der Therapeutin wird in der nächsten Sitzung eine dieser Situationen zur Bearbeitung ausgewählt.

DURCHARBEITEN: SITZUNGSVERBINDENDE REFLEXION ODER ÜBUNG

11-1 Aktuelle oder bevorstehende Situation mit hoher Stressbelastung

In dieser Reflexionseinheit wird die Patientin gebeten, mögliche aktuelle oder bevorstehende Situationen, die sie gerne bearbeiten möchte, zu identifizieren und den Grad der damit verbundenen Belastung auf der SUD-Skala von 1 bis 10 zu notieren.

Nachdem in der Therapiesitzung die stresserzeugende Situation zur Bearbeitung ausgewählt wurde, kann die Patientin auch weitere Schritte der Stressabsorptionstechnik im Rahmen einer sitzungsverbindenden Reflexion und Übung eigenständig vorbereiten. Die Technik selbst wird in der nächsten Therapiesitzung durchgeführt.

DURCHARBEITEN: SITZUNGSVERBINDENDE REFLEXION ODER ÜBUNG

11-2 Eigenständige Vorbereitung einer weiteren Anwendung der Stressabsorptionstechnik

Nachdem die Patientin in der Therapiesitzung bereits einmal die komplette Anwendung der Stressabsorptionstechnik miterlebt hat, hat sie nun die Möglichkeit, eine weitere Anwendung eigenständig vorzubereiten. Die dabei zu bearbeitende aktuelle oder bevorstehende stresserzeugende Situation sollte vorab in der Therapiesitzung definiert worden sein.
Die Patientin soll nun zunächst überlegen, welche drei Kompetenzen (Fähigkeiten, Ressourcen) sie benötigt, um gut mit der stresserzeugenden Situation umgehen zu können. Anschließend kann sie für jede der benötigten Kompetenzen in ihrer Lebensgeschichte nach einer Situation suchen, in der sie die genannten Kompetenzen schon einmal zur Verfügung hatte.

11.4 Pendeltechnik

Das »Pendeln« zwischen traumanahen und gesunden Anteilen der Persönlichkeit ist seit langem als ein wirksames therapeutisches Agens bekannt (Levine 1998). Bei der von Fine und Berkowitz (2001) entwickelten »Pendeltechnik« werden positive Anteile der Selbstrepräsentanz und traumatische Erinnerungsfragmente abwechselnd (»pendelnd«) aktiviert, jedoch so, dass die *Aktivierung der positiven Anteile der Selbstrepräsentanz maximal und ausgiebig* und die *Aktivierung der traumatischen Erinnerungsfragmente nur äußerst kurzzeitig* erfolgt. Durch den Wechsel von maximal erzeugtem Ressourcen-Zustand und fein dosierter Exposition gegenüber den traumatischen Erinnerungen kann in der Regel eine Assoziation der traumatischen Erinnerungsfragmente mit der Repräsentanzenwelt des Alltags und infolgedessen eine signifikante Reduktion der mit der Erinnerung verbundenen Stressbelastung erreicht werden.

Die Therapeutin geht dabei folgendermaßen vor:

- Sie klärt mit der Patientin, *welche traumatische Erfahrung* sie durcharbeiten möchte. Sie bittet sie, eine Szene auszuwählen, die die traumatische Situation angemessen repräsentiert. Von dieser Szene soll sie den »schlimmsten Moment« herausgreifen und den beim Gedanken daran auftretenden subjektiven Belastungsgrad auf einer Skala von 0 bis 10 einschätzen (▶ Kap. 11.1).

- Danach bittet die Therapeutin die Patientin, ein für sie *positives Bild* zu imaginieren, das sie schon häufiger zur Aktivierung der positiven Anteile ihrer Selbstrepräsentanz genutzt hat oder das für sie das genaue Gegenteil einer belastenden Situation repräsentiert. Das kann eine positive Erinnerung an einen (kleinen) persönlichen Erfolg, eine hilfreiche Begegnung oder die gelungene Bewältigung einer Situation sein, die Ähnlichkeit mit der aktuell bearbeiteten belastenden Situation hat. Oder die Patientin imaginiert ein Bild (z. B. das eines in die Luft fliegenden Vogels), das das genaue Gegenteil von Bildern der traumatischen Erfahrung repräsentiert – hier des Gefangen- oder Eingesperrtseins. Auch eine Imagination wie diejenige des sicheren Ortes kann in Betracht kommen. Entscheidend ist, dass die begleitende *positive Emotion und das positive Körpergefühl* gut spürbar sind. Meist kann die Therapeutin am entspannten Gesichtsausdruck oder einem leichten Lächeln der Patientin gut erkennen, ob diese im Kontakt mit einem positiven Anteil ihrer Selbstrepräsentanz (einer »Ressource«) ist.[6]
- Die Therapeutin *erläutert* das Vorgehen, das darin besteht, im Wechsel das positive Bild maximal und die traumatische Szene nur ultrakurz zu aktivieren. Sie erklärt dann, dass sie mit einer Expositionszeit von 1 Sekunde beginnen und diese dann schrittweise bis auf z. B. 5 oder 10 Sekunden steigern wird, wobei sie die Dauer der Exposition immer mit der Patientin abstimmen wird. Sie erläutert auch, dass sie die Zeitdauer einer Sekunde durch lautes Zählen »1 – 0 und Schluss« bzw. die Zeitdauer von 3 Sekunden durch die Abfolge »3 – 2 – 1 – 0 und Schluss« markieren wird.
- Die Therapeutin bittet die Patientin nun, den *positiven Zustand aufzusuchen.* Sie soll das mit dem erinnerten oder imaginierten Bild verbundene positive Gefühl und das zugehörige positive Körpergefühl deutlich spüren. Sie fragt die Patientin, *ob das positive Gefühl zu 100 % spürbar ist,* oder *wie viel Prozent ihrer Einschätzung nach fehlen,* um sich 100 %ig gut zu fühlen. Im letzteren Fall sollte sie versuchen, durch Konzentration auf das imaginierte Bild das positive Gefühl so weit zu steigern, dass es mindestens zu 90 % positiv ist.
- Anschließend bittet die Therapeutin die Patientin, ihr ein *Zeichen* zu geben, zum Beispiel durch Kopfnicken, ob sie bereit ist, sich für die Dauer einer Sekunde der traumatischen Szene zuzuwenden, um danach sofort wieder den positiven Zustand zu aktivieren.
- Nachdem die Patientin das Zeichen ihrer Bereitschaft gegeben hat, *zählt* die Therapeutin laut »1 – 0 und Schluss« oder »1 – 0, raus« und fordert die Patientin auf, den *positiven Zustand wieder wie zuvor herzustellen* und anzugeben, sobald sie ihn erneut erreicht hat. Dies kann eine Weile dauern.
- Die Therapeutin fragt die Patientin nun, ob die Expositionszeit von 1 Sekunde zunächst beibehalten oder auf *2 oder 3 Sekunden* gesteigert werden soll. Sie vergewissert sich, dass die Patientin ein positives Gefühl von mindestens 90 %

des maximal zu erreichenden positiven Gefühls herstellen konnte, bevor sie das Zeichen gibt, zur weiteren Exposition bereit zu sein.
- Anschließend zählt die Therapeutin laut entsprechend der vereinbarten Expositionszeit.
- Das Vorgehen wird so lange wiederholt, bis die Patientin eine spürbare Reduktion des Belastungsgrades der traumatischen Szene auf der SUD-Skala angibt.
- Nachdem die Patientin in der Therapiesitzung eine komplette Durchführung der Pendeltechnik kennengelernt hat, kann sie der Therapeutin im Rahmen des Durcharbeitens mithilfe einer sitzungsverbindenden Reflexion oder Übung Rückmeldung geben, was sie dabei als hilfreich und was als schwierig erlebt hat.

Obwohl sich Frau M. schon viel selbstfürsorgliche und stärkende Zuwendung zu sich selbst erarbeitet hatte, versank sie häufig in einen schwer zu ertragenden Unruhezustand, sobald sie an die Begegnung mit dem Onkel erinnert wurde oder wenn sie sich dem Wohnbezirk näherte, in dem sie damals gewohnt hatte. Nun wollte sie sich den vergangenen Erinnerungen stellen und fühlte sich dazu durch die positiven Erfahrungen mit der inneren Kindarbeit und der Stressabsorptionstechnik auch gut gerüstet. Sie war erstaunt, wie deutlich die Unruhe durch die Pendeltechnik abnahm.

DURCHARBEITEN: SITZUNGSVERBINDENDE REFLEXION ODER ÜBUNG

11-3 Rückmeldung zur Pendeltechnik

Bei dieser Reflexionseinheit wird der Patientin Gelegenheit gegeben, der Therapeutin Rückmeldung zu geben, was sie bei der Pendeltechnik als hilfreich und was sie als schwierig erlebt hat.

Zwei *Varianten* der Pendeltechnik seien hier aufgeführt:
- Zum einen kann die Pendeltechnik so, wie sie in ihrer ursprünglichen Fassung gedacht war, als »fraktionierte Abreaktion« (Fine 1991; Kluft 2014) zur *Dosierung von Gefühlen* eingesetzt werden. Patienten, die leicht durch traumaassoziierte Emotionen überflutet werden, können mit ihrer Hilfe lernen, die Intensität von Emotionen besser zu steuern. Bei der Durchführung der Technik wird anstelle der Erinnerung an eine traumatische Erfahrung das unerträgliche Gefühl im Wechsel mit Ressourcenbildern kontaktiert und bearbeitet (▸ Arbeitsblatt 5a, Anhang B, zum Download bereitgestellt unter www.klett-cotta.de).
- Zum zweiten kann die Pendeltechnik auch verwendet werden, um die mit *belastenden Situationen der Gegenwart oder der nahen Zukunft* verbundene Stressbelastung zu reduzieren. Hier wird anstelle der Erinnerung an eine traumatische Erfahrung die belastende Situation der Gegenwart oder der nahen Zukunft bearbeitet (▸ Arbeitsblatt 5b, Anhang B, zum Download bereitgestellt unter www.klett-cotta.de).

11.5 Bildschirmtechnik

Die dritte verwendete Technik zur Assoziation traumatischer Erinnerungsfragmente ist die imaginative »Bildschirmtechnik« (Putnam 1989). Auch bei dieser gut steuerbaren Technik ist durch die Verwendung imaginativer Techniken eine dosierte Bearbeitung traumatischer Erfahrungen möglich, bei der schrittweise kohärente symbolische Darstellungen fragmentierter traumatischen Erinnerungen geschaffen werden, ohne dass es zu einer Überflutung mit traumatischem Erinnerungsmaterial kommt.

Die Bildschirmtechnik ist noch besser als die beiden zuvor genannten geeignet, um die traumatischen Erinnerungsfragmente in Erinnerungen mit kohärenten Selbst- und Objektrepräsentanzen zu transformieren. Mit ihrer Hilfe ist es möglich, eine Modifikation der traumatisch verzerrten Selbst- und Objektrepräsentanzen zu erreichen, die bspw. in Phänomenen der Selbstabwertung und Täteridealisierung zum Ausdruck kommen. Auf diese Weise können nach Vergangenheit und Gegenwart getrennte innere Repräsentanzen der eigenen Person und der relevanten – auch der schädigenden – Bezugspersonen geschaffen werden. Die Bildschirmtechnik setzt jedoch ein *höheres Niveau der Stabilisierung und Affektregulation* voraus als die anderen Techniken.

Wie bei allen anderen Techniken empfiehlt es sich auch hier, mit der Patientin genau zu klären, was beide, Patientin und Therapeutin, sich von dem Vorgehen erwarten, und über *mögliche Nebenwirkungen* (Albträume, vorübergehende Unruhe oder Ängste) aufzuklären. Darüber hinaus sollte die Therapeutin für die von ihr gewählte Technik das Einverständnis der Patientin einholen. Es ist hilfreich, wenn die Patientin über *Maßnahmen der Kriseninterventionen* wie den »Notfallkoffer« oder auch über Selbstberuhigungstechniken wie den inneren sicheren Ort zuverlässig verfügt.

Die Technik wird folgendermaßen durchgeführt:

- Die Therapeutin sitzt neben der Patientin und *blickt mit ihr auf eine Wand* des Behandlungszimmers. Sie bittet sie, sich vorzustellen, dass ein Bild oder ein Film auf diese Wand wie auf eine Leinwand projiziert wird. Dazu soll die Patientin ein neutrales oder ein Ressourcenbild und anschließend eine *kurze, ebenfalls neutrale oder ressourcenreiche filmische Bildsequenz* auswählen.
- Anhand des vorgestellten neutralen Bildes bzw. Filmausschnittes soll sich die Patientin mit den Möglichkeiten der Steuerung über eine imaginäre *Fernbedienung* vertraut machen. Sie soll sich vorstellen, wie sie mit deren Hilfe die Größe, Helligkeit und Schärfe der Projektion und die Lautstärke des Tons regulieren kann. Eine spezielle Taste kann zusätzlich die Emotionen regeln. Auch ein Abspulen des Films in Zeitlupe ist möglich.
- Als nächstes bittet die Therapeutin die Patientin, mit ihr gemeinsam auf der imaginären Leinwand das traumatisierte Kind in einem Moment zu betrachten, in dem es keinen Misshandlungen oder Übergriffen ausgesetzt war, sondern sich in einem *vergleichsweise positiven oder zumindest neutralen Zustand* befand. Sie soll daraus eine kurze filmische Sequenz bilden, die sie gemeinsam

mit der Therapeutin anschaut. Anhand dieser Sequenz »testet« sie die Funktionsweise der imaginären Fernbedienung.

- Um im nächsten Schritt den »alten Film« der traumatischen Szene wie im Kino anschauen zu können, sollte die Patientin einen *Anfang und ein Ende des Films* bestimmen. Der Filmausschnitt sollte so bemessen sein, dass er innerhalb von 5 bis 10 Minuten »ablaufen« kann.
- Zunächst wird sie den Film mithilfe der imaginären Fernbedienung *verfremdet mit einem äußerst kleinen und unscharfen Bild* ablaufen lassen und anschließend angeben, welche Stressbelastung mit dem Anschauen des Films für sie verbunden war.
- Schrittweise wird der erlebende Teil der Patientin in die Betrachtung einbezogen. So wird die Patientin in einem nächsten Durchgang aufgefordert, eine *»kleine Dosis« gefühlshafter Beteiligung* zulassen, die so bemessen sein soll, dass keine emotionale Überflutung eintritt und am Ende des Durchgangs ein Gefühl der Erleichterung, eine schwierige Aufgabe geschafft zu haben, vorherrscht.
- Nun wird die Patientin den »alten Film« in wiederholten Durchgängen mit *steigender emotionaler Intensität* bis zur Integration der traumatischen Erlebensmodi anzuschauen. Je nachdem, welche Angaben die Patientin zum Grad ihrer Stressbelastung macht, kann der nächste Durchlauf des Films in gleicher Weise, mit verminderter oder leicht verstärkter Bild-, Ton- oder emotionaler Intensität erfolgen.
- Sofern es die Stabilität der Patientin zulässt, sollte der Film *zum Schluss möglichst detailliert* durchgesehen werden, wobei auf Verhalten, Gedanken, Gefühle und Körpersensationen der Betroffenen, die die Situation erlebt hat, fokussiert wird. Die Wiederholung der Filmbetrachtung gilt erst dann als beendet, wenn die Patientin nicht nur aus der Beobachterperspektive, sondern auch unter Einschaltung ihrer gefühlshaft erlebenden Seite den Film so wahrnehmen kann, dass er etwas Schlimmes und Schmerzhaftes abbildet, das aber der Vergangenheit angehört und in der Gegenwart nicht mehr bedrohlich ist. Entscheidend ist, dass die Patientin während des gesamten Prozesses im *optimalen affektiven Toleranzbereich* bleibt.
- Nachdem die Patientin in der Therapiesitzung eine komplette Durchführung der Bildschirmtechnik miterlebt hat, kann sie der Therapeutin im Rahmen einer sitzungsverbindenden Reflexion oder Übung Rückmeldung darüber geben, was sie als hilfreich und was als schwierig erlebt hat. Ziel ist es, dass die Patientin mit möglichst viel eigener Kontrolle die belastende Erinnerung durcharbeiten kann.

In einer weiteren Sitzung wurde Frau M. mit der Bildschirmtechnik vertraut gemacht. Durch die Vorarbeit war Frau M. bereits in der Lage, sich das Gerät mit all seinen Bedienungsmöglichkeiten plastisch vorzustellen. Auch gelang es ihr schnell, sich das 8-jährige Kind in einem gefühlsneutralen, ja sogar positiven Zustand vorzustellen. Als sie sich jedoch die traumatische Erinnerung filmhaft vorstellte, hatte sie zunächst größere Mühe, den Grad der gefühlshaften Beteiligung zu »dosieren«. Die Therapeutin schlug ihr deshalb vor, das Steuern der Gefühlsintensität zunächst mithilfe der imaginären Fernbedienung an einem »Film« einzuüben, der eine zwar belastende, aber nicht im engeren Sinne traumatische Erinnerung zeigt. Auf diesem Umweg gelang es ihr schließlich auch, die Intensivität der Emotionen des traumatischen Films zu dosieren.

DURCHARBEITEN: SITZUNGSVERBINDENDE REFLEXION ODER ÜBUNG

11-4 Rückmeldung zur Bildschirmtechnik

Die Patientin hat hier die Möglichkeit, der Therapeutin eine Rückmeldung darüber zu geben, was sie bei der Bildschirmtechnik als hilfreich und was sie als schwierig erlebt hat.

11.6 Klinische Differenzialindikation der schonenden konfrontativen Bearbeitungstechniken

Je nach dem Stand der durch die bisherige Therapie erreichten Alltagsstabilität und Emotionskontrolle schlägt die Therapeutin der Patientin die Bearbeitung traumaassoziierter Belastungen der Gegenwart oder Zukunft und/oder die Bearbeitung von Traumen der Vergangenheit vor. Dabei können die folgenden Überlegungen richtungsweisend sein:

- Bei der Auswahl des zu bearbeitenden Materials sollte die Therapeutin *mit der Bearbeitung traumaassoziierter Belastungen der Gegenwart oder der nahen Zukunft* (sog. »Triggern«) beginnen.
- Anschließend sollten traumatische Episoden der *jüngeren Vergangenheit* durchgearbeitet werden, sofern diese klar erinnert werden können und in der Erinnerung einen Anfang und ein Ende haben.
- Erst danach kann erwogen werden, ob auch *Traumatisierungen der Kindheit* bearbeitet werden sollten.

Dabei gilt im Einzelnen:

- Für die Frage, inwieweit *Traumatisierungen der Vergangenheit* bearbeitet werden sollten, ist eine sorgfältige Diagnostik dissoziativer Komorbidität von Bedeutung. Allgemein gilt: Je ausgeprägter die *dissoziative Symptomatik* ist, desto höhere Vorsicht ist bei der Anwendung traumakonfrontativer Techniken geboten. Während ein kurzzeitiges »Wegdriften« in der Regel die Bearbeitung nicht einschränkt, wird bei Hinweisen auf eine strukturelle Dissoziation der Persönlichkeit – mit dissoziativen Amnesien von mehrstündiger Dauer, großen Erinnerungslücken in der eigenen Biographie oder ausgeprägten Wechseln der Persönlichkeitsanteile – Zurückhaltung mit einem traumakonfrontativen Vorgehen empfohlen; diese Arbeit sollte Therapeutinnen überlassen bleiben, die speziell in der Behandlung dieser Patientengruppe erfahren sind.
- Im Zweifelsfall ist einer vertieften Arbeit *mit inneren Kindanteilen* der Vorzug zu geben gegenüber einer mit Risiken behafteten traumakonfrontativen Arbeit.

Bei der Frage, inwieweit *Traumatisierungen der Kindheit* bearbeitet werden sollten, können die folgenden Hinweise helfen:

- Traumatisierungen der Kindheit, die der Patientin durch Personen zugefügt wurden, die nicht der engeren Kernfamilie angehören, lassen sich leichter traumakonfrontativ bearbeiten als *intrafamiliäre Traumatisierungen*, bei denen die Bindungsprobleme unter Umständen noch verstärkt werden können.
- Traumatisierungen, die *klar erinnert* werden können, eignen sich für eine Bearbeitung grundsätzlich besser als solche, die wegen einer gleichzeitig bestehenden dissoziativen Abwehr nicht klar erinnert werden können. Gleichwohl können auch diffuse Erinnerungen bearbeitet werden, zumal Patienten mit dissoziativer Komorbidität regelhaft über diffuse Erinnerungen berichten, von denen sie nie genau wissen, ob sie stimmen oder nicht. Auch diese diffusen Erinnerungen können gut bearbeitet werden, wenn man den Patienten erklärt, dass es unter einem therapeutischen Blickwinkel nicht um den äußeren Wahrheitsgehalt der Erinnerungen geht, sondern um die *»innere Wahrheit«*, die das gefühlshafte Erleben und das Alltagshandeln weit mehr beeinflusst als die äußere Realität. Allerdings bedarf die traumakonfrontative Arbeit bei dissoziativen Störungen einer besonderen Expertise und Erfahrung.
- Traumatisierungen, die sich in der Erinnerung als *abgegrenzte Ereignisse mit einem Anfang und einem Ende* darstellen, sind für eine Bearbeitung besser geeignet als solche, die ohne klare Abgrenzung durch Anfang und Ende vor einem Hintergrund emotionaler Vernachlässigung und Misshandlung erfolgt sind.

Bei der Überlegung, wie weit Traumatisierungen der Kindheit konfrontativ bearbeitet werden, ist immer auch das noch zur Verfügung stehende Kontingent an Therapiesitzungen zu berücksichtigen. Es wäre kontraindiziert, Erinnerungen an Traumatisierungen der Kindheit zu aktivieren, wenn nicht die zeitlichen Möglichkeiten bestehen, die Bearbeitung, d.h. den Prozess der Assoziation des aktivierten traumatischen Materials mit der Repräsentanzenwelt des Alltags zum Abschluss bringen zu können.

Bei der Entscheidung für eine oder mehrere der drei dargestellten konfrontativen Techniken zur Bearbeitung traumatischer Erinnerungsfragmente können die folgenden Hinweise Orientierung geben:

- Die *Stressabsorptionstechnik* sollte wegen (1) der starken Verbreitung und hohen Relevanz traumaassoziierter Belastungsfaktoren im Alltag und (2) ihrer hohen Robustheit gegenüber Schwankungen der Emotionsregulierung allen Patienten mit komplexer PTBS angeboten werden.
- Wenn gut erinnerbare und gut abgrenzbare Erinnerungen an traumatische Szenen von Misshandlungen oder sexuellen Übergriffen mit klarem Anfang und Ende vorliegen, sollte die Anwendung der *Pendeltechnik und/oder der Bildschirmtechnik* in Betracht gezogen werden.
- Die *Bildschirmtechnik* kann zum Einsatz kommen, wenn eine überwiegend stabile Emotionsregulierung vorliegt und die beim Gedanken an die trauma-

tische Szene auftretende subjektive Stressbelastung nicht mehr als 7 auf der SUD-Skala (0 = keine Belastung, 10 = maximale Belastung; ► Kap. 11.5) beträgt.

- Die *Pendeltechnik* ist dann vorzuziehen, wenn entweder die Stabilität der Emotionsregulierung deutliche Schwankungen aufweist oder wenn die beim Gedanken an die traumatische Szene auftretende subjektive Stressbelastung mehr als 7 auf der SUD-Skala beträgt, auch wenn die Belastung mehr aus diffusen emotionalen Zuständen als aus konkreten Erinnerungen an Ereignisse resultiert.
- Eine *Kombination aus Bildschirmtechnik und Pendeltechnik* ist dann angezeigt, wenn eine überwiegend stabile Emotionsregulierung vorliegt und die die beim Gedanken an die traumatische Szene auftretende subjektive Stressbelastung mehr als 7 auf der SUD-Skala beträgt. Dann empfiehlt es sich, mit der »Pendeltechnik« zu beginnen und die Bearbeitung mit der »Bildschirmtechnik« fortzusetzen, sobald die subjektive Stressbelastung bis auf 5 auf der SUD-Skala abgesenkt werden konnte. Aber auch umgekehrt kann eine Kombination sinnvoll sein: Wenn die Belastung während der Bildschirmtechnik aufgrund einschießender neuer Erinnerungen steigt, kann die Therapeutin so lange die Pendeltechnik einsetzen, bis die subjektive Belastung wieder abgesunken ist, um dann wieder die Arbeit mit der Bildschirmtechnik fortzusetzen.
- Bei Patienten mit labiler Emotionsregulierung kann die erfolgreiche oder weniger erfolgreiche Durchführung der *Stressabsorptionstechnik als ein Test* für das weitere Vorgehen betrachtet werden: Patienten, die (noch) nicht in der Lage sind, die im Rahmen dieser Technik geforderte Aktivierung positiver emotionaler Zustände zu generieren, wären mit der Anwendung der beiden anderen konfrontativen Techniken überfordert und der Gefahr einer stärkeren emotionalen Dysregulierung ausgesetzt. Bei ihnen sollte sich die Therapie auf die Verbesserung der Emotionsregulierung konzentrieren.

CHECKLISTE 11-2 FÜR DIE THERAPEUTIN: DIFFERENZIALINDIKATION TRAUMA-KONFRONTATIVER ARBEIT

- Kann die Patientin ausreichend positive Ressourcenvorstellungen erzeugen, um trauma-assoziierte Belastungen der Gegenwart und/oder traumatische Erinnerungsfragmente mittels konfrontativer Interventionen sicher mit den Repräsentanzen der Gegenwart zu assoziieren?
- Konnte ich mir aufgrund der Ressourcen- und Traumalandkarte (► Kap. 4.3) ein Bild machen, welche konfrontativen Techniken der Patientin am ehesten gerecht werden?
- Ist eher von einer labilen oder von einer stabilen Emotionsregulierung auszugehen?
- Sind die Erinnerungen an traumatische Erfahrungen der Vergangenheit klar oder verschwommen?
- Wie weit muss eine dissoziative Komorbidität bei der Indikationsstellung zu den einzelnen konfrontativen Techniken berücksichtigt werden?

TEIL V Die Endphase

12 Weiterleben nach dem Trauma

12.1 Allgemeines

Nachdem die zentralen therapeutischen Inhalte in den bisherigen Phasen vermittelt wurden, kommt der Endphase in dem hier vorgestellten Behandlungskonzept die Rolle zu, das Vermittelte zu vertiefen und zu ergänzen, verbliebene Problembereiche – zumindest ansatzweise – zu bearbeiten und die Beendigung der Therapie vorzubereiten.

Nach dem »*Consensus Model of Phase-Oriented Trauma Therapy*« (Courtois 1999; Herman 1992; Reddemann 2017) wird die dritte Phase als Phase der Reintegration bezeichnet. Wir bevorzugen es jedoch, von einer dritten Phase der Therapie zu sprechen, die sich unterschiedlichen, noch nicht hinreichend bearbeiteten strukturellen und/oder konflikthaften Aspekten zuwendet. Tatsächlich kann sie in Abhängigkeit von den individuellen Gegebenheiten der Patienten höchst unterschiedliche Zielsetzungen verfolgen und Aufgaben beinhalten, die eine neue Fokusformulierung erforderlich machen. Die in Kap. 12 dargestellten Problemfelder sind daher nicht sequentiell, sondern bedarfsgerecht ausgewählt zu bearbeiten. Auch hier gilt, dass der *Phasengliederung nur eine orientierende Funktion* zukommt; keineswegs ist sie so zu verstehen, dass die Themen des dritten Abschnitts nur nach Durchlaufen der ersten Phasen behandelt werden dürften.

Der Patientin war vor Beginn der Therapie deutlich gemacht worden, dass im Rahmen einer zeitlich begrenzten Therapie die wichtigsten, nicht jedoch alle krankheitsbezogenen Themen behandelt werden können. Durch die bisher durchgeführte Behandlung kann eine deutliche Verbesserung im Umgang mit der Kernsymptomatik der PTBS erreicht worden sein. Ebenso sollten sich im Bereich der Selbstorganisation Probleme der Affektregulation deutlich gebessert haben.

Bezüglich der zwei weiteren Aspekte Bereich der Selbstorganisation – der Probleme des negativen Selbstkonzeptes und der interpersonellen Beziehungsgestaltung – sollten ebenfalls Verbesserungen eingetreten sein. Es werden jedoch *Vertiefungen* notwendig sein, da sich die Patientin neuen Herausforderungen gegenübergestellt sieht. In dem Maße, in der die Kernsymptomatik der PTBS – Intrusionen im Sinne von Flashbacks und Alpträumen, das Vermeidungsverhalten und die Übererregung – den Alltag weniger dominiert, treten die ungelösten Probleme der Beziehungsgestaltung in den Vordergrund. Hierzu ist es notwendig, gezielt struktur- und/oder konfliktbezogen an den Themen zu arbeiten, die die Therapeutin gemeinsam mit der Patientin für die verbleibende Therapiezeit auswählt.

Anders als in den beiden ersten Phasen, in denen neben den in psychodynamischen Therapien gebräuchlichen Interventionen auch dezidiert traumafokussierte Behandlungstechniken vermittelt worden sind, kann die Therapeutin in der dritten Phase auf die für sie *gewohnten konflikt- oder strukturbezogenen psychodynamischen Interventionstechniken* zurückgreifen (z. B. Rudolf 2013; Gumz & Hörz-Sagstetter 2017; Wöller & Kruse 2018).

12.2 Vorläufige Bilanz

Die Therapeutin sollte zu diesem Zeitpunkt die Patientin anregen, eine vorläufige Bilanz zu ziehen, was bisher erreicht wurde und was in der letzten Phase der Therapie noch erarbeitet werden muss. Zum Durcharbeiten empfiehlt sich auch hier eine sitzungsverbindende Reflexion oder Übung.

DURCHARBEITEN: SITZUNGSVERBINDENDE REFLEXION ODER ÜBUNG

12-1 In der Therapie Erreichtes und (noch) nicht Erreichtes

In dieser Reflexionseinheit kann die Patientin angeben, was aus ihrer Sicht in der Therapie erreicht wurde, und welche Problembereiche sie noch bearbeiten möchte.

Manche Problembereiche waren für die Patientin aufgrund der Dominanz der Traumafolgesymptome ganz in den Hintergrund getreten. Die sich nun stellenden Herausforderungen sollten gemeinsam mit der Therapeutin priorisiert werden.

Aus der Fülle der Themen sollen die wichtigsten herausgegriffen und, soweit es das Therapiekontingent erlaubt, bearbeitet werden. Im Vordergrund stehen weiterhin die Verbesserung der aktuellen interpersonellen Beziehungen, die Stärkung des Selbstwertgefühls und die Entwicklung effektiver Ich-Funktionen, wie z. B. das Wahrnehmen von Affekten in differenzierter Weise.

12.3 Negative Überzeugungen über die eigene Person

Auch wenn eine erfolgreiche Durcharbeitung von Traumatisierungen bereits zu einer gewissen Modifikation der Selbstrepräsentanz geführt hat, kann es nützlich sein, vertiefend auf generalisierte negative Überzeugungen über die eigene Person einzugehen, die aus der Verinnerlichung traumatischer Beziehungsmuster entstanden sind. Dabei handelt es sich insbesondere um die Überzeugung

- als Mensch unwert, unfähig oder moralisch schlecht zu sein,
- keinen Anspruch auf ein wenig Zufriedenheit im Leben zu haben,
- kein Recht auf die Durchsetzung eigener Interessen zu haben,
- keine gute Behandlung zu verdienen.

Eine Patientin war geplagt von der Sorge, anderen Patienten, die eine gute Behandlung mehr verdienen würden als sie, den Therapieplatz wegzunehmen.

Eine Beschäftigung mit dieser Thematik ist sehr zu empfehlen, da diese Überzeugungen in der Regel mit fehlender *Selbstfürsorge*, unzureichender Wahrung eigener Interessen und fehlender angemessener *Grenzziehung* einhergehen und so das Alltagshandeln beeinflussen. Die negativen Überzeugungen von der eigenen Person können Ich-dyston oder Ich-synton sein. Bei *Ich-dystonen* Überzeugungen sind sich die Patienten des irrationalen Charakters ihrer Überzeugungen kognitiv bewusst, sie lassen sich jedoch auf der emotionalen und auf der Handlungsebene von ihnen leiten. Bei den häufigeren Ich-syntonen negativen Überzeugungen sind sie hingegen auch kognitiv von deren Richtigkeit überzeugt.

Die *Erwartungen* hinsichtlich der Möglichkeiten einer Veränderung des Selbstkonzeptes sollten nicht zu hoch angesetzt sein. Ein früh im Dienste des Bindungserhalts entstandenes negatives Selbstkonzept (▸ Kap. 2.2) ist schwer zu verändern. Therapeuten sollten es häufig schon als einen Erfolg werten, wenn Patienten kognitiv verstehen, dass sie sich selbst entwerten, ohne von ihnen zu erwarten, dass sie gänzlich auf die Selbstentwertung verzichten.

Die Therapeutin geht bei der Bearbeitung der generalisierten negativen Überzeugungen von der eigenen Person folgendermaßen vor:

- Im ersten Schritt regt die Therapeutin die Patientin an, für sie zutreffende negative Überzeugungen von der eigenen Person zu identifizieren. Manchmal ist es hilfreich, *Beispiele typischer negativer Kognitionen* zu geben. Beispiele negativer selbstbezogener Kognitionen sind: Ich bin unwert; Ich bin unfähig; Ich bin ein schlechter Mensch; Ich habe keine Kontrolle; Ich bin ein Versager; Ich verdiene es nicht, ein gutes Leben zu führen; Ich verdiene es, bestraft oder entwertet zu werden. Die Patienten werden in der Regel die Existenz und Bedeutung dieser Kognitionen bestätigen. Auch können sie angeben, in welchem Umfang sie ihr Denken, Handeln und Verhalten bestimmen. Oft sind sie sich der irrationalen Qualität der negativen Überzeugungen nicht bewusst.
- Wenn die negativen Überzeugungen Ich-synton sind, d. h. wenn die Patientin keine kognitive Distanz zu ihnen einnehmen kann, sollte die Therapeutin mit ihr zunächst daran arbeiten, sie *Ich-dyston* werden zu lassen. Dabei kann es notwendig werden, Denkfehler und logische Irrtümer aufzudecken. Ein logischer Irrtum liegt beispielsweise vor, wenn die Patientin glaubt, die Verantwortung für ein Geschehen übernehmen zu müssen, auf das sie keinen Einfluss hatte.

> T: Denken Sie, dass ein Kind an einem Missbrauch durch eine erwachsene Person schuld sein kann, wenn es keine Möglichkeit hat, sich zu wehren oder zu fliehen?

- Die Therapeutin kann die Patientin anregen, eine *Außenperspektive* einzunehmen und auf diese Weise die Gültigkeit der negativen Überzeugung zu beurteilen.

> T: Wenn Sie davon hören, wie ein Kind missbraucht wird, würden Sie sagen, dass es an dem Missbrauch selbst schuld ist?
> T: Wenn Sie von einer Person wissen, dass sie einen sexuellen Missbrauch erleiden musste, würden Sie sie deshalb verurteilen?

- Danach erarbeitet die Therapeutin mit der Patientin, wie sich Aspekte der Beziehungserfahrung mit einer wichtigen Bezugsperson in der Art und Weise ihres Umgangs mit sich selbst niedergeschlagen haben und als normbildende Strukturen – als Teile des »Über-Ich« oder als »Introjekte« – die Persönlichkeit prägen. Sie vermittelt der Patientin ein Verständnis, wie die negativen Überzeugungen in einem *Bindungskontext durch Verinnerlichung* (► Kap. 2.2) entstanden sind. Die Patientin soll nachvollziehen können, wie sie als Kind aufgrund ihrer absoluten Abhängigkeit von ihren Bezugspersonen, und aus Angst vor Strafe und Liebesentzug die Definition eines »schlechten« Kindes übernommen hat.
- Meist lässt sich zeigen, dass die negativen Überzeugungen, unwert, moralisch schlecht oder unfähig zu sein, als *verinnerlichte Kommentare* der frühen Bezugspersonen aufgefasst werden können. Indem die Patientin die negative Überzeugung als die *»Stimme« einer früheren Bezugsperson* identifizieren kann, kann es ihr besser gelingen, innerlich Distanz zu ihr herzustellen und sie eindeutig der *Vergangenheit* zuzuweisen.

> T: Immer wieder nannte Ihre Mutter Sie »egoistisch«. Sie wollte, dass Sie sich um sie kümmern. Als Kind hatten Sie keine andere Wahl, als sich selbst als »egoistisch« zu sehen. Aus dieser Perspektive ist es verständlich, dass die Selbstfürsorge für Sie schwierig ist. Aber jetzt, wo Sie erwachsen sind, denken Sie noch immer, dass Sie egoistisch sind, wenn Sie sich um sich selbst kümmern?

Nicht selten kommt es vor, dass Patienten nur kognitiv, nicht jedoch emotional Distanz zu den negativen Überzeugungen herstellen können. Statt immer wieder über die Frage nachzudenken, ob die negative Überzeugung zutreffend ist oder nicht, kann es in diesem Fall nützlicher sein, die Patientin anzuregen, sich die Frage zu stellen, *wie hilfreich* und ressourcenaktivierend die jeweilige Überzeugung für sie ist, und diese selbst zu beantworten:

- Wie hilfreich ist die Überzeugung?
- Wie beruhigend ist die Überzeugung?
- Werde ich durch die Überzeugung ermutigt, mein Leben besser zu gestalten?
- Tut mir die Überzeugung gut?
- Gibt mir die Überzeugung Hoffnung?

Andere Patienten profitieren davon, wenn sie sich autosuggestiv immer wieder die entgegengesetzten *positiven Überzeugungen* einprägen.

> P: Ich habe mir einen Zettel mit den Sätzen »Ich bin wertvoll, ich bin kompetent, ich habe eine gute Behandlung verdient« auf den Spiegel geklebt. Auch wenn ich noch immer nicht davon überzeugt bin, gewöhne ich mich an die Sätze und sie werden langsam »wahrer« für mich.

CHECKLISTE 12-1 FÜR DIE THERAPEUTIN: NEGATIVE ÜBERZEUGUNGEN ÜBER DIE EIGENE PERSON

- Sind die negativen Überzeugungen über die eigene Person Ich-synton oder Ich-dyston?
- Auf welchem Wege gelingt es der Patientin am ehesten, emotionale Distanz zu negativen Überzeugungen herzustellen?

DURCHARBEITEN: SITZUNGSVERBINDENDE REFLEXION ODER ÜBUNG

12-2 Negative Überzeugungen über die eigene Person

Diese Reflexions- und Übungseinheit gibt der Patientin Gelegenheit, darüber nachzudenken, ob negative Überzeugungen über ihre eigene Person – z. B. die Überzeugung, ein schlechter Mensch zu sein, oder die Überzeugung, keine gute Behandlung verdient zu haben – eine Rolle in ihrem Leben spielen. Nachdem sie diese Überzeugungen aufgelistet hat, kann sie versuchen, realistischere Selbsteinschätzungen zu entwickeln, die sie den negativen Überzeugungen jeweils zuordnet.

12.4 Selbstfürsorge

Eine wichtige Aufgabe besteht darin, die Fähigkeit zur Selbstfürsorge und Abgrenzung gegenüber schädigenden Einflüssen anderer zu stärken. Patienten mit komplexen Traumafolgestörungen, die nicht für die eigenen Interessen eintreten und die sich nicht von schädigenden Interaktionsangeboten anderer abgrenzen können, sind mit höherer Wahrscheinlichkeit der Gefahr einer *Reviktimisierung* ausgesetzt (Bockers et al. 2014).

Eine unzureichende Fähigkeit zu Selbstfürsorge und Selbstschutz erfordert einsichtsfördernde Arbeit, um sie als *Auswirkungen verinnerlichter Gebote und Verbote* verständlich zu machen. Manche Patienten können Bedürfnisse nur unzureichend wahrnehmen oder verfügen über eine verminderte Fähigkeit, Bedürfnisse adäquat zu artikulieren.

Nachdem die Patienten verstanden haben, dass ihre Schwierigkeiten, selbstfürsorglich mit sich umzugehen, auf ein verinnerlichtes Verbot zurückzuführen sind, das es ihnen untersagt, mit sich selbst wertschätzend umzugehen, werden sie aufgefordert, dieser »alten Norm« ein neues »therapeutisches Gebot« entgegenzusetzen: Selbstfürsorge ist nicht nur erlaubt, sondern ausdrücklich geboten. Oft ist es notwendig, mit den Patienten konkrete Möglichkeiten eines selbstfürsorglichen Umgangs mit sich selbst zu erörtern.

DURCHARBEITEN: SITZUNGSVERBINDENDE REFLEXION ODER ÜBUNG

12-3 Verbesserung der Selbstfürsorge

Bei dieser Übung wird die Patientin angehalten, im Alltag darauf zu achten, wann sie sich nicht selbstfürsorglich verhält, und sich selbstfürsorglichere Alternativen des Verhaltens zu überlegen.

12.5 Abgrenzung

Auch die Fähigkeit, sich von schädigenden Einflüssen anderer abzugrenzen, »Nein« zu sagen, wenn die Erwartungen anderer nicht mit den eigenen Bedürfnissen in Einklang zu bringen sind, unterliegt meist *verinnerlichten Verboten* (»Introjekten«) aus der Introjektion der misshandelnden Beziehungserfahrungen.

Die Therapeutin klärt mit der Patientin, dass die Wurzeln ihrer Unfähigkeit zur Abgrenzung in der traumatischen Erfahrung liegen, dass jede Autonomiebewegung von den misshandelnden Bezugspersonen untersagt und bestraft wurde. Auch hier werden die Patienten angehalten, ihr bisheriges Normsystem vor dem Hintergrund des früheren bindungstraumatischen Kontexts zu verstehen und neue Formen innerer Normbildung zu errichten. Weiterhin erarbeitet die Therapeutin mit der Patientin, wie sie sich vor ausbeuterischen Beziehungen schützen kann, und unterstützt sie, nicht ausbeuterische Beziehungen aufzunehmen.

Diese Prozesse der inneren Umorganisation erfordern Geduld und Übung. Manchmal ist es möglich, in der Erinnerung eine Situation aufzufinden, in der es der Patientin – ausnahmsweise – gelungen ist, sich von einem schädlichen Interaktionsangebot abzugrenzen. Bei einigem Suchen finden sich oft auch Bereiche, in denen sich die Patienten *gut abgrenzen* können; typischerweise gelingen Abgrenzungen leichter in beruflichen als in persönlichen Kontexten. Hier gilt es, die Voraussetzungen für einen Transfer herzustellen. Oft fehlt die innere Erlaubnis dazu. Die psychodynamische Arbeit besteht dann darin, die dafür verantwortlichen verinnerlichten Verbote und Konfliktmuster zu klären.

Das mit diesem Erfolg verbundene positive Gefühl ebenso wie das entsprechende positive Körpergefühl kann als Ausgangspunkt für weitere Schritte in diese Richtung genutzt werden. Wenn sich dies als schwierig erweist, könnte die Patientin auch an eine ihr *bekannte Person* denken, die sich erfolgreich abgegrenzt hat, und hierüber das mit der Abgrenzung verbundene positive Gefühl und Körpergefühl bei sich selbst lebendig werden lassen. Übt die Patientin dies regelmäßig ein, ist es wahrscheinlich, dass sie sich zunehmend mit dieser Person identifiziert und auf die Dauer die Fähigkeit der Abgrenzung von ihr übernimmt.

DURCHARBEITEN: SITZUNGSVERBINDENDE REFLEXION ODER ÜBUNG

12-4 Verbesserung der Abgrenzungsfähigkeit

Bei dieser Reflexionseinheit wird die Patientin angehalten, im Alltag darauf zu achten, in welchen Situationen sie sich nicht gegenüber schädigenden Verhaltensweisen anderer Menschen angemessen abgegrenzt hat, oder in welchen Situationen sie es versäumt hat, »Nein« zu sagen, wo es notwendig gewesen wäre. Sie hat nun die Gelegenheit, entsprechende Alternativen des Verhaltens zu überlegen.

Je nach Bedarf müssen mangelhafte Ich-Funktionen wie Antizipationsfähigkeit, Impulskontrolle oder Selbst-Objekt-Differenzierung entsprechend der psychodynamischen Ich-Funktionsdiagnostik entwickelt werden (Bellak et al. 1973; Arbeitskreis OPD 2014).

12.6 Unterstützung der Mentalisierungsfunktion

Durch anhaltende schwere Traumatisierungen kann die Fähigkeit zur »Mentalisierung«, d. h. zur reflektierenden Selbstbeobachtung und Wahrnehmung eigener und fremder psychischer Zustände, unzureichend ausgebildet sein. Nicht ausreichende Mentalisierung führt bei traumatisierten Patienten zu einer Fehlinterpretation der eigenen Wahrnehmung und der sozialen Realität. Auf diese Weise entsteht ein persistierendes Gefühl, missverstanden zu werden, sowie ein dauerhaftes Gefühl, ungerecht behandelt zu werden. Soziale Beziehungen werden als verunsichernd und bedrohlich wahrgenommen. Vor allem aber kann aus ihnen nicht gelernt werden. Die Verbesserung der Mentalisierungsfähigkeit ist unabdingbar, um wieder soziale Beziehungen eingehen zu können und neue Erfahrungen durch diese zu machen. Dafür ist zuerst eine sichere Bindungsbeziehung zur Therapeutin notwendig, in der sich ein zunehmend offenes, vertrauensstiftendes und erregungsarmes Klima entwickeln kann.

Um diese Fähigkeit zu fördern, hilft die Therapeutin der Patientin, sowohl ihre eigenen mentalen Zustände als auch diejenigen anderer Personen – Gedanken, Motive, Überzeugungen und Absichten – besser zu erfassen (Bateman & Fonagy 2004). Dazu verfolgt die Therapeutin im Wesentlichen zwei Ziele:

- Zum einen hält die Therapeutin die Patientin an, *ihre eigenen emotionalen Zustände, Bedürfnisse und Motive* differenziert wahrzunehmen und Hypothesen über die emotionalen Zustände, Motive und Bedürfnisse ihrer *wichtigsten Interaktionspartner* zu bilden. Im nächsten Schritt fordert sie sie auf, die mit diesen emotionalen Zuständen verknüpften Befürchtungen und Annahmen reflektierend zu betrachten.
- Weiterhin leitet sie die Patientin an, Sachverhalte aus unterschiedlichen *Perspektiven* zu betrachten und die verschiedenen Perspektiven gegeneinander abzuwägen. Die Patienten sollen lernen, mit der Realität zu »spielen« (Fonagy 1995; Winnicott 1960/2006). Eine solchermaßen gestärkte Fähigkeit zur Perspektiveneinnahme kann auch dazu beitragen, die Neigung der Patientin zu vorschnellem Handeln auf der Basis eines unzureichend reflektierten Bedrohungserlebens zu verringern.

T: Können Sie verstehen, warum er sich so verhalten hat? Was könnten seine Motive gewesen sein?
T: Verstehen Sie, warum Sie selbst so und nicht anders gehandelt haben? Was haben Sie sich davon versprochen?
T: Wenn jemand anderes in dieser Situation wäre, was würden Sie dieser Person empfehlen?

Frau S., als Kind hart körperlich bestraft und emotional vernachlässigt, kam wegen eines tätlichen Übergriffs an ihrem Arbeitsplatz zur Therapie. Aufgrund fehlender Mentalisierung, konnte sie sich nicht vorstellen, dass ihr Verhalten eine schwere Provokation darstellte und sie sich damit in Gefahr brachte. Obwohl Frau S. sich glaubhaft als engagierte und qualifizierte Mitarbeiterin darstellte, konnte sie keinen Arbeitsplatz länger behalten. Erst im Laufe der Therapie konnte das fehlende Verständnis für sich und andere als Ursache deutlicher werden.

12.7 Bewusste und unbewusste Konflikte

Die Vielzahl der bewussten und unbewussten Konflikte von Patienten mit komplexer PTBS (Wurmser 2008) eröffnet ein weiteres breites therapeutisches Aufgabenfeld. *Neben intrapsychischen Konflikten* beanspruchen meist auch *interpersonelle Konfliktkonstellationen des Alltags* die therapeutische Aufmerksamkeit, wenn Verhaltensmuster wichtiger Interaktionspartner immer wieder durch Assoziationen an traumatische Erfahrungen heftige emotionale Reaktionen auslösen oder zu diversen Übertragungen (► Kap. 9) Anlass geben. Bei der Behandlungsplanung sollte Folgendes berücksichtigt werden:

- Es empfiehlt sich eine Priorisierung in der Weise, dass *bewusste vor unbewussten* und *interpersonelle vor intrapsychischen Konflikten* bearbeitet werden sollten. Mit bewussten Konflikten zu beginnen, ist deshalb sinnvoll, weil diese der therapeutischen Arbeit leichter zugänglich sind, während die Durcharbeitung unbewusster Konflikte in aller Regel zusätzliche Kontingente an Therapiesitzungen erforderlich macht.
- Die bevorzugte Bearbeitung *interpersoneller Konflikte* erklärt sich aus der Dringlichkeit, zumindest die wichtigsten zwischenmenschlichen Situationen, die als Quelle für die Auslösung traumatischer Affekte in Betracht kommen, zu entschärfen.
- Von den intrapsychischen Konflikten sind nicht selten bewusste oder unbewusste Konflikte um *Schuld und Scham* aufgrund der mit ihnen verknüpften widersprüchlichen Gefühle und Fantasien an der Aufrechterhaltung von Symptomen beteiligt. Dies gilt namentlich für Angst- und Paniksymptome (Busch & Milrod 2018).

12.8 Täteraspekte und Schuldgefühle

Die Auseinandersetzung mit realer Schuld kann wichtig werden, wenn Patienten erkennen, dass sie zur Abwehr unerträglicher Gefühle von Hilflosigkeit und Ohnmacht Handlungen vollzogen haben, mit denen sie sich schuldig gemacht haben. Dabei kommt es in hohem Maße darauf an, *irrationale Schuldgefühle* mit Herkunft aus der Introjektion der Täterbeziehung von solchen Schuldgefühlen zu unterscheiden, die auf *real vorgekommene Verfehlungen* zurückgehen (Hirsch 1997).

Therapeutisch ist dabei zum einen entscheidend, dass vor einer Auseinandersetzung mit realer Schuld die in der Regel dominierenden irrationalen Schuldgefühle hinreichend durchgearbeitet worden sind. Nur so lässt sich vermeiden, dass die zumeist immer noch, zumindest latent, vorhandene Überzeugung, ein abgrundtief schlechter Mensch zu sein, von therapeutischer Seite eine weitere Verstärkung erfährt. Aus diesem Grunde sollte die Auseinandersetzung mit realer Schuld nicht zu früh im Therapieverlauf erfolgen.

Zum zweiten ist bei der Beschäftigung mit realer Schuld immer auch der *Kontext* mit zu bedenken, in dem schuldhafte Verhaltensweisen aufgetreten sind. So kann ein misshandeltes Kind, das sein jüngeres Geschwisterkind gequält hat, derart unter Druck geraten sein, dass es nur auf diese Weise die übermächtigen Gefühle von Ohnmacht und Minderwertigkeit bewältigen und sich einen Rest von Handlungsfreiheit bewahren konnte. Dadurch erscheint das Ausmaß realer Schuld dann deutlich relativiert.

13 Die Beendigung der Therapie

13.1 Allgemeines

Wir vertreten dezidiert die Auffassung, dass Patienten mit einer komplexen posttraumatischen Belastungsstörung eine psychotherapeutische Langzeitbehandlung benötigen, die tendenziell ein Stundenkontingent umfassen sollte, das bisher nur für die analytische Psychotherapie gewährt wird. Die psychotherapeutische Versorgungsrealität ist jedoch noch immer eine andere. Für die große Mehrzahl psychodynamisch arbeitender Psychotherapeuten sind die Behandlungskontingente in der Regel nach 100 bis 120 Sitzungen erschöpft. Für sie kann es angesichts der umfangreichen Problembereiche der Patienten herausfordernd sein, die Therapie nach Ablauf dieses begrenzten Sitzungskontingents zu beenden.

Umso wichtiger ist es, dass die Therapeutin eine ermutigende und ressourcenorientierte Haltung bewahrt. Sie sollte die Beendigung der Therapie im Bewusstsein einleiten, dass durch das praktizierte Therapiekonzept die Fähigkeit der Patienten zur Mobilisierung eigener Ressourcen entscheidend gestärkt sein dürfte. Deshalb sollte sie die Patienten auffordern, zunächst Erfahrungen selbstständig, d. h. außerhalb des therapeutischen Rahmens zu sammeln, um herauszufinden, mit welchen Problemstellungen sie inzwischen zurechtkommen und bei welchen sie möglicherweise zu einem späteren Zeitpunkt noch einmal gezielt therapeutische Hilfe in Anspruch nehmen wollen.

13.2 Was wurde erreicht?

Am Ende der Therapie sollte die Patientin ein realistisches Bild von dem gewonnen haben, was sie in der Therapie erreichen konnte. Es ist wichtig, dass sie das Erreichte wertschätzen kann; andererseits kommt es auch auf einen angemessenen Umgang mit den Begrenzungen der Therapie an.

Mithilfe einer sitzungsverbindenden Reflexion oder Übung kann die Patientin die Erreichung der von ihr vor Beginn der Therapie formulierten Therapieziele einschätzen.

DURCHARBEITEN: SITZUNGSVERBINDENDE REFLEXION ODER ÜBUNG

13-1 Therapieziele: Zielerreichung

Diese Reflexionseinheit gibt der Patientin Gelegenheit anzugeben, inwieweit sie glaubt, die zu Beginn der Behandlung formulierten Therapieziele erreicht zu haben.

13.3 Abschied

Die zeitliche Begrenzung und der dezidiert antiregressive Charakter des Angebots machen es weniger wahrscheinlich, dass sich stärkere Übertragungsmuster aufgebaut haben, die noch aufgelöst werden müssten. Dennoch ist eine *therapeutische Bindung* entstanden, die besonders dann, wenn eine hilfreiche Allianz hergestellt werden konnte, in nachvollziehbaren Affekten der Trauer um den Abschied von der Therapeutin zum Ausdruck kommen kann. Nicht selten finden sich neben den Affekten der Traurigkeit auch Gefühle der Enttäuschung. Sind diesen nachvollziehbaren Gefühlen jedoch Affektanteile mit Ursprung in der beziehungstraumatischen Vergangenheit – insbesondere Gefühle von Ohnmacht und verzweifeltem Alleingelassensein – beigemischt, empfiehlt sich eine klärende Bearbeitung des Affektzustandes und eine Differenzierung seiner Vergangenheits- und Gegenwartsanteile (▶ Kap. 8.10).

Es ist nicht ungewöhnlich, dass sich die affektive Reaktion der Patientin auf den Abschied von der Therapeutin in *körperlicher oder auch psychischer Symptombildung* manifestiert. Die in der Regel vorübergehende symptomatische Verschlechterung zum Ende der Therapie kann die Therapeutin der Patientin beruhigend erklären.

13.4 Überprüfung der Beherrschung der wichtigsten therapeutischen Techniken

Die Therapeutin sollte sich davon überzeugen, dass die Patientin die vermittelten Techniken für ein Containment der überflutenden traumatischen Affektzustände sowie die ressourcenaktivierenden Techniken zur Unterstützung der Emotionsregulierung weiterhin beherrscht und praktiziert. Es könnten sich *neue Schwierigkeiten* bei der Durchführung eingestellt haben, die eine erfolgreiche Anwendung behindert haben, ohne dass die Patientin darüber in den Therapiesitzungen gesprochen hat: der »sichere Ort« könnte unsicher geworden sein; der »Container« könnte funktionslos geworden sein; oder ein ursprünglich hilfreiches positives Erinnerungsbild könnte seine stimmungsaufhellende Qualität verloren haben.

Meist lässt sich Abhilfe schaffen, indem die Schwierigkeiten in der Therapiesitzung thematisiert werden. Gemeinsam können *kreative Lösungen* gefunden werden, die letztlich wieder eine erfolgreiche Anwendung ermöglichen.

DURCHARBEITEN: SITZUNGSVERBINDENDE REFLEXION ODER ÜBUNG

13-2 Bericht über die praktizierten therapeutischen Techniken

Bei dieser Reflexionseinheit kann die Patientin angeben, in welchem Maße und mit welchem Erfolg sie die wichtigsten therapeutischen Techniken praktiziert hat.

13.5 Antizipation möglicher Problemsituationen

Die Patientin soll verstehen, dass es unrealistisch wäre anzunehmen, dass äußere Belastungen ausblieben oder anfallende Probleme leicht zu lösen wären. Weiterhin wird sie Triggersituationen ausgesetzt sein oder in schwierige Konfliktkonstellationen geraten. Sie wird jedoch über neue Möglichkeiten der Bewältigung verfügen.

Aus diesem Grunde regt die Therapeutin die Patientin an, *mögliche Problemsituationen des Alltags zu antizipieren* und zu überlegen, welche der erlernten therapeutischen Techniken sich eignen könnten, um sie zu bewältigen. Dies kann zumindest teilweise auch auf dem Weg des Durcharbeitens mithilfe einer sitzungsverbindenden Reflexion oder Übung geschehen.

DURCHARBEITEN: SITZUNGSVERBINDENDE REFLEXION ODER ÜBUNG

13-3 Antizipation möglicher Problemsituationen

Bei dieser Reflexionseinheit wird die Patientin gebeten, mögliche Problemsituationen des Alltags zu antizipieren und zu überlegen, welche der erlernten therapeutischen Techniken jeweils zu deren Bewältigung geeignet sein könnten.

13.6 Innere Repräsentanz der Therapeutin

Nicht wenigen Patienten hilft es, wenn sie eine *innere Repräsentanz der Therapeutin* errichten und sich in Problemsituationen vorstellen, was diese gesagt oder empfohlen hätte. Dabei kann es sich um beruhigende Worte oder um konkrete Handlungsempfehlungen handeln.

DURCHARBEITEN: SITZUNGSVERBINDENDE REFLEXION ODER ÜBUNG

13-4 »Innere Therapeutin« (»Innerer Therapeut«)

Bei dieser Übung wird die Patientin angeregt, mögliche Problemstellungen des Alltags aufzulisten und sich vorzustellen, was die Therapeutin an dieser Stelle sagen oder empfehlen würde.

Anmerkungen

1 Problematisch ist bei Autoren traditioneller psychoanalytischer Prägung in ihrer Auseinandersetzung mit den »neueren Traumatherapien« (zum Beispiel bei Quindeau 2019) nicht der – zutreffende – Hinweis auf die subjektive Verarbeitung und Sinngebung des Traumas, und auch nicht der Hinweis, dass sich die traumatisierende Übertragung in jeder Beziehung niederschlägt, sondern die Behauptung, Traumatisierungen könnten aus diesem Grunde nur in der Übertragung erfolgreich durchgearbeitet werden, wobei die Therapeutin zwangsläufig die ihr zugewiesene Täter-Übertragung annehmen müsse. Dieser Schlussfolgerung wird in dem hier vertretenen Konzept entschieden widersprochen (▸ Kap. 3.3).

2 International wurden in neuerer Zeit nur wenige Therapieansätze zur psychodynamischen Therapie der PTBS entwickelt. Erwähnt sei der Ansatz von Busch und Milrod (2018), der jedoch in seiner konfliktorientierten Konzeptualisierung andere Schwerpunkte setzt als die hier präsentierte, eher Ich-strukturell orientierte Konzeption.

3 Zu einem direkten Kontakt zwischen der Therapeutin und einem Kindanteil sollte es nach der in diesem Manual vertretenen Auffassung nur in Notfällen kommen. Ein solcher Notfall könnte beispielsweise bei einem dissoziativen Krampfanfall gegeben sein, der sich mit den üblichen Reorientierungsmaßnahmen (▸ Kap. 8.9) nicht unterbrechen lässt. Wenn der erwachsene Persönlichkeitsanteil unerreichbar ist und Hinweise vorhanden sind, dass in dem Krampfanfall eine traumatische Situation in Szene gesetzt wird, kann unter Umständen eine direkte beruhigende Ansprache des kindlichen Anteils zur Unterbrechung des Anfalls führen.

4 Allerdings finden sich neuerdings Hinweise, dass eine signifikante Reduktion der PTBS-Symptomatik bei komplex traumatisierten Patienten durch ein beziehungs- und ressourcenorientiertes Therapieangebot unter Einschluss der Stressabsorptionstechnik ohne weitere traumakonfrontative Interventionen möglich ist (Steinert et al. 2016).

5 Therapeuten, die EMDR-Kenntnisse haben, können die aktivierten Ressourcenbilder und Körpersensationen mit langsamer bilateraler Stimulation verstärken. 1 bis 3 Sets langsamer Augenbewegungen oder Tappings auf dem Handrücken der Patienten können bei gleichzeitiger Konzentration auf das Ressourcenbild den Effekt der Ressourcenaktivierung erheblich steigern. Auch Klopftechniken der Energetischen Psychologie eignen sich zur Verankerung der positiven Zustände (Bohne 2010).

6 Auch hier gilt, dass sich mithilfe der EMDR-Technik der bilateralen Stimulation und auch mithilfe von Klopftechniken der energetischen Psychologie das positive Erleben deutlich verstärken und verankern lässt.

Literatur

Abrams, J (1990) (Ed.). Reclaiming the Inner Child. Los Angeles: Jeremy P. Tardier, Inc.

Allen, JG (2001). Traumatic Relationships and Serious Mental Disorders. Chichester, UK: Wiley.

Amos, J, Furber, G, Segal, L (2011). Understanding maltreating mothers: A synthesis of relational trauma, attachment disorganization, structural dissociation of the personality, and experiential avoidance. J Trauma Dissociation, 12, 495–509.

Arbeitskreis OPD (2014). Operationalisierte Psychodynamische Diagnostik. Das Manual für Diagnostik und Therapieplanung. 3. Auflage Bern: Huber.

Argelander, H (2014): Das Erstinterview in der Psychotherapie. 10. Auflage Darmstadt: Wissenschaftliche Buchgesellschaft wbg Academic.

Balint, M (1956). Primary Love and Psycho-Analytic Technique. London: The Hogarth Press.

Balint, M (1968). Therapeutische Aspekte der Regression. 3. Auflage. Stuttgart: Klett-Cotta 2002.

Balint, M (1969). Trauma and Object Relationship. Int J Psychoanal, 50, 429–435.

Bateman, A, Fonagy, P (2004). Psychotherapy for Borderline Personality Disorder: Mentalization-based Treatment. New York: Oxford.

Bellak, L, Hurvich, M, Gediman, H (1973). Ego Functions in Schizophrenics, Neurotics and Normals. New York: John Wiley and Sons.

Benjamin, J (1988). Die Fesseln der Liebe. Basel/Frankfurt a. M.: Stroemfeld/Roter Stern.

Bernstein, D, Fink, L (1998). Childhood Trauma Questionnaire (CTQ): A Retrospective Self-Report Questionnaire and Manual. San Antonio, TX: The Psychological Corporation.

Bernstein, EM, Putman, FW (1986). Development, reliability, and validity of a dissociation scale. J Nerv Ment Dis, 174, 727–735.

Bion, WR (1962). Learning from Experience. London: Heinemann.

Blank, A (1985). The unconscious flashback to the war in Viet Nam veterans: Clinical mystery, legal defense, and community problem. In: Sonnenberg, S, Blank, A, Talbott, J (Eds.). The Trauma of War: Stress and Recovery in Viet Nam Veterans. Washington, DC: The American Psychiatric Press, Inc; 293–308.

Blanck, G, Blanck, R (1980). Angewandte Ich-Psychologie. 2. Auflage. Stuttgart: Klett-Cotta.

Bockers, E, Roepke, S, Michael, L, Renneberg, B, Knaevelsrud, C (2014). Risk recognition, attachment anxiety, self-efficacy, and state dissociation predict revictimization. PLoS ONE 9(9), e108206. doi: 10.1371/journal.pone.0108206.

Bohleber, W (2000). Die Entwicklung der Traumatheorie in der Psychoanalyse. Psyche, 54, 797–839.

Bohleber, W (2020). Psychotraumatologie – Psychodynamische Psychotherapie – Psychoanalyse. Ein nicht immer leichtes Verhältnis. PdP – Psychodyn Psychother, 19, 51–72

Bohne, M (2010). Klopfen mit PEP. Heidelberg: Carl Auer.

Bokanowski, T (2005). Variations on the concept of traumatism: Traumatism, traumatic, trauma. Int J Psychoanalysis, 86, 251–265.

Boon, S, Steele, K, van der Hart, O (2013). Traumabedingte Dissoziation bewältigen. Ein Skills-Training für Klienten und ihre Therapeuten. Paderborn: Junfermann.

Boon, S, Mattheß, H (2019). Interview für Dissoziative Störungen und traumabezogene Symptome (IDSTS, heute TADS-I). https://www.bistum-muenster.de/fileadmin/user_upload/Website/Downloads/Rat-Hilfe/Sekten-und-Weltanschauungsfragen/2019-05-18-TADS-I-Manual-deutsch-2.pdf

Bordin, E (1979). The generalizability of the psychoanalytic concept of the working alliance. Psychotherapy, 16, 252–260.

Botella, C, Botella, S (2005). The Work of Psychic Figurability. Mental States Without Representation. Hove, New York: Brunner-Routledge.
Bradley, R, Greene, J, Russ, E, Dutra, L, Westen, D (2005). A multidimensional meta-analysis of psychotherapy for PTSD. Am J Psychiatry, 162, 214–227.
Brewin, C (2005). Encoding and retrieval of traumatic memories. In: Vasterling, JJ, Brewin, C (Hrsg.). Neuropsychology of PTSD: Biological, Cognitive and Clinical perspectives. New York: Guilford Press; 113–157.
Bromberg, PM (2001). Standing in the Spaces: Essays on Clinical Process Trauma and Dissociation. London: Analytic Press.
Buchheim, A, Erk, S, George, C, Kächele, H, Kircher, T, Martius, P, Pokorny, D, Ruchsow, M, Spitzer, M, Walter, H (2008). Neural correlates of attachment trauma in borderline personality disorder: a functional magnetic resonance imaging study. Psychiatry Res Neuroimaging, 163, 223–235.
Busch, FN, Milrod, BL (2018). Trauma focused psychodynamic psychotherapy. Psychiatr Clinics North America, 41(2), 277–287.
Clarkin, JF, Yeomans, FE, Kernberg, OF (2008). Psychotherapie der Borderline-Persönlichkeit. Manual zur psychodynamischen Therapie. Mit einem Anhang zur Praxis der TFP im deutschsprachigen Raum. 2. Auflage. Stuttgart: Schattauer.
Cloitre, M (2009). Effective psychotherapies for posttraumatic stress disorder: A Review and Critique. CNS Spectr, 14(Suppl 1), 32–43.
Cloitre, M, Garvert, DW, Weiss, B, Carlson, EB, Bryant, RA (2014). Distinguishing PTSD, Complex PTSD, and Borderline Personality Disorder: A latent class analysis. Eur J Psychotraumatology 5: 25097
Cloitre, M, Shevlin, M, Brewin, CR, Bisson, JI, Roberts, NP, Maercker, A, Karatzias, T, Hyland, P (2018). The International Trauma Questionnaire: development of a self-report measure of ICD-11 PTSD and complex PTSD. Acta Psychiatr Scand, 138, 536–546. https://www.traumameasuresglobal.com/itq
Coates, SW (2018). Können Babies Traumata im Gedächtnis behalten? Symbolische Formen der Repräsentation bei frühkindlicher Traumatisierung. Psyche – Z Psychoanal, 72, 993–1021.
Courtois, CA (1999). Recollections of Sexual Abuse: Treatment Principles and Guidelines. New York: Norton.
Dalenberg, CJ (2000). Countertransference and the Treatment of Trauma. Washington, DC: American Psychological Association.
Davies, J, Frawley, M (1994). Treating the Adult Survivor of Childhood Sexual Abuse: A Psychoanalytic Perspective. New York: Basic Books.
Dieckmann, M, Dahm, A, Neher, M (2018). Faber/Haarstrick. Kommentar Psychotherapie-Richtlinien. 11. Auflage. München: Urban & Fischer.
Dudai, Y, Eisenberg, M (2004). Rites of passage of the engram: Reconsolidation and the lingering consolidation hypothesis. Neuron, 44, 93–100.
Egle, UT, Jorasky, P, Lampe, A, Seiffge-Krenke, I, Cierpka, M (Hrsg.) (2015). Sexueller Missbrauch, Misshandlung, Vernachlässigung. Erkennung, Therapie und Prävention der Folgen früher Stresserfahrungen. 4. Auflage. Stuttgart: Schattauer.
Ehlers, A, Steil, R, Winter, H, Foa, EB (1996). Deutsche Übersetzung der Posttraumatic Diagnostic Scale (PDS). Oxford: University, Warneford Hospital.
Ehlert, M, Lorke, B (1988). Zur Psychodynamik der traumatischen Reaktion. Psyche, 42, 502–532.
Ehlert-Balzer, M (1996). Das Trauma als Objektbeziehung. Forum Psychoanal, 12, 291–314.
Eichfeld, C, Farell, D, Mattheß, M, Bumke, P, Sodemann, U, Ean, N, Phoeun, B, Direzkia, Y, Firmansyah, F, Sumampouw, NEJ, Mattheß, H (2019). Trauma Stabilisation as a Sole Treatment Intervention for Post-Traumatic Stress Disorder in Southeast Asia. Psychiatr Q 90, 63–88.
Fairbairn, WR (1952). Psychoanalytic Studies of the Personality. London: Routledge & Kegan.

Federn, P (1958). Ichpsychologie und die Psychosen. Frankfurt a. M.: Suhrkamp.
Ferenczi, S (1933). Sprachverwirrung zwischen den Erwachsenen und dem Kind. In: Schriften zur Psychoanalyse, Bd. II. Frankfurt a. M.: S. Fischer 1972.
Ferenczi, S (2013). Das klinische Tagebuch. Gießen: Psychosozial.
Fine, CG (1991). Treatment stabilization and crisis prevention: Pacing the therapy of the multiple personality disorder patient. Psychiat Clin, 14, 661–675.
Fine, C, Berkowitz, A (2001). The wreathing protocol: The imbrication of hypnosis and EMDR in the treatment of dissociative identity disorder and other dissociative responses. Am J Clin Hypn, 43, 275–290.
Flückiger, C, Frischknecht, E, Wüsten, G, Lutz, W (2008). Ressourcenpriming. Veränderung der Aufmerksamkeitsfokussierung bei Novizen und erfahrenen Therapeuten zu Therapiebeginn. Z Psychiat Psychol Psychother, 56, 61–68.
Flückiger, C, Caspar, F, Grosse Holtforth, M, Willutzki, U (2009). Working with patients' strengths: A microprocess approach. Psychotherapy Res, 19, 213–223.
Fonagy, P (1995). Playing with reality: The development of psychic reality and its malfunction in borderline personalities. Int J Psycho-Analysis, 76, 39–44.
Fonagy, P (2008). Psychoanalyse und Bindungstrauma unter neurobiologischen Aspekten. In: Leuzinger-Bohleber, M, Roth, G, Buchheim, A (Hrsg.). Psychoanalyse, Neurobiologie, Trauma. Stuttgart: Schattauer; 132–148.
Fonagy, P, Gergely, G, Jurist, EL, Target, M (2011). Affektregulierung, Mentalisierung und die Entwicklung des Selbst. 4. Auflage. Stuttgart: Klett-Cotta.
Ford, DJ, Kidd, P (1998). Early childhood trauma and disorders of extreme stress as predictors of treatment outcome with chronic posttraumatic stress disorder. J Trauma Stress, 11, 743–761.
Freud, A (1936). Das Ich und die Abwehrmechanismen. Frankfurt a. M.: S. Fischer 2012.
Freud, S (1914). Erinnern, Wiederholen und Durcharbeiten. Weitere Ratschläge zur Technik der Psychoanalyse. GW X, 126–136.
Freud, S (1918). Aus der Geschichte einer infantilen Neurose. GW XII. Frankfurt a. M.: Fischer.
Freud, S (1920). Jenseits des Lustprinzips. In: Ders.: Studienausgabe Bd. 3: Psychologie des Unbewußten. Frankfurt: Fischer 2000.
Freud, S, Breuer, J (1895). Studien über Hysterie. Gesammelte Werke, Bd. I. Frankfurt a. M.: S. Fischer; 75–312.
Freyberger, HJ, Spitzer, C, Stieglitz, RD (1999). Fragebogen zu dissoziativen Symptomen (FDS). Bern: Huber.
Freyd, JJ (1996). Betrayal Trauma. The Logic of Forgetting Childhood Abuse. Cambridge, Massachusetts: Harvard University Press.
Gabbard, GO (1995). Countertransference: the emerging common ground. Int J Psychoanal, 76, 475–485.
Gabbard, GO (2000). Psychodynamic Psychiatry in Clinical Practice. 3rd edition. Washington, DC: American Psychiatric Press.
Gabbard, GO (2004). Long-term Psychodynamic Psychotherapy: A Basic Text. Washington, DC: American Psychiatric Publishing.
Gaensbauer, T (2014). Frühes Trauma und seine Repräsentation über die Lebensspanne vom frühkindlichen Stadium bis zum Beginn des Erwachsenenalters. Eine Falldarstellung. Psyche – Z Psychoanal, 68, 997–1029.
Gassmann, D, Grawe, K (2006). General change mechanisms. The relation between problem activation and resource activation in successful and unsuccessful therapeutic interactions. J Clin Psychology Psychother, 13, 1–11.
Gast, U, Oswald, T, Zündorf, B, Hofmann, A (2000). Strukturiertes Klinisches Interview für Dissoziative Störungen (SKID-D). Bern: Huber.
Gast, U, Rodewald, F, Kersting, A, Emrich, HM (2001). Diagnostik und Therapie Dissoziativer (Identitäts-)Störungen. Psychotherapeut, 46, 289–300.

Gast, U, Rodewald, R (2004). Das Strukturierte Klinische Interview für DSM-IV – Dissoziative Störungen (SKID-D). In: Eckhardt-Henn, A, Hoffmann, SO (Hrsg.). Diagnostik und Behandlung Dissoziativer Störungen. Stuttgart: Schattauer; 321–324.

Gast, U, Wabnitz, P (2017). Dissoziative Störungen erkennen und behandeln. Lindauer Beiträge zur Psychotherapie und Psychosomatik. 2. Auflage Stuttgart: Kohlhammer.

GBA (Gemeinsamer Bundesausschuss) (2014). Psychotherapie-Richtlinie: EMDR bei Erwachsenen mit Posttraumatischen Belastungsstörungen und Umstrukturierung der Anlage 1. Beschlussdatum: 16. 10. 2014. Inkrafttreten: 03. 01. 2015. Beschluss veröffentlicht: BAnz AT 02. 01. 2015 B2. https://www.g-ba.de/informationen/beschluesse/2085/ (Zugriffsdatum: 21. 03. 2020)

Gleiser, KA (2003). Psychoanalytic perspectives on traumatic repetition. J Trauma Dissociation, 4, 27–48.

Glover, E (1932). A psycho-analytical approach to the classification of mental disorders. J Mental Sci, 78, 819–842.

Grabska, K (2020). Trauma und Transformation. Zur traumatischen Verfassung des Ichs. In: Baumann, J, Grabska, K, Wolber, G (Hrsg.). Wenn Zeit nicht alle Wunden heilt. Trauma und Transformation. Stuttgart: Klett-Cotta; 21–46.

Grawe, K (1998). Psychologische Therapie. Göttingen, Bern, Toronto, Seattle: Hogrefe.

Grawe, K (2004). Neuropsychotherapie. Göttingen, Bern, Toronto, Seattle: Hogrefe.

Greenberg, J, Mitchell, SA (1983). Object Relations in Psychoanalytic Theory. Cambridge.

Greenson, RR (1981). Technik und Praxis der Psychoanalyse, Bd. 1. Stuttgart: Klett-Cotta.

Gumz, A, Hörz-Sagstetter, S (2017) (Hrsg.). Psychodynamische Therapie in der Praxis. Weinheim: Beltz.

Hartmann, H (1939). Ego Psychology and the Problem of Adaptation. New York: International Universities Press 1958.

Häuser, W, Schmutzer, G, Brähler, E, Glaesmer, H (2011). Misshandlungen in Kindheit und Jugend. Ergebnisse einer Umfrage in einer repräsentativen Stichprobe der deutschen Bevölkerung. Dtsch Arztebl Int, 108, 287–294.

Heigl-Evers, A, Heigl, F (1983). Das interaktionelle Prinzip in der Einzel- und Gruppenpsychotherapie. Z Psychosom Med Psychoanal, 29, 1–14.

Herman, JL (1992). Complex PSTD: a syndrome of survivors of prolonged and repeated trauma. J Trauma Stress, 5, 377–391.

Hirsch, M (1994). Aggression und Autoaggression in der transgenerationalen Inzest-Dynamik. In: Wiese, J (Hrsg.). Aggression am Ende des Jahrhunderts. Psychoanal Blätter, Bd. 1. Göttingen, Zürich: Vandenhoeck & Ruprecht.

Hirsch, M (1995). Fremdkörper im Selbst – Introjektion von Verlust und traumatischer Gewalt. Jahrbuch Psychoanal 1995, 35, 123–151.

Hirsch, M (1996). Wege vom realen Trauma zur Autoaggression. Forum Psychoanalyse, 12, 31–44.

Hirsch, M (1997): Schuld und Schuldgefühl – Zur Psychoanalyse von Trauma und Introjekt. Göttingen: Vandenhoeck & Ruprecht.

Hoffmann, N, Hofmann, B (2008). Selbstfürsorge für Therapeuten und Berater. Weinheim: Beltz PVU.

Hofmann, A (2014). EMDR – Therapie psychotraumatischer Belastungssyndrome. 5. Auflage. Stuttgart: Thieme.

Hofmann, A, Fischer, G, Koehn, F (1999). Traumatic Antecedents Questionnaire (TAQ). Köln: Deutsches Institut für Psychotraumatologie.

Hopper, JW, Frewen, PA, van der Kolk, BA, Lanius, RA (2007). Neural correlates of reexperiencing, avoidance, and dissociation in PTSD: symptom dimensions and emotion dysregulation in responses to script-driven trauma imagery. J Trauma Stress, 20, 713–725.

Horowitz, MJ (1997). Stress Response Syndromes. 3rd edition. Northvale, NJ: Aronson.

Howell, EF (2005). The Dissociative Mind. London: Analytic Press.
Huber, M (2011). Viele sein – ein Handbuch. Komplextrauma und dissoziative Identität – verstehen, verändern, behandeln. Paderborn: Junfermann.
Janet, P (1889). L'automatisme psychologique. Paris: Alcan.
Jungclaussen, I (2018). Die Psychodynamik bei Traumafolgestörungen in den psychoanalytisch begründeten Psychotherapieverfahren – eine heuristische Systematik. Z Psychotraumatol, 16, 90–102.
Kernberg, OF (2010). Objektbeziehungen und Praxis der Psychoanalyse. 7. Auflage. Stuttgart: Klett-Cotta.
Kessler, RC, Sonnega, A, Bromet, E, Hughes, M, Nelson, CB (1995). Posttraumatic stress disorder in the National Comorbidity Survey. Arch Gen Psychiatry, 52, 1048–1060.
Klinitzke, G, Romppel, M, Häuser, W, Brähler, E, Glaesmer, H (2012). Die deutsche Version des Childhood Trauma Questionnaire (CTQ) – psychometrische Eigenschaften in einer bevölkerungsrepräsentativen Stichprobe. Psychother Psych Med 2012, 62(2), 47–51.
Kluft, RP (1991). Clinical presentations of multiple personality disorder. Psychiatr Clin North Am, 14, 605–629.
Kluft, RP (2014). Pacing in der Traumatherapie: Verarbeitung der traumatischen Erinnerungen bei dissoziativen Störungen mit der Technik der Fraktionierten Abreaktion. Lichtenau: G. P. Probst.
Kohut, H (1979). Die Heilung des Selbst. Frankfurt a. M.: Suhrkamp.
Korn, D, Leeds, A (2002). Preliminary evidence of efficacy for EMDR resource development and installation in the stabilization phase of treatment of complex posttraumatic stress disorder. J Clin Psychol, 58, 1465–1487.
Krüger-Gottschalk, A, Knaevelsrud, C, Rau, H, Dyer, A, Schäfer, I, Schellong, J, Ehring, T (2017). The German version of the Posttraumatic Stress Disorder Checklist for DSM-5 (PCL-5): psychometric properties and diagnostic utility, BMC Psychiatry, 17, 379.
Krupnick, JL (2002). Brief psychodynamic theory and PTSD. J Clin Psychology, 58(8), 919–932.
Kruse, J, Joksimovic, L, Cavka, M, Wöller, W, Schmitz, N (2009). Effects of trauma-focused psychotherapy upon war refugees. J Traumatic Stress, 22, 585–592.
Krystal, H (1978). Trauma and affects. Psychoanal Study Child, 33, 81–116.
Küchenhoff, J (1998). Trauma, Konflikt, Repräsentation. Trauma und Konflikt – ein Gegensatz? In: Schlösser, AM, Höhfeld, K (Hrsg). Trauma und Konflikt. Gießen: Psychosozial.
Küchenhoff, J (2020). Trauma der Sprache, Sprache des Traumas. Repräsentationstheoretische Gedanken zu Trauma und Traumatherapie. In: Baumann, J, Grabska, K, Wolber, G (Hrsg.). Wenn Zeit nicht alle Wunden heilt. Trauma und Transformation. Stuttgart: Klett-Cotta; 62–78.
Lampe, A, Mitmansgruber, H, Gast, U, Schüssler, G, Reddemann, L (2008). Therapieevaluation der Psychodynamisch Imaginativen Traumatherapie (PITT) im stationären Setting. Neuropsychiatrie, 22(3), 189–197.
Lanius, RA, Brand, B, Vermetten, E, Frewen, PA, Spiegel, D (2012). The dissociative subtype of posttraumatic stress disorder: Rationale, clinical and neurobiological evidence, and implications. Depression Anxiety, 29, 701–708.
Lansky, MR (1995). Posttraumatic Nightmares. Psychodynamic Explorations. Hillsdale: Analytic Press.
Leichsenring, F (2001). Comparative effects of short-term psychodynamic psychotherapy and cognitive-behavioral therapy in depression: A meta-analytic approach. Clin Psychology Review, 21, 401–419.
Leichsenring, F (2009). Applications of psychodynamic psychotherapy to specific disorders. Efficacy and indications. In: Gabbard, G (Ed.). The American Psychiatric Publishing Textbook of Psychotherapeutic Treatments in Psychiatry. Arlington, VA: American Psychiatric Publishing; 97–132.

Leichsenring, F, Rabung, S, Leibing, E (2004). The efficacy of short-term psychodynamic psychotherapy in specific psychiatric disorders: A meta-analysis. Arch Gen Psychiatry, 61, 1208–1216.

Leichsenring, F, Rabung, S (2008). Effectiveness of long-term psychodynamic psychotherapy: A meta-analysis. J Am Med Association, 300, 1551–1565.

Leichsenring, F, Masuhr, O, Jaeger, U, Dally, A, Streeck, U (2010). The effectiveness of psychoanalytic-interactional psychotherapy (PIP) in borderline personality disorder. Bull Menninger Clinic, 74, 206–218.

Leichsenring, F, Steinert, C (2018). Wie wirksam ist das Verfahren? Empirische Forschung zur Wirksamkeit der psychodynamischen Therapie. In: Wöller, W, Kruse, J (Hrsg.). Tiefenpsychologisch fundierte Psychotherapie. Stuttgart: Schattauer; 32–44.

Levine, P (1998). Traumaheilung. Das Erwachen des Tigers. Unsere Fähigkeit, traumatische Erfahrungen zu transformieren. Essen: Synthesis.

Lindy, JD (1993). Focal psychoanalytic psychotherapy of posttraumatic stress disorder. In: Wilson, JP, Raphael, B (Eds.). International Handbook of Traumatic Stress Syndromes. New York: Plenum; 803–809.

Luborsky, L (1999). Einführung in die analytische Psychotherapie. 3. Auflage. Berlin, Heidelberg, New York: Springer.

Luborsky, L, Crits-Cristoph, P, Mintz, J, Auerbach, A (1988). Who Will Benefit from Psychotherapy? Predicting Therapeutic Outcomes. New York: Basic Books.

Lyons-Ruth, K, Dutra, L, Schuder, M, Bianchi, I (2006). From infant attachment disorganization to adult dissociation: Relational adaptations or traumatic experiences? Psychiat Clin North America, 29, 63–86.

Maercker, A, Schützwohl, M (1998). Erfassung von psychischen Belastungsfolgen: Die Impact of Event Skala - revidierte Version (IES–R). Diagnostica, 44, 130–141.

Maercker, A, Bromberger, F (2005). Checklisten und Fragebögen zur Erfassung traumatischer Ereignisse in deutscher Sprache. Trierer Psychologische Berichte, 32(2). Abrufbar unter: https://www.uni-trier.de/fileadmin/fb1/PSY/tripsyberichte/2005_32_2.pdf

Maercker, A, Brewin, CR, Bryant, RA, Cloitre, M, Reed, GM, van Ommeren, M, Humayun, A, Jones, LM, Kagee, A, Llosa, AE, Rousseau, C, Somasundaram, DJ, Souza, R, Suzuki, Y, Weissbecker, I, Wessely, SC, First, MB, Saxena, S (2013). Proposals for mental disorders specifically associated with stress in the International Classification of Diseases-11. Lancet, 38, 1683–1685.

Marci, CD, Ham, J, Moran, E, Orr, SP (2007). Physiologic correlates of perceived therapist empathy and social-emotional process during psychotherapy. J Nerv Ment Dis, 195(2), 103–111.

Mattheß, C, Farrell, D, Mattheß, M, Bumke, P, Sodemann, U, Mattheß, M (2019). The therapeutic value of trauma stabilisation of post-traumatic stress disorder - A Southeast Asian Study. Asian J Psychiatry, 41, 45–49

Mattheß, H, Nijenhuis, E (2013). Wie behandeln wir Patienten mit schwerer struktureller Dissoziation der Persönlichkeit? In: Wöller, W (Hrsg.). Trauma und Persönlichkeitsstörungen. Ressourcenbasierte Psychodynamische Therapie (RPT) traumabedingter Persönlichkeitsstörungen. 2. Auflage. Stuttgart: Schattauer; 570–593.

Mattheß, H, Sack, M (2010). Bewährte und nützliche Strategien in der Behandlung von Patienten mit komplexen dissoziativen Störungen. Persönlichkeitsstörungen, 14, 104–116.

Mattheß, H, Schüepp, R (2013). Dissoziative Störungen. In: Sack, M, Sachsse, U, Schellong, J (Hrsg.). Komplexe Traumafolgestörungen. Stuttgart: Schattauer; 421–436.

Meares, R (2012). A Dissociation Model of Borderline Personality Disorder. New York, London: Norton.

Meltzer, D (2005). Das Claustrum. Eine Untersuchung klaustrophobischer Erscheinungen. Frankfurt: Brandes & Apsel.

Müller-Engelmann, M, Schnyder, U, Dittmann, C, Priebe, K, Bohus, M, Thome, J, Fydrich, T, Pfaltz, MC, Steil, R (2018). Psychometric Properties and Factor Structure of the German Version of the Clinician-Administered PTSD Scale for DSM-5. Assessment. 2018 May 1. doi: 1073191118774840 [Epub ahead of print]

Nijenhuis, ERS (2018). Die Trauma-Trinität. Ignoranz-Fragilität-Kontrolle. Enaktive Traumatherapie. Göttingen: Vandenhoeck & Rupprecht.

Nijenhuis, ERS, van der Hart, O (2011). Dissociation in trauma: A new definition and comparison with previous formulations. J Trauma Dissociation, 12, 416–445.

Norcross, JC, Lambert, MJ (2011). Psychotherapy relationships that work II. Psychotherapy, 48, 4–8.

Ogden, TH (1977). Projective identification and psychotherapeutic technique. Lanham, MD: Aronson.

Oliner, MM (1996). Äußere Realität. Die schwer faßbare Dimension der Psychoanalyse. Jahrb Psychoanal, 37, 9–43.

Ponniah, K, Hollon, SD (2009). Empirically supported psychological treatments for adult acute stress disorder and posttraumatic stress disorder: A review. Depression and Anxiety, 26, 1086–1109.

Porder, MS (1987). Projective identification: an alternative hypothesis. Psychoanal Q, 56, 431–451.

Premack, D, Woodruff, G (1978). Does the chimpanzee have a theory of mind? Behav Brain Sci, 1, 243–259.

Price, DA (1996). Inner child work: what is really happening? Dissociation, 9(1), 68–73.

Putnam, FW (1989). Diagnosis and Treatment of Multiple Personality Disorder. New York: Guilford Press.

Quindeau, I (2019). Die Inflation des Traumabegriffs. PID – Psychotherapie im Dialog, 20, 26–31.

Ramseyer, F, Tschacher, W (2011). Nonverbal synchrony in psychotherapy: Coordinated body movement reflects relationship quality and outcome. J Consult Clin Psychology, 79, 284–295.

Rangell, L (1986). The metapsychology of psychic trauma. In: Rothstein, A (Ed.). The Reconstruction of Trauma: Its Significance in Clinical Work. Madison, Conn.: International Universities Press; 51–84.

Reddemann, L (2003). Einige Überlegungen zu Psychohygiene und Burnout-Prophylaxe von TraumatherapeutInnen. Erfahrungen und Hypothesen. Z Psychotraumatol Psychotherapiewiss Psychol Med (ZPPM), 1, 79–85. Abrufbar unter: http://www.luise-reddemann.info/pages/A_07_Reddemann.pdf

Reddemann, L (2017). Psychodynamisch imaginative Traumatherapie. PITT – Das Manual. 9. Auflage. Stuttgart: Klett-Cotta.

Reddemann, L (2019). Imagination als heilsame Kraft. Ressourcen und Mitgefühl in der Behandlung von Traumafolgen. 19. Auflage. Stuttgart: Klett-Cotta.

Reddemann, L, Sachsse, U (2000). Traumazentrierte Psychotherapie der chronifizierten, komplexen Posttraumatischen Belastungsstörung vom Phänotyp der Borderline-Persönlichkeitsstörung. In: Kernberg, OF, Dulz, B, Sachsse, U (Hrsg.). Handbuch der Borderline-Störungen. Stuttgart: Schattauer; 555–571.

Reddemann, L, Gast, U, Hofmann, A (2011). Psychotherapie der dissoziativen Störungen. Krankheitsmodelle und Therapiepraxis – störungsspezifisch und schulenübergreifend. 3. Auflage. Stuttgart: Thieme.

Reddemann, L, Wöller, W (2017). Komplexe posttraumatische Belastungsstörung. Göttingen: Hogrefe.

Reed, GM, Sharan, P, Rebello, TJ, Keeley, JW, Elena Medina-Mora, M, Gureje, O, Luis Ayuso-Mateos, J, Kanba, S, Khoury, B, Kogan, CS, Krasnov, VN, Maj, M, de Jesus Mari, J, Stein, DJ, Zhao, M, Akiyama, T, Andrews, HF, Asevedo, E, Cheour, M, Domínguez-Martínez, T, El-Khoury, J, Fiorillo, A, Grenier, J, Gupta, N, Kola, L, Kulygina, M, Leal-Leturia, I, Luciano, M, Lusu, B, Nicolas, J, Martínez-López, I, Matsumoto, C, Umukoro Onofa, L, Paterniti, S,

Purnima, S, Robles, R, Sahu, MK, Sibeko, G, Zhong, N, First, MB, Gaebel, W, Lovell, AM, Maruta, T, Roberts, MC, Pike, KM (2018). The ICD-11 developmental field study of reliability of diagnoses of high-burden mental disorders: results among adult patients in mental health settings of 13 countries. World Psychiatry, 17(2), 174–186.

Riedl, D, Exenberger, S, Daniels, JK, Böttcher, B, Beck, T, Dejaco, D, Lampe, A (2019). Domestic violence victims in a hospital setting: prevalence, health impact and patients' preferences – results from a cross-sectional study. Eur J Psychotraumatology ,10, 1654063.

Rudolf, R (2013). Strukturbezogene Psychotherapie. 3. Auflage. Stuttgart: Schattauer.

Sachsse, U (2004). Traumazentrierte Psychotherapie. Stuttgart: Schattauer.

Sachsse, U, Vogel, C, Leichsenring, F (2006). Results of psychodynamically oriented trauma-focused inpatient treatment for women with complex posttraumatic stress disorder (PTSD) and borderline personality disorder (BPD). Bull Menninger Clinic, 70, 125–144.

Sack, M (2004). Diagnostische und klinische Aspekte der komplexen posttraumatischen Belastungsstörung. Nervenarzt, 75, 451–459.

Sack, M (2019). Individualisierte Psychotherapie. Stuttgart: Schattauer.

Sack, M, Sachsse, U, Overkamp, B, Dulz, B (2013a). Traumafolgestörungen bei Patienten mit Borderline-Persönlichkeitsstörung: Ergebnisse einer Multicenterstudie. Nervenarzt, 84, 608–614.

Sack, M, Sachsse, U, Schellong, J (2013b) (Hrsg.). Komplexe Traumafolgestörungen. Stuttgart: Schattauer.

Safran, JD, Muran, JC (2000). Negotiating the Therapeutic Alliance. A Relational Treatment Guide. New York: Guilford.

Sandler, J (1960). Sicherheitsgefühl und Wahrnehmungsvorgang. Psyche, 15, 124–131.

Schellong, J, Epple, F, Weidner, K (2018) (Hrsg.). Praxisbuch Psychotraumatologie. Stuttgart: Thieme.

Schellong, J, Schützwohl, M, Lorenz, P, Trautmann, S (2019). Diagnostik und Differentialdiagnostik. In: Maerker, A. (Hrsg). Traumafolgestörungen. Stuttgart: Springer.

Schore, AN (2005). Attachment, affect regulation, and the developing right brain: Linking developmental neuroscience to pediatrics. Pediatr Rev, 26, 204–211.

Schore, AN (2007). Affektregulation und die Reorganisation des Selbst. 2. Auflage. Stuttgart: Klett-Cotta.

Schottenbauer, MA, Arnkoff, DB, Glass, CR, Gray, SH (2006). Psychotherapy for posttraumatic stress disorder in the community: Reported prototypical treatments. Clin Psychology Psychotherapy, 13, 108–122.

Schottenbauer, MA, Glass, CR, Arnkoff, DB, Hafter Gray, S (2008). Contributions of Psychodynamic Approaches to Treatment of PTSD and Trauma: A Review of the Empirical Literature and Psychopathology Literature. Psychiatry, 71(1), 13–34.

Schwartz, RC (2008). Systemische Therapie mit der inneren Familie. 5. Auflage. Stuttgart: Klett-Cotta.

Segal, H (1957). Notes on symbol formation. Int J Psychoanal, 38, 391–397.

Shapiro, F (2012). EMDR – Grundlagen und Praxis. Handbuch zur Behandlung traumatisierter Menschen. 3. Auflage. Paderborn: Junfermann.

Shedler, J (2010). The efficacy of psychodynamic psychotherapy. Am Psychologist, 65, 98–109.

Siegel, DJ (1999). The Developing Mind: Toward a Neurobiology of Interpersonal Experience. New York: Guilford.

Sierra, M, Berrios, GE (2000). The Cambridge Depersonalisation Scale: a new instrument for the measurement of depersonalisation. Psychiatry Res, 93, 153–164.

Solomon, Z, Ginzburg, K, Mikulincer, M, Neria, Y, Ohry, A (1998). Coping with war captivity: The role of attachment style. Eur J Personality, 12, 271–285.

Stein, DJ, Koenen, KC, Friedman, MJ, Hill, E, McLaughlin, KA, Petukhova, M, Ruscio, AM, Shahly, V, Spiegel, D, Borges, G, Bunting, B, Caldas-de-Almeida, JM, de Girolamo, G, Demyttenaere, K, Florescu, S, Haro, JM, Karam, EG, Kovess-Masfety, V, Lee, S, Matschinger, H, Mladenova, M, Posada-Villa, J, Tachimori, H, Viana, MC, Kessler, RC (2013). Dissociation in posttraumatic stress disorder: Evidence from the World Mental Health Surveys. Biol Psychiatry, 73, 302–312.

Steinberg, M (1994). Structured clinical interview for DSM-IV dissociative disorders-revised (SCID-D). Washington, DC: American Psychiatric Press.

Steiner, J (2013). Orte des seelischen Rückzugs. Pathologische Organisationen bei psychotischen, neurotischen und Borderline-Patienten. 4. Auflage. Stuttgart: Klett-Cotta.

Steinert, C, Bumke, PJ, Hollekamp, RL, Larisch, A, Leichsenring, F, Mattheß, H, Sek, S, Sodemann, U, Stingl, M, Ret, T, Vojtová, H, Wöller, W, Kruse, J (2016). Treating post-traumatic stress disorder by resource activation in Cambodia. World Psychiatry, 15, 183–185.

Sterba, RF (1934). The fate of the ego in analytic therapy. Int J Psychoanal, 15, 117–126.

Stoltenborgh, M, Bakermans-Kranenburg, M, van Ijzendoorn, M (2013). The neglect of child neglect: a meta-analytic review of the prevalence of neglect. Soc Psychiatry Psychiatr Epidemiol, 48, 345–355.

Streeck, U (2000). Erinnern, Agieren und Inszenieren. Enactments und szenische Darstellungen im therapeutischen Prozess. Göttingen: Vandenhoeck & Ruprecht.

Streeck, U, Leichsenring, F (2011). Handbuch psychoanalytisch-interaktionelle Therapie. Behandlung von Patienten mit strukturellen Störungen und schweren Persönlichkeitsstörungen. 2. Auflage. Götttingen: Vandenhoeck & Ruprecht.

Teicher, MH, Samson, JA, Polcari, A, McGreenery, CE (2006). Sticks, stones, and hurtful words: Relative effects of various forms of childhood maltreatment. Am J Psychiatry, 163, 993–1000.

Tronick, EZ, Gianino, A (1986). Interactive mismatch and repair: Challenges to the coping infant. Zero to Three: Bulletin of the National Center for Clinical Infant Programs, 5, 1–6.

Tulving, E (1972). Episodic and Semantic Memory. In: Tulving, E, Donaldson, W (Eds.). Organization of Memory. New York: Academic Press.

van der Hart, O (2016). Die Geschichte der traumabedingten Dissoziation unter besonderer Berücksichtigung der Dissoziativen Identitätsstörung. In: Eckhardt-Henn, A, Spitzer, C (Hrsg). Dissoziative Bewusstseinsstörungen. Stuttgart: Schattauer; 3–23.

van der Kolk, BA (1997). Traumatic Antecedents Questionnaire (TAQ). The Trauma Center, New York, Brookline, Massachusetts: Plenum Press.

van der Kolk, BA (2000). Trauma und Gedächtnis. In: van der Kolk, BA, Mc Farlane, AC, Weisaeth, L (Hrsg.). Traumatic Stress: Grundlagen und Behandlungsansätze. Paderborn: Junfermann; 221–240.

van der Kolk, BA (2009). Entwicklungstrauma-Störung: Auf dem Weg zu einer sinnvollen Diagnostik für chronisch traumatisierte Kinder. Praxis Kinderpsychologie Kinderpsychiatrie, 58, 572–586.

Wampold, BE (2010). The Great Psychotherapy Debate. London, New York: Taylor & Francis.

Watkins, J, Watkins, HH (2012). Ego-States – Theorie und Therapie. Ein Handbuch. 3. Auflage. Heidelberg: Carl-Auer.

Weathers, FW, Bovin, MJ, Lee, DJ, Sloan, DM, Schnurr, PP, Kaloupek, DG, Keane, TM, Marx, BP (2018). The Clinician-Administered PTSD Scale for DSM-5 (CAPS-5): Development and initial psychometric evaluation in military veterans. Psychol Assess, 30, 383–395.

Wilson, JP, Lindy, JD (1994) (Eds.). Countertransference in the Treatment of PTSD. New York: Guilford.

Wingenfeld, K, Spitzer, C, Mensebach, C, Christoph, G, Hans, J, Hill, A, Gast, U, Schlosser, N, Höpp, H, Beblo, T, Driessen, M (2010). Die deutsche Version des Childhood Traum Questionnaire (CTQ): Erste Befunde zu den psychometrischen Kennwerten. Psychother Psych Med, 60, 424–50.

Winnicott, DW (1953). Transitional objects and transitional phenomena: a study of the first not-me possession. Int J Psychoanal, 34, 89–97.

Winnicott, DW (1955). Metapsychologische und klinische Aspekte der Regression im Rahmen der Psychoanalyse. In: Winnicott, DW (Hrsg.). Von der Kinderheilkunde zur Psychoanalyse. Übersetzt von G. Theusner-Stampa. Frankfurt a. M.: S. Fischer 1983; 183–207.
Winnicott, DW (1960). Reifungsprozesse und fördernde Umwelt. Gießen: Psychosozial-Verlag 2006.
Winnicott, DW (1969). The use of an object and relating through identifications. Int J Psychoanal, 53, 711–716.
Winnicott, DW (1984). Die Entwicklung der Fähigkeit zur Besorgnis. In: Winnicott, DW (Hrsg.). Reifungsprozesse und fördernde Umwelt. Frankfurt a. M.: Fischer Taschenbuch Verlag; 93–105.
Wittchen, HU, Zaudig, M, Fydrich, T (1997). SKID. Strukturiertes klinisches Interview für DSM-IV. Achse I und II. Göttingen: Hogrefe.
Wöller, W (1997). Die Bindung des Missbrauchsopfers an den Missbraucher. Psychotherapeut, 43, 117–20.
Wöller, W (2003). EMDR in der Psychotherapie von Persönlichkeitsstörungen. Z Psychotraumatol Psychol Med, 1, 73–78.
Wöller, W (2005). Traumawiederholung und Reviktimisierung nach körperlicher und sexueller Traumatisierung. Fortschr Neurol Psychiatry, 73, 83–90.
Wöller, W (2006). Störungen der Emotionsregulierung bei komplexen Traumafolgestörungen. Psychotherapeutische Interventionen. Nervenarzt, 77, 327–332.
Wöller, W (2013). Trauma und Persönlichkeitsstörungen. 2. Auflage. Stuttgart: Schattauer.
Wöller, W (2014). Bindungstrauma und Borderline-Störung. Stuttgart: Schattauer.
Wöller, W (2015a). Tiefenpsychologisch fundierte Psychotherapie als ressourcenbasiertes integratives Verfahren. PDP – Psychodynamische Psychotherapie, 14(1), 3–12.
Wöller, W (2015b). Neuere psychodynamische Theorien und Modelle zu Traumafolgestörungen. In: Egle, UT, Jorasky, P, Lampe, A, Seiffge-Krenke, I, Cierpka, M (Hrsg.). Sexueller Missbrauch, Misshandlung, Vernachlässigung. Erkennung, Therapie und Prävention der Folgen frühere Stresserfahrungen. 4. Auflage. Stuttgart: Schattauer.
Wöller, W (2016a). Assoziationsmodell. Drittes psychodynamisches Theoriemodell neben Konflikt- und Strukturmodell? Psychotherapeut, 61, 66–71.
Wöller, W (2016b). Der ausreichend gute Therapeut. Psychotherapeut, 61, 105–109.
Wöller, W (2017). Dissoziative Phänomene. Psychoanalytische Perspektiven und Theorien. PiD – Psychotherapie im Dialog 2017, 18(3), 24–28.
Wöller, W (2019). Therapeutische Beziehung bei komplex traumatisierten Patienten. PiD – Psychotherapie im Dialog, 20, 83–86.
Wöller, W (2020). Dissoziationen. Gießen: Psychosozial.
Wöller, W, Leichsenring, F, Leweke, F, Kruse, J (2012). Psychodynamic psychotherapy for posttraumatic stress disorder related to childhood abuse – Principles for a treatment manual. Bulletin Menninger Clinic, 76, 69–93.
Wöller, W, Kruse, J (2018). Tiefenpsychologisch fundierte Psychotherapie. 5. Auflage. Stuttgart: Schattauer.
Wöller, W, Mattheß, H (2018). Komplexe Traumafolgestörung. In: Schellong, J, Epple, F, Weidner, K (Hrsg.). Praxisbuch Psychotraumatologie. Stuttgart: Thieme; 120–127.
Wöller, W, Kruse, J (2020). Stand und Zukunft der tiefenpsychologisch fundierten Psychotherapie. PdP – Psychodyn Psychother, 19, 23–35.
Wolpe, J (1969). The Practice of Behavior Therapy. New York: Pergamon Press.
Wurmser, L (1987). Flucht vor dem Gewissen. Analyse von Über-Ich und Abwehr bei schweren Neurosen. Berlin, Heidelberg, New York, Tokyo: Springer.
Wurmser, L (2008). Das Rätsel des Masochismus. Neuausgabe der 2. korrigierten Ausgabe. Gießen: Psychosozial-Verlag.

Anhang

Durcharbeiten: Sitzungsverbindende Reflexionen und Übungen (Beispiele)

Im Folgenden haben wir einige Beispiele für »Sitzungsverbindende Reflexionen und Übungen« zusammengestellt. Alle Reflexionen und Übungen dieses Manuals sowie Arbeitsblätter zu einzelnen Techniken und ein Informationsblatt für Patientinnen und Patienten mit komplexer posttraumatischer Belastungsstörung sind als Download verfügbar unter: www.klett-cotta.de

DURCHARBEITEN: SITZUNGSVERBINDENDE REFLEXION ODER ÜBUNG

4-2 Belastende Situationen des Alltags

Sie werden gebeten, die wichtigsten belastenden Situationen des Alltags aufzulisten. Geben Sie bitte zusätzlich den mit ihnen verbundenen subjektiven Belastungsgrad an und notieren Sie, was (z. B. welches Verhalten) Ihnen in dieser Situation geholfen hat.

Situation	**Subjektiver Belastungsgrad (0 = keine, 10 = maximale Belastung)**	**Was hat geholfen?**

DURCHARBEITEN: SITZUNGSVERBINDENDE REFLEXION ODER ÜBUNG

6-1 Schwierige Situationen in der Therapie

In der folgenden Reflexionseinheit werden Sie gebeten, Situationen in der therapeutischen Situation zu benennen, die Sie als schwierig erleben oder die Ihnen Stress bereiten. Dabei kann es sich etwa um äußere Merkmale des Behandlungszimmers (z. B. Geräusche), aber auch um Verhaltensweisen der Therapeutin oder des Therapeuten handeln (z. B. unklare Fragen). Wenn Sie möchten, können Sie zudem eigene Ideen einbringen, die Ihrer Vorstellung nach zur Behebung der Schwierigkeiten beitragen könnten.

Schwierige und stressreiche Momente in der therapeutischen Situation	Vorschlag zur Behebung der Schwierigkeit (optional)

DURCHARBEITEN: SITZUNGSVERBINDENDE REFLEXION ODER ÜBUNG

8-1 Tresor-(Container-)Technik

In der Sitzung haben Sie die Tresor- bzw. Container-Technik kennengelernt. Sie werden nun gebeten, die Technik selbstständig einzuüben. Wählen Sie zum Üben ein negatives Bild, einen negativen Gedanken oder irgendetwas Belastendes aus, das Sie zumindest für die nächste Zeit wegpacken möchten. Sie sollten davon ausgehen, dass zu Beginn Schwierigkeiten auftreten werden, für die Lösungen gesucht werden müssen. Die aufgetretenen Schwierigkeiten können Sie hier auflisten.

Art der Schwierigkeit
•
•
•

DURCHARBEITEN: SITZUNGSVERBINDENDE REFLEXION ODER ÜBUNG

10-3 Arbeit mit inneren Kindanteilen

Bei dieser Übung werden Sie gebeten, sich zunächst Gedanken darüber zu machen, welche positiven Beziehungserfahrungen dem inneren Kindanteil am meisten gefehlt haben. Im zweiten Schritt können Sie Ideen entwickeln, welche liebevoll-fürsorglichen Maßnahmen mit einfachen Mitteln auf symbolischer Ebene realisiert werden können. Bitte überlegen Sie gleichzeitig, in welchem zeitlichen Rahmen Sie die Aktivität durchführen können, ohne Ihre Alltagsfunktionalität einzuschränken.

Bedürfnis	Maßnahme	Realistischer zeitlicher Rahmen

AutorInnen und Mitarbeitende

Prof. Dr. med. Johannes Kruse, Facharzt für Psychosomatische Medizin und Psychotherapie, Psychoanalytiker (DGPT), Lehranalytiker; Ärztlicher Direktor der Klinik für Psychosomatik und Psychotherapie, Justus-Liebig-Universität Gießen; Ärztlicher Direktor der Klinik für Psychosomatische Medizin und Psychotherapie, Philipps-Universität Marburg; Vorsitzender der Deutschen Gesellschaft für Psychosomatische Medizin und Ärztliche Psychotherapie (DGPM).

E-Mail: johannes.kruse@psycho.med.uni-giessen.de

Ao. Univ.-Prof. Dr. med. Astrid Lampe, stellvertretende Direktorin der Universitätsklinik für Medizinische Psychologie in Innsbruck; Fachärztin für Psychosomatische Medizin und Psychotherapie sowie für Neurologie und Psychiatrie, Psychoanalytikerin, Klientenzentrierte Gesprächspsychotherapeutin, Lehrtherapeutin der Österreichischen Ärztekammer.

E-Mail: astrid.lampe@tirol-kliniken.at

Prof. Dr. rer. nat. Falk Leichsenring, Dipl.-Psych. Psychoanalytiker, Professor für Psychotherapieforschung in der Abteilung Psychosomatik und Psychotherapie der Universität Gießen.

E-Mail: falk.leichsenring@psycho.med.uni-giessen.de

Dr. med. Helga Mattheß, Dipl.-Phys., Fachärztin für Psychotherapeutische Medizin, praktische Ärztin, Psychoanalytikerin, EMDR-Trainerin, in eigener Praxis in Duisburg tätig.

E-Mail: helga.matthess@t-online.de
Web: www.pi-Europe.eu

Dr. phil. Alexa Negele, Psychoanalytikerin (DPV, DGPT), in eigener Praxis in Frankfurt/Main tätig. Dozentin am Frankfurter Psychoanalytischen Institut und am Weiterbildungsstudiengang Psychodynamische Psychotherapie Mainz.

E-Mail: alexa.negele@gmail.com

Dr. med. Julia Schellong, stellvertretende Klinikdirektorin, Oberärztin Psychotraumatologie, Fachärztin für Psychosomatik sowie für Psychiatrie und Psychotherapie, Psychoanalytikerin am Universitätsklinikum Carl Gustav Carus der Technischen Universität Dresden.

E-Mail: Julia.Schellong@uniklinikum-dresden.de

Priv.-Doz. Dr. med. Wolfgang Wöller, Facharzt für Psychosomatische Medizin und Psychotherapie, Facharzt für Neurologie und Psychiatrie, Psychoanalytiker (DGPT, DPG), EMDR-Therapeut. Lehranalytiker und Dozent am Institut für Psychoanalyse und Psychotherapie Düsseldorf (IPD). Bis Ende 2017 Dozent an der Heinrich-Heine-Universität Düsseldorf und Ärztlicher Direktor der Rhein-Klinik in Bad Honnef. Seitdem überwiegend im Bereich von Forschung und Weiterbildung tätig.

E-Mail: wolfgang.woeller@gmx.de